Untersuchungen

über die

ankylotische Stellung des Unterschenkels

im Kniegelenk

und

Erfahrungen über die Streckung desselben.

Von

Professor Dr. Robert.

Mit zwei Steindrucktafeln.

Giefsen, 1855.

J. Ricker'sche Buchhandlung.

Vorrede.

Die nachfolgenden Blätter enthalten Untersuchungen und eine Reihe von Beobachtungen, welche zwar vor Jahren begonnen, indessen in den letzten sich so vervielfältigt haben, dafs sie wohl die Berechtigung einer Veröffentlichung in sich tragen. Sie betreffen eine Krankheit, oder, besser gesagt, ein Gebrechen, das zwar nicht das Leben gefährdet, den Patienten aber einer der wesentlichsten Vortheile animalischer Wesen, der freien Ortsbewegung, des Gehens ohne künstliche Hülfe, mehr oder weniger beraubt und durch sein häufiges Vorkommen eine bedeutende Zahl von Individuen für ihr eignes Fortkommen und für die menschliche Gesellschaft untauglich macht.

Es ist nicht lange her, dafs man die Streckung im Winkel gestellter, ankylosirter Gliedmafsen für eine schwer zu erreichende, lange dauernde und selbst gefährliche Sache ansah, dafs der practische Arzt sich mit der Verbesserung dieses Uebels in Person nicht befafste, in der Mehrzahl der Fälle Nichts that, oder einzelne wohlhabende Kranke an orthopädische Anstalten verwies, um dort Jahre lang zu schmachten, ja wohl gar vor solchen Unternehmungen warnte, da er glaubte, dafs eine im Körper schlummernde Dyscrasie durch Versuche, das Glied zu strecken, wieder erweckt werde. — Die neuere Chirurgie bestrebt sich, das Gegentheil zu beweisen. Die Literatur führt Fälle von gewaltsamer Kniestreckung auf, die an das Wunderbare zu grenzen scheinen, aber auch einzelne, bei deren Lesung selbst der muthvollste Operateur eines Grausens sich nicht erwehren kann.

Doch die Zeit der Wunderoperationen ist vorüber und man kann fordern, dafs alle rohen Verfahren der operativen Medicin ebenso verbannt werden, wie sie aus der operativen Geburtshülfe bereits eliminirt sind. Untersuchen wir, was wir leisten können, und erzählen wir treu, was wir geleistet haben, um ein Material zu einem wissenschaftlichen Gebäude zu liefern, wozu dieser Zweig der Medicin vor allen berechtigt ist.

Bei der exacten Richtung, welcher in der neuesten Zeit die Medicin im Allgemeinen zu folgen strebt, hat die operative Chirurgie nicht vollkommen gleichen Schritt gehalten. Es liegt der Grund davon vorzugsweise darin, dafs dieselbe noch nicht die Objectivität erlangt hat, wie es für dieselbe als exacte Wissenschaft nothwendig ist, sondern von ihren Vertretern zu subjectiv aufgefafst wird. Die mehr wie bei den

Vertretern anderer Zweige nur zu häufig vorhandene Selbstsucht und Eitelkeit vieler Chirurgen erklärt das Bestreben derselben nach Erfindungen neuer Instrumente, neuer Behandlungs- und Operationsmethoden. Sie ist die Veranlassung, dafs die subjective Leistung an die Stelle des objectiven Thatbestandes gesetzt und hierdurch die Verwerthung des zum Aufbau einer physiologischen Wissenschaft nothwendigen Materials unmöglich gemacht wird. Wenn ein Operateur sagt, dafs er dieses oder jenes Verfahren so und so viel Mal mit Glück oder Unglück geübt habe, so können die dadurch errungenen Erfahrungen für ihn einen Werth haben, den auch die Wissenschaft in Bezug auf die Autorität des Mannes anerkennen kann. Der wissenschaftliche Werth geht aber solchen Autoritätserfahrungen ab, da sie für die Wissenschaft nicht verwerthet werden können. Soll eine Beobachtung wissenschaftlich brauchbar sein, so mufs der Gang der Untersuchung eben so genau in jedem speciellen Falle mitgetheilt sein, wie man dieses heut zu Tage bei physikalischen, chemischen und physiologischen Untersuchungen verlangt, damit man aus demselben die Berechtigung der Schlüsse und Handlungen des Arztes ersieht.

Bei der Behandlung des vorliegenden Gegenstandes sind wir von einer physiologischen Basis ausgegangen, an welche wir vorurtheilsfreie Beobachtungen anknüpften. Das Resultat, zu dem wir gelangten, beruht daher nicht auf Hypothesen, sondern auf exacten Thatsachen. Die Behandlung der allmäligen Streckung ist nicht neu, die Streckmaschine erscheint vielleicht allgemein bekannt, allein wir haben diese Methode auf physikalische Principien zurückgeführt und sind uns wohl bewufst, etwas practisch brauchbares geliefert zu haben. Hierbei fühlen wir wohl am besten, welche Lücken die Arbeit hat, und werden es einer auf Sachkenntnifs basirten Kritik gern anheim geben, diese zu rügen. Jede wissenschaftliche Verbesserung und Widerlegung werden wir daher freudig annehmen, wegwerfendes Absprechen, wie es leider heut zu Tage nur zu sehr Sitte ist, stillschweigend verachten.

Coblenz, den 1. August 1855.

Robert.

I. Einleitung.

Functionelle Bedeutung der unteren Extremitäten.

Die unteren Extremitäten, die beiden Beine, sind symmetrische, gegliederte, der Verlängerung und Verkürzung fähige Fortsätze des Rumpfes, welche denselben beim Stehen tragen, beim Fortbewegen abwechselnd fortschieben und von demselben getragen werden, und endlich bei Stellungsveränderungen des Rumpfes, beim Aufstehen etc., ihn aus einer Lage in die andere bringen, daher, wie man sich ausdrückt, als unvollkommene Arme dienen. Indem sie Träger des Rumpfes sind, übernehmen sie eine jede Last, die jenen trifft, und stemmen denselben bei allen den gesammten Bewegungsapparat ansprechenden Anstrengungen.

Bedeutung der Gelenke derselben.

Neben dem eigenthümlichen Bau ihrer einzelnen Gliederungen ist zur Erfüllung dieser Function die normale Beschaffenheit der Gelenke eine wesentliche Bedingung. Die Gelenke derselben gestatten den einzelnen Gliederungen eine nach entgegengesetzter Richtung mögliche Beugung und Streckung, wodurch eine gröfsere Verkürzung und Verlängerung als an den oberen Extremitäten erzielt wird. Sodann aber können dieselben in jedem Punkte ihrer Excursionssphäre festgestellt, gesteift, werden. Die Beine bilden daher in allen Stellungsverhältnissen ein festes Stativ für den Rumpf.

Störungen der Function der Extremitäten durch Krankheiten der Gelenke.

Störungen in dem Integritätszustande eines jeden Gelenkes bewirken daher Hemmungen in der normalen Brauchbarkeit einer Extremität. Unter allen Gelenken der unteren

Extremitäten betrifft dieses vorzugsweise das Kniegelenk, da es die ausgedehnteste Excursion hat, und hierdurch bei der Verkürzung des als Pendel sich bewegenden Beines am meisten betheiligt ist.

Einflufs der Immobilität im Kniegelenk auf die Brauchbarkeit der unteren Extremität. Das Knie ist steif, Ober- und Unterschenkel bilden keinen Winkel.

Hat das Kniegelenk nämlich seinen Character als Gelenk verloren, ist es steif geworden, so kann die entsprechende Extremität das ihr zugewiesene Theil des Körpergewichtes in dem Falle noch tragen und bei Integrität der andern eine sichere Stütze abgeben, wenn Ober- und Unterschenkel keinen Winkel, sondern eine gerade Linie bilden, so dafs die Belastung in die Axe ihrer Knochen fällt. Sie kann den Rumpf beim Gehen auch noch fortschieben, allein sie ist zu allen übrigen Functionen, bei denen Winkelstellungen im Kniegelenke nothwendig sind, zum schnellen Gehen, Aufstehen, Treppensteigen, Klettern, Laufen etc. untauglich und bildet daher nur eine lebende Stelze. Die Gangart ist auch eine andere geworden. Das stützende und stemmende steife Bein kann, wenn es den Rumpf vorgeschoben hat, sich nicht durch Beugung im Kniegelenk verkürzen, um nach vorn zu schreiten. Die Vorwärtsbewegung desselben findet daher nach einem andern Typus statt. Ist das steife Bein etwas verkürzt, wie es häufig der Fall ist, so wird die Schwingung ohne Streifung des Bodens durch Heben der kranken Beckenseite ermöglicht. Hat es aber gleiche Länge mit dem gesunden Bein, so wird die nothwendige Verkürzung beim Vorwärtsbewegen durch Beschreiben eines Halbkreises umgangen. Es beansprucht daher diese Gangart eine beim normalen Gehen nicht nothwendige Muskelthätigkeit. Man bezeichnet dieselbe im gewöhnlichen Leben mit dem Ausdruck des Nachziehens des kranken Beines. Indem das steife Bein an dem Becken seitwärts drückt, während das gesunde hängende und schwingende Bein in schräger Richtung seitwärts am

Becken zieht, findet ein beim normalen Gehen nicht vorhandenes Drehen des Rumpfes statt, das Gehen wird unsicher und die verticalen und horizontalen Schwankungen des Rumpfes sind bedeutender. Beim Aufstehen, Treppensteigen, Klettern functionirt nur die gesunde Extremität und die steife wird als Anhang nachgezogen. Bewegungen, bei denen beide Beine gleichzeitig den Boden verlassen, wie Springen und Laufen, sind dagegen ganz unmöglich.

Beschränkte Mobilität im Kniegelenk mit Winkelstellung.

In der Mehrzahl der Fälle ist jedoch mit der Immobilität des Kniegelenks eine Winkelstellung des Unterschenkels gegen den Oberschenkel verbunden, wodurch für die Extremität ein doppelter Nachtheil erwächst. Einmal wird die Extremität verkürzt, und sodann schneidet die Belastungslinie die Knochenaxe unter einem Winkel, und fällt nicht mit ihr parallel. Die Verkürzung ist um so bedeutender, der fragliche Winkel um so spitzer, je bedeutender die Beugung des Unterschenkels ist.

Die Extremität kann noch eine Stütze dem Rumpfe gewähren.

Die Fähigkeit einer solchen Extremität, dem Rumpfe noch eine Stütze zu gewähren, hängt eines Theils von der Gröſse des Winkels ab, den der Unterschenkel mit dem Oberschenkel bildet, sodann aber von der Möglichkeit, das bei der Gelenksteifigkeit fast immer noch etwas beugungsfähige Knie in dem möglichst groſsen Streckwinkel zu fixiren. Ist der erwähnte Winkel nicht so bedeutend, daſs er sich einem rechten allzusehr nähert, so wird die durch jenen bedingte relative Verkürzung der Extremität durch Senkung der entsprechenden Beckenseite, Streckung des Fuſses im Sprunggelenk, oder auch durch willkürliche Verkürzung der gesunden Extremität möglichst ausgeglichen. In einer Beziehung ist das Gehen alsdann leichter. Die kürzere Extremität kann ihre Schwingungen nach vorn machen und bedarf zu dieser Bewegung keiner Muskelthätigkeit, wie bei vollkommen gestreckter und zuweilen zu langer Extremität. Dagegen findet der Kranke auf der kranken Extremität keinen so festen Stützpunkt, als auf diesem. Beim Stehen ruht er vorzugsweise auf der gesunden Extremität. Diese wird länger und permanent belastet. Beim Fortbewegen trägt sie länger den Rumpf und die Beschwerung der kranken Extremität wird möglichst abgekürzt. Diese berührt nur mit einem mehr oder weniger grofsen Theil des Vorderfufses den Boden und kann daher dem Rumpfe keinen so festen Stützpunkt, als die breite Basis des ganzen Fufsgewölbes gewähren. Die Fixirung des Hüft-, Knie- und Fufsgelenkes fordert eine bedeutende Muskelanstrengung, um ein Zusammenknicken zu verhüten, die sich um so mehr steigert, je mehr die in dem Knie noch vorhandene Mobilität eine Fixirung desselben nothwendig macht, da der Schwere des Rumpfes bei dieser Stellung keine Bandmasse entgegenwirkt. Die Muskelgruppen sind daher auch nur bei sehr stumpfwinkeligem Knie oder vollkommener Immobilität desselben im Stande, die Extremität so zu steifen, dafs sie die ganze Belastung ohne andere Hülfe tragen kann. Der Mensch theilt daher die Last zwischen der kranken untern und der entsprechenden obern Extremität. Er geht mit Hülfe eines Stockes oder einer Krücke.

Die verticalen Schwankungen des Körpers sind hierbei bedeutender, als beim Gehen mit geradem steifen Bein und finden im entgegengesetzten Sinne statt. Während bei jenem ein gröfseres Erheben über die Horizontalebene des Scheitels statt fand, sinkt der Kopf hierbei tiefer unter dieselbe herab. Auch die horizontalen Schwankungen treten viel ausgedehnter auf. Der Rumpf bewegt sich in diagonaler Richtung seitlich und nach vorn hin, indem die gesunde Extremität um so stärker drückend wirkt, je kürzer, mobiler und schwächer die kranke ist und ie unvollkommener der obere Theil des Rumpfes durch einen Stützapparat, einen Stock oder Krücke, gestemmt wird.

Diese Gangart, das Hinken (Clandicatio), erfordert unter allen Fortbewegungen die gröfste Muskelanstrengung, nicht allein der Extremität selbst, sondern auch des Rumpfes, da auch seine Muskelgruppen durch die horizontalen Schwankungen und die Nothwendigkeit, das Gleichgewicht zu erhalten, in beständiger Thätigkeit sind. Solche Menschen sind daher ohne künstliche Unterstützungsmittel am wenigsten geeignet, weite Ortsbewegungen vorzunehmen; sie fallen leicht und Anstrengungen erschöpfen und ermüden sie schnell.

Die Extremität ist als Stütze des Rumpfes unbrauchbar.

Ist die Extremität als Stützpunkt für den Rumpf ganz und gar unbrauchbar, bildet sie gewissermafsen einen überflüssigen Anhang, so kann dieses einen doppelten Grund haben, einmal kann die Krümmung in dem Kniegelenk eine so bedeutende, der Winkel ein so spitzer sein, dafs der Verlust der Länge durch die Streckung im Sprunggelenk, durch die Senkung des Beckens und die Krümmung des gesunden Knies nicht compensirt werden kann, oder die Extremität zeigt an ihrem winkelförmigen Kniegelenk eine solche Mobilität, dafs keine Fixation derselben möglich ist.

Die Ortsbewegung solcher unglücklichen Menschen kann nur mit Hülfe künstlicher Mittel statt finden. Sie können zwar momentan auf der gesunden Extremität balanciren oder hüpfend sich fortbewegen, für die Dauer der Ortsbewegung bedürfen sie jedoch Stelzen oder Krücken.

Die Stelze findet nur in seltenen Fällen ihren Stützpunkt am Knie, und es kann, wenn sie gewählt wird und angewandt werden kann, mit ihr die mehr sichere Gangart ausgeführt werden, allein sie gestattet nicht dem Rumpfe den festen Ruhepunkt, als wenn sie auf dem Sitzknorren ihre Befestigung findet. In diesem Falle bietet sie jedoch bei weitem nicht die Bequemlichkeit beim Gehen, wie in ersterem, denn es ist bei jenem zum Fortschreiten eine Beckendrehung erforderlich, während im erstern Falle die Extremität einen Bogen aus dem Hüftgelenk beschreibt.

Die meisten Menschen, welche an diesem Gebrechen leiden, verschmähen den Gebrauch der Stelzen und gehen mit einer oder zwei Krücken. Bei dem Gebrauche einer Krücke fällt die Schwerlinie zwischen Krücke und gesunde Extremität. Bei der Fortbewegung schwingt sich der Rumpf durch eine drehende Bewegung um die vorgesetzte Krücke herum und der Körper hängt abwechselnd an der Krücke, oder ruht auf der gesunden Extremität. Das Gehen mit zwei Krücken beansprucht keine so asymmetrische Thätigkeit der Rumpfmuskeln und ist daher auch nicht so ermüdend. Die Schwerlinie des Körpers wechselt dabei nicht. Der Rumpf hängt momentan an beiden Krücken und schnellt sich vorwärts. Es wird diese Vorwärtsbewegung theils durch Muskelthätigkeit bewirkt, theils sind es Pendelschwingungen.

Da die Länge der den Rumpf fortbewegenden Hebelarme bedeutend vergröfsert ist, so findet bei einiger Uebung die Ortsbewegung so rasch statt, dafs es einem gesunden Menschen oft schwer fällt, gleiche Geschwindigkeit mit einem auf Krücken gehenden Menschen zu halten. Solche Kranke erlangen oft eine solche Gewandtheit und Geschwindigkeit in der Fortbewegung, welche die eines gesunden Menschen weit übertrifft, so dafs die Frage über die Zulässigkeit eines Heilverfahrens aufgestellt werden könnte, da der Mensch nach der Streckung eines Beines nie so rasch gehen kann, als er sich mit Krücken fortbewegte. Allein alle diese künstlichen Unterstützungsmittel fordern eine gröfsere Anstrengung des Körpers, indem sie eine anhaltende und angestrengte Thätigkeit ausgedehnter Muskelgruppen beanspruchen und führen daher auch rascher Ermüdung herbei. Sie geben dem Körper keinen festen Stützpunkt, das Gleichgewicht geht leicht verloren und der freie Gebrauch der oberen Extremitäten ist gehindert. Auch sind sie keineswegs eine ästhetische Zierde des Körpers und Ganges.

Es sind dieses Gründe genug, welche eine Behandlung dieses Gebrechens rechtfertigen.

Aufgaben, um eine solche unbrauchbare Extremität brauchbar zu machen.

Es ist nun die Frage zu stellen, was geschehen mufs, um den unbrauchbaren Anhang zu einer brauchbaren Stütze des Rumpfes zu machen. Man verwandelt zu diesem Zwecke die winkelförmige Stellung des Unterschenkels zum Oberschenkel in eine gerade, wodurch der Kranke alsdann mit der ganzen Fufssohle den Boden erreicht und ihm das Fufsgewölbe wieder zum Stützpunkt gegeben ist. Durch diese Veränderung, welche, wie wir unten sehen werden, in der Mehrzahl der Fälle erreicht werden kann, fällt alsdann die Belastung des Beines in die Axe der Knochen. Dasselbe ist dadurch im Stande, den Rumpf leichter und länger zu tragen und die Anstrengungen des Patienten fallen weg.

Mit dieser Formveränderung ist jedoch keineswegs die normale Thätigkeit der Extremität ermöglicht. Es ist hierzu die freie Beweglichkeit des Unterschenkels im Kniegelenk, die Herstellung der normalen Excursionssphäre des Kniegelenks erforderlich. Es ist diese Aufgabe von der erstern zu trennen, sie ist im Gegensatze zu jener vollkommen höchst selten erreichbar und die Möglichkeit ihrer Erreichbarkeit hängt von den mannigfaltigsten Verhältnissen ab.

Begriffsbestimmungen.

Man hat diese verschiedenen krankhaften Zustände des Kniegelenks, deren wesentlicher Character in der winkelförmigen Stellung des Unterschenkels zum Oberschenkel und dem Unvermögen, jenen zu strecken, besteht, mit dem Namen der Ankylose oder auch Contractur des Kniegelenks benannt.

Das Wort Ankylose, Anchylose, von ἀγκυλη, ἀγκυλοω, ἀγκυλωσις, bezeichnet seiner Grundbedeutung nach nur die Winkelstellung und es wurde auch von einzelnen nur für dieses Symptom vieler Gelenkkrankheiten gebraucht (Boyer), während andere (Duvernoy) diese selbst mit diesem Ausdruck benannten. Nach der heutigen Auffassung übersieht man das Etymon dieses Wortes ganz und gar, und bezeichnet damit die Unbiegsamkeit, Unbeweglichkeit eines Gelenkes (acampsia), ohne zu unterscheiden, ob das Glied in dem Gelenke gestreckt (orthocolon) oder gebeugt ist. Der moderne Gebrauch wendet sogar den Ausdruck zur Bezeichnung der Verwachsungen benachbarter Knochen an, welche im normalen Zustande durch Gelenke, Faserknorpel und Näthe verbunden sind und bei denen keine Winkelstellung vorkommen kann. Man spricht so von Ankylosen des Unterkiefers, der Schädelknochen, der Rippen, der Symphysen etc., eine Anwendung, die mit der etymologischen Bedeutung des Wortes widersinnig ist.

Indem man sodann in diesem Sinne die Sache schärfer auffassen wollte, unterschied man eine wahre und falsche, oder auch eine extra- und intracapsuläre Ankylose. Mit der wahren Ankylose bezeichnete man eine Verwachsung der Knochen selbst durch Binde- oder Knochengewebe, während man unter falscher Ankylose eine Gelenksteifigkeit, bedingt durch eine Verkürzung der an der Beugeseite liegenden Weichtheile verstand. Man hat auch diese letztere mit dem schon von Celsus [1]) gebrauchten Ausdruck Contractur bezeichnet, allein diese Benennung

[1]) Contractos articulos Graeci ἀγκυλας vocant. Celsus V, 28.

ist zu beschränkt, da sie nur die Veränderungen einer Gruppe der Weichtheile, welche auch bei der sogenannten wahren Ankylose vorkommt, umfafst. Baum nennt, wie mir aus dem Hefte eines seiner Zuhörer ersichtlich ist, wahre Ankylose, wo keine, falsche, wo noch etwas Beweglichkeit vorhanden ist.

Eine extra- und intracapsuläre Ankylose unterscheiden zu wollen, ist eben so widersinnig und anatomisch unrichtig.

Die Verwirrung des Begriffs ist die Ursache, dafs man auch in den chirurgischen Handbüchern die Winkelstellungen der Gliederung einer Extremität in ihren Gelenken, eine Verkrümmung mit den Verwachsungen zusammengeworfen hat (Chelius).

Halten wir das Etymon des Wortes Ankylose fest, so kann von einer Ankylose eines Gelenkes nicht die Rede sein, sondern nur von der Ankylose eines Gliedes in einem Gelenke. Wir werden bei der weiteren Bearbeitung des Gegenstandes den Begriff in dieser ursprünglichen Bedeutung beibehalten. Für das Kniegelenk verstehen wir daher den Zustand darunter, bei dem der Unterschenkel gegen den Oberschenkel im Winkel gestellt ist, aber nicht gestreckt werden kann. Es ist die gleichzeitige vollkommene Immobilität des Unterschenkels eine mögliche, aber nicht nothwendige Combination der ankylotischen Stellung. In den bei weitem meisten Fällen ist eine Mobilität in verschiedener Skala vorhanden, welche aber dadurch wesentlich von der Norm abweicht, dafs sie Anomalieen eines Theils in der Ausdehnung, meist Beschränkungen der Excursionen, andern Theils in der Richtung der Bewegungsebenen darbietet. Stets sind jedoch die vorhandenen Bewegungen für die Function der Extremität unzureichend und oft zweckwidrig.

Die ankylotische Stellung eines Gliedes in einem Gelenke ist ein Symptom vieler Krankheiten in dem Rayon eines Gelenkes, sowohl intracapsulärer, wie extracapsulärer und cutaner, welches nach gehobener Krankheit zurückbleibt, gerade sowie Form- und Lageveränderungen innerer Organe mit Krankheiten derselben auftreten, welche uns nicht so sichtbar während des Lebens sind, wie die Form- und Lageveränderungen in den Gelenken. In beiden Fällen sind es jedoch mechanische Verhältnisse, welche dieselben bedingen.

II. Ueber die normalen Bewegungen im Kniegelenk und die durch sie bedingten Formveränderungen.

Da wir die Krankheit, welche der Gegenstand unserer Untersuchungen ist, als winkelförmige Stellung des Unterschenkels zum Oberschenkel mit Unvermögen, eine Streckung zu effectuiren, bezeichneten, so ist es unsere nächste Aufgabe, die normalen Bewegungen der in dem Kniegelenk sich berührenden Knochen und die hierdurch bedingten Formveränderungen derselben kennen zu lernen. Indem wir in Bezug auf die in den Handbüchern sehr mangelhaft abgehandelten formellen Verhältnisse des Kniegelenks auf die soeben von uns veröffentlichte Schrift [1]) verweisen, glauben wir uns hier kurz fassen zu können.

Da man an den unteren Extremitäten keine Bewegung eines Gelenkes studiren kann, ohne die Bewegung in den benachbarten Gelenken in's Auge zu fassen, so müssen wir

[1]) Untersuchungen über Anatomie und Mechanik des Kniegelenks. Gießen. 1855.

zunächst einige allgemeine Betrachtungen über die Gelenke der unteren Extremitäten vorausschicken.

Differenzen der oberen und unteren Extremitäten.

Man hat sich stets bestrebt, Analogieen zwischen oberen und unteren Extremitäten nachzuweisen, während das Characteristische der vier Extremitäten des Menschen zu denen der übrigen Säugethiere gerade in den Differenzen besteht, welche sich an oberen und unteren Extremitäten zeigen, und alle vier nur das Gemeinsame haben, dafs sie gegliedert sind und daher articulirende Organe darstellen.

Differenzen in der Richtung der Articulationen.

Wenn gleich in der Zahl und Form dieser Gliederungen eine gewisse Uebereinstimmung nicht zu verkennen ist, so ist zunächst schon in den Richtungen, in denen die einzelnen Gliederungen mit einander articuliren, ein wesentlicher Unterschied zu finden. Da die oberen Extremitäten dem Rumpfe angehangen sind und zum Ergreifen und Umfangen von Gegenständen dienen, so müssen die einzelnen Gelenke nach einer Seite hin gebeugt und nach der andern gestreckt werden können, die einzelnen Gliederungen selbst haben daher eine gemeinschaftliche Beuge- und Streckseite.

Die unteren Extremitäten dagegen dienen als Stativ, welches den Rumpf trägt, fortschiebt und gleichzeitig von ihm getragen wird. Es ist daher nothwendig, dafs dieselben mehr verkürzt und verlängert werden können. Die Beugungen und Streckungen ihrer einzelnen Gliederungen zu einander finden deshalb in entgegengesetzter Richtung statt, und die Seite einer Gliederung, welche in Bezug auf ein Gelenk Streckseite ist, ist für das benachbarte Gelenk Beugeseite. Eine gemeinschaftliche Streck- und Beugeseite an den unteren Extremitäten gibt es nicht.

Differenzen in der gegenseitigen Bewegung der in einem Gelenke sich berührenden Knochen.

Ein zweiter, ebenfalls in der verschiedenen Function der oberen und unteren Extremitäten begründeter Unterschied liegt in der Art der Bewegung der einzelnen Knochen eines Gelenkes zu einander. An den oberen Extremitäten bewegt sich wenigstens bei den functionellen Thätigkeiten derselben stets der peripherisch gelegene Knochen gegen den centralen, so dafs dieser das Punctum fixum, jener das Punctum mobile bildet, und nach Vollendung der Bewegung ist eine rückschreitende Locomotion dieser Gelenkfläche nothwendig, um in die frühere Stellung zu gelangen. Nur bei aufsergewöhnlichen Diensten der oberen Extremitäten, beim Heraufziehen des Körpers an denselben etc., kommt es vor, dafs die central gelegene Gelenkfläche sich gegen die peripherische verschiebt. — Bei allen functionellen Bewegungen der unteren Extremitäten dagegen wechseln die Bewegungen der sich berührenden Gelenkflächen ab. Es kann keine Bewegung in einem Gelenke der unteren Extremitäten ausgeführt werden, ohne dafs der Bewegung der peripherischen Gelenkfläche eine Bewegung der centralen nachfolgt.

Bei functioneller Thätigkeit der unteren Extremitäten sind sich rascher folgende Bewegungen in allen Gelenken nothwendig.

Endlich fordern die Functionen der unteren Extremitäten mehr gleichzeitige oder rascher sich folgende Bewegungen in allen Gelenken der Extremität, als dieses bei den oberen statt findet, oder, wie es wohl besser gesagt ist, einer Bewegung eines Gelenkes folgen bei functionellen Bewegungen der Extremität gleichzeitig oder bald darauf die der übrigen Gelenke.

Nach diesen kurz angedeuteten Prämissen über den Unterschied der Gelenke der oberen und unteren Extremitäten im allgemeinen gehen wir zu der speciellen Betrachtung der Bewegungen im Kniegelenk über.

Ausdehnung u. Hemmungen der Bewegungen des Unterschenkels im Kniegelenk.

Das Bein kann im Kniegelenk unter einem spitzen Winkel gebeugt und bis zur geraden Linie gestreckt werden. Die Gröfse des Beugewinkels ist von den Gebrüdern Weber zu 165° im Mittel von vier an Leichnamen angestellten Messungen und um 20° weniger an zwei lebenden

Menschen angegeben worden. Mein eigenes Knie kann ich zu 145° beugen.

Die Rotation des Unterschenkels betrug bei Beugung unter 145° bis auf 90°, 39°—34°, sodann nahm sie stärker ab, so dafs bei vollkommener Streckung dieselbe ganz geschwunden war.

Die Hemmungen dieser Bewegungen werden an dem Knie vorzugsweise durch die Weichtheile und weniger durch Knochenvorsprünge bewirkt, und wenn man bei jenen die Wirkung einzelner Bänder auch nicht ableugnen kann, so sind dieselben im Verhältnifs zu der Gröfse der hier sich berührenden Knochentheile und der Belastung doch zu schwach, als dafs sie ohne Hülfe der übrigen Weichtheile im Stande wären, einen dauernden hemmenden Einflufs auf die Bewegungen der belasteten Knochen zu üben.

Unter allen Bändern sind es die drei [1]) gekreuzten Bänder, welche die festeste Verbindung zwischen Ober- und Unterschenkel bewirken, und die durch ihren Bau sowohl eine Verschiebung der Knochen von vorn nach hinten, wie seitlich verhüten, ohne dabei die Bewegungen der Beugung und Rotation zu hemmen. Ohne die halbmondförmigen Knorpel und ohne das innere Seitenband können sie jedoch den Contact der Knorpelflächen nicht unterhalten, da keines der drei Bänder auf dem kürzesten Wege von einem Knochen zum andern verläuft und sie sich daher nach Wegnahme aller übrigen Weichtheile aufwinden, und ein Zwischenraum zwischen den Knorpelflächen entsteht. Von den übrigen das Knie umgebenden Weichtheilen ist es vorn die bei der Beugung durch den sich in dieselbe einstülpenden Kopf des Oberschenkels ausgedehnte Knie-

---

[1]) Da wir hier drei gekreuzte Bänder aufführen, so müssen wir auf die erwähnte Abhandlung verweisen.

kappe, welche bei der Beugung, und die in der Kniekehle liegenden, sowie die Kniekehlenkanten bildenden Muskeln und Sehnen, welche bei der Streckung ein nicht unwesentliches Moment der Befestigung des Kniegelenks bilden und eine Ueberschreitung der angegebenen Gränze hemmen. Werden dieselben durch starke Belastung gedehnt, so beobachtet man, dafs die Gränze überschritten wird. So sah ich nicht selten die vordere Seite des Beines bei Streckung eine Concavität bilden, und zuweilen die Möglichkeit einer so starken Beugung, dafs Ober- und Unterschenkelknochen fast parallel lagen.

Die bedeutendere Drehungsfähigkeit des Unterschenkels bei Beugung unter einem rechten Winkel beruht vorzugsweise auf der halbkugelförmigen Form des hintern Theils der Gelenkfläche des Oberschenkels, der Drehköpfe, und es kann bei dieser Beugung nur eine Drehung des Unterschenkels gegen den Oberschenkel und nicht dieses gegen jenen ermöglicht werden, die jedoch unabhängig von der Beugungsbewegung ist und ihre Hemmung in den seitlichen Bändern findet. Der Drehpunkt selbst liegt bei dieser Bewegung in der Mitte des Drehkopfes der innern Gelenkfläche. Die äufsere Gelenkfläche der Tibia schiebt sich hierbei mit ihrem Knorpel bei der Rotation nach aufsen nach vorn, bei der Rotation nach innen nach hinten.

Eine andere, jedoch beschränktere Rotation findet gleichzeitig mit der Streck- und Beugebewegung bis zu einem Winkel von 135° statt, und mufs hierbei sowohl von dem Oberschenkel als auch von dem Unterschenkel vollführt werden. Sie ist von den formellen Verhältnissen der innern Gehfläche des Oberschenkels und der innern Knorpelfläche der Tibia abhängig. Wir werden sogleich auf dieselbe zurückkommen.

Modus der Bewegungen der Knochen im Kniegelenk.

Da, wie wir oben gesagt haben, bei den functionellen Bewegungen der unteren Extremitäten eine wechselnde Bewegung der Contactflächen statt hat, so dafs bei einem Acte der Bewegung die Gelenkfläche des Unterschenkels sich auf der des Oberschenkels verschiebt, während bei dem andern eine Dislocation dieser auf jener stattfindet, so reiht sich hieran die Frage über den Modus der Bewegungen dieser Flächen gegen einander. Die in ihren Längenausdehnungen kürzeren Gelenkflächen des Schienbeins können sich bei ihrer Concavität nicht anders auf den längeren convexen Gelenkflächen des Oberschenkels bewegen, als indem sie nach Art eines Schlittens auf denselben fortrutschen, mögen sie die Bewegung von der hinteren Grenze des Berührungsterrains, dem oberen Ende der Drehköpfe nach der vordern, dem horizontalen Theil der Rolle, oder umgekehrt vollführen.

Etwas anders verhält es sich mit den Bewegungen der viel längeren Gelenkflächen des Oberschenkels. Dieselben stellen von vorn nach hinten auf ihren Durchschnitten verschiedene Kreisabschnitte dar, von denen die hinteren einen kleineren Halbmesser haben, als die vorderen, daher die Gelenkflächen hinten convexer sind, als vorn, und man sie daher wohl auch mit einer Spirale verglichen hat. Wesentlich ist es hierbei, dafs die Convexität der Drehköpfchen bedeutender ist, als die Concavität der Gelenkflächen der Tibia, während die Curve der Convexität der Gehflächen sich um so mehr der Curve der Concavität der Gelenkflächen der Tibia annähert, je weiter dieselbe nach vorn rückt, daher kommt es, dafs wenn die hinteren convexen Theile der Gelenkfläche des Oberschenkels, die Drehköpfe, die Gelenkflächen des Unterschenkels berühren, durch die Form sowohl eine Verschiebung, ein Rutschen, dieser auf jenen, wie ein Rollen, ein Drehen wie ein Rad, unabhängig von einander ermöglicht wird. Wenn dagegen die unteren Theile der Gelenkflächen, die Gehflächen, auf den Gelenkflächen der Tibia sich bewegen, so ist Rollen und Rutschen so innig mit einander verbunden, dafs keines ohne das andere geschehen kann, und ersteres verschwindet um so mehr, je mehr sich die Gelenkflächen der Tibia der vorderen Gränze ihres Berührungsterrains mit dem Femur nähern, so dafs in dem letzten Momente die Rollung vollständig schwindet und nur ein Rutschen des Femurs statt hat.

Da jedoch die innere Gelenkfläche eine nach dem Centrum des Gelenkes gestellte Curve bildet, welche auf der im Halbkreis verlaufenden inneren Gelenkfläche mit ihrem inneren Rande an die Eminentia intermedia dieser Seite sich anlegt, so mufs bei dieser Bewegung eine Drehung des Oberschenkels in umgekehrter Richtung, als die des Unterschenkels bei der Beugung erfolgen. Während daher die Tibia bei der Beugung bis zu einem Winkel von 135° sich nach aufsen dreht, indem die Eminentia intermedia der äufseren Tibialgelenkfläche an der inneren Seite der äufseren Gelenkfläche die derselben eigenthümliche Curve beschreibt, dreht sich der Oberschenkel bei der Streckung von dem erwähnten Winkel an nach innen, so dafs bei vollkommen gestreckter Lage des Knies die äufsere Kante der Trochlea so nach innen steht, dafs sie fast in senkrechter Richtung über der Spina tibiae sich befindet. Man kann sich von dieser Drehung am Cadaver dadurch leicht überzeugen, dafs man den vorderen Theil der Kapsel mit Kniescheibe und Kniescheibenband wegnimmt, und bei gestreckter Lage vier Stecknadeln in gerader Linie so in die Knochen steckt, dafs zwei in der Spina anterior der Tibia und die beiden andern in der Fossa supratrochlearis befestigt sind. Bei der Beugung des Unterschenkels drehen sich die unteren beiden Stecknadeln nach aufsen, bei der Streckung des

Oberschenkels die oberen nach innen. Auf der äufsern Gelenkfläche der Tibia wird durch diese Drehung der halbmondförmige Knorpel auf den äufsersten Punkt derselben nach vorn geschoben, und bei der Beugung bewegt er sich um eben so viel nach rückwärts.

Agentien der Bewegungen und Steifungen des Kniegelenks.

Während an den oberen Extremitäten die Muskelthätigkeit und die Schwere die Agentien sind, wodurch die Bewegungen der einzelnen Gliederungen derselben zu einander effectuirt werden, kommt bei den unteren Extremitäten noch ein drittes Moment hinzu, das bis jetzt theoretisch und practisch zu wenig beachtet wurde. Es ist dies der Moment der Belastung. Wenn an den oberen Extremitäten die Muskelthätigkeit hauptsächlich der Schwere der Extremität entgegenarbeitet, so mufs sie an den unteren Extremitäten für die Belastung, d. h. für die Schwere des ganzen Körpers ein Aequivalent, eine Hemmung sein, wenn ein Aufrichten erfolgen soll. Es folgt hieraus, dafs, da die Schwere des ganzen Körpers viel bedeutender ist, als die der oberen Extremitäten, das Muskelsystem der unteren Extremitäten viel stärker entwickelt sein mufs, als an den oberen, und da die Belastung wie die Schwere Momente sind, welche bei den Bewegungen der einzelnen Gliederungen mit thätig sind, dafs die Muskeln der oberen Extremitäten zur Effectuirung der Bewegungen mehr ziehend wirken, die Schwere der Gliederungen angreifen, während die der unteren Extremitäten mehr hemmend auf die durch die Belastung effectuirte Bewegung einwirken, dafs daher die Beugungen im Knie mehr durch die Schwere und Belastung effectuirt werden und die verschiedenen Muskelgruppen nur dazu dienen, dieselben bis auf den beabsichtigten Punkt zuzulassen und sodann zu hemmen, d. h. dieselben zu reguliren.

Während daher z. B. am Ellenbogengelenk die Beuger des Vorderarms vorzugsweise beim Beugen thätig sind und an der Streckung die Schwere des Vorderarms Theil hat, wird im Knie die functionelle Beugung durch die Schwere des Rumpfes bedingt, das Muskelsystem dient eines Theils dazu, diese Beugungen zu hemmen, andern Theils, Streckung herbeizuführen, d. i. die Last des Rumpfes auf dem Unterschenkel durch den langen Hebel, den Oberschenkel, zu erheben.

Functionelle Bewegungen und Steifungen im Kniegelenk.

Bei den physiologischen Bewegungen der unteren Extremitäten werden die Excursionen der Gelenkflächen im Kniegelenk in verschiedener Ausdehnung beansprucht. Wir haben daher die verschiedenen Steifungen und Bewegungen bei den Functionen der unteren Extremitäten zu betrachten.

Stehen.

Es giebt verschiedene Arten des Stehens, und es hängt diese Verschiedenheit hauptsächlich davon ab, ob die Last des Körpers auf beide Extremitäten gleichmäfsig (symmetrisches Stehen), oder auf einer mehr als auf der andern (asymmetrisches Stehen) vertheilt ist, oder ob die oberen Extremitäten theilweise den Rumpf mit stützen. — Steht der Mensch auf einem Bein und gebraucht er das zweite Bein nur als Balancirinstrument, eine Art des Stehens, die von allen Menschen, welche längere Zeit ohne Zwang stehen müssen, auf die Weise ausgeführt wird, dafs sie die Belastung in kürzeren oder längeren Zeiträumen von einem Bein auf das andere übertragen, so befindet sich das Kniegelenk in dem höchsten Grade der Extension.

Es ist selbst von Herrmann Mayer zugegeben, dafs bei vollkommen gestrecktem Knie der Schwerpunkt des Körpers vor die Drehaxe des Knies falle und wenn er behauptet, dafs wir diese Streckung beim Stehen nie ausführen, so hat er bei dem symmetrischen Stehen auf beiden Beinen vollkommen recht. Allein gerade dieses symmetrische Stehen wird von den meisten Menschen, welche nicht wie das Militair in der Linie gezwungen symmetrisch stehen, abwechselnd und nie continuirlich ausgeführt, wie eine unbefangene Beobachtung zeigt. Der gemeinschaftliche Schwerpunkt des Rumpfes und Oberschenkels fällt in den vorderen, zwischen beiden Gelenkflächen liegenden, nicht überknorpelten Theil der Tibia. Es ist dieses wohl mit der wichtigste Moment, welcher bei vollkommener Streckung ein Beugen des belasteten Knies verhütet.

Bei dieser Stellung ruht der untere Theil der Trochlea des Oberschenkels auf dem vorderen nicht überknorpelten Theile der Tibia, indem das den flügelförmigen Bändern unterliegende Fettpolster zwischen beiden Knochen gelagert ist und eine elastische Unterlage bildet. Die Gelenkfläche des inneren Condylus ruht in ihrer gröfsten Ausdehnung auf der ganzen inneren Gelenkfläche der Tibia, welche von dem ganzen inneren halbmondförmigen Knorpel kranzartig umgeben wird. Der Contact dieses Condylus ist bei dieser Stellung am ausgedehntesten und durch seine halbmondförmige Form wird ein Rutschen nach hinten verhütet. Der äufsere halbmondförmige Knorpel ragt, obgleich er den vordersten Endpunkt seiner Excursion erreicht hat, nicht so weit nach vorn, dafs er die vordere Grenze der Gelenkfläche erreicht. Da er vorn so hoch ist wie hinten und schlingenartig von der Eminentia herabsteigt, so ist sein vorderer Theil zwischen der Gelenkfläche des Femurs und der Tibia eingeklemmt und wird durch das erwähnte Fettpolster gegen Druck geschützt. Sein äufserer freier Rand wird von der Sehne des M. poplitaeus bestrichen und sein hinterer Theil läfst 12 ^{mm} der äufseren Gelenkfläche der Tibia frei. Die Eminentia intermedia der inneren Gelenkfläche der Tibia stützt sich gegen den vordersten Winkel der Incisura intercondyloïdea. Diese Stellung bedingt den ausgedehntesten Contact beider Gelenkflächen und zwar ist derselbe, wie aus der gegebenen Beschreibung hervorgeht, am inneren Condylus am bedeutendsten, da die Curven der sich berührenden Flächen sich genau entsprechen. Die innere Gelenkfläche ist sodann deshalb stärker belastet, weil sie der excentrischen Lage der oberen Fläche der Tibia der Axe dieses Knochens näher liegt. Aufser diesen Momenten, welche das Zusammenknicken nach hinten verhüten, ist noch ein anderes Moment von Wichtigkeit. Die Gelenkflächen der Tibia stehen nämlich auf der oberen Fläche derselben nicht senkrecht zur Knochenaxe, wie der vorn zwischen ihnen liegende nicht überknorpelte, bei aufrechter Stellung höchste Theil dieser Fläche, so dafs der belastete Oberschenkel bei dieser Stellung nach hinten herunterrutschen müfste, wenn der vordere Theil seiner Gelenkfläche, der horizontale Theil der Rolle, nicht auf dem nicht überknorpelten Theile senkrecht ruhte und die Eminentia intermedia der äufsern Gelenkfläche dadurch, dafs sie sich in den vorderen Winkel der Incisura intercondyloidea zwischen stemmt, ein Hemmnifs abgäbe. Je mehr daher die Tibia gestreckt wird, desto weniger ist eine Beugung des Oberschenkels möglich. Zur Beugung im Kniegelenk ist aber eine horizontale Stellung der Gelenkflächen nothwendig, und dieses geschieht dadurch, dafs bei einer jeden Beugung die senkrechte Richtung der Tibia in eine schief nach vorn geneigte sich verwandelt, oder eine Beugung derselben im Fufsgelenke statt hat.

Es sind zwei Ursachen, welche diese Beugung im gestreckten Zustande verhüten, einmal die senkrechte Belastung der Tibia, sodann aber die Muskelthätigkeit der Kniekehlen- und Kniekehlekantenmuskeln. Beide Momente sind bei vollkommener Streckung thätig. Diese Muskeln dagegen allein vorzugsweise bei dem symmetrischen Stehen. Wir fühlen daher beim aufrechten Stehen das Kniescheibenband nicht, die Kniekanten- und Wadenmuskeln um so mehr in Spannung, je mehr wir mit krummen Knieen stehen. Auch ist es bekannt, dafs, wenn die senkrechte Stellung der Tibia durch einen plötzlichen Schlag auf den oberen Theil der hinteren Seite derselben in eine geneigte verwandelt wird, augenblicklich ein Beugen des Knies erfolgt. Je mehr wir jedoch mit krummen Knieen stehen, desto mehr wird auch der vordere Muskelapparat und besonders der Druck der Kniescheibe beansprucht.

Das Ligamentum ileotibiale kann nicht von dem Einflufs auf das Erhalten der Streckung sein, wie H. Mayer glaubt, da wir das Becken bei Streckung des Knies beugen können, ohne dafs diese darunter leidet. Es geht hieraus der oben aufgestellte Satz hervor, dafs die an der hinteren Seite des Knies gelegenen Muskeln, welche man Beuger nennt, wesentlich bei der Streckung thätig sind.

Bei dem Gehen findet eine Excursion zwischen den Gehflächen des Femurs und den Gelenkflächen der Tibia statt. Indem das Bein im Momente, wenn es den Boden verläfst, in allen drei Gelenken ausgestreckt ist, beim Aufsetzen auf den Boden aber im Knie einen Winkel von 145—135° bildet, werden die Drehköpfe des Oberschenkels durchaus nicht beansprucht, sondern nur die Gehflächen. Gehen.

Das Verhältnifs der Länge der beanspruchten Gehflächen zur Länge der Gelenkfläche der Tibia ist ein solches, dafs an der inneren Seite bei einer Länge von 47 ^{mm} von der Gehfläche des Femurs 57 ^{mm} beansprucht werden, so dafs beim Gehen eine Verschiebung des Oberschenkelkopfes von 10 mm. von vorn nach hinten statt hat.

Wenn das hintere ausgestreckte Bein von hinten nach vorn schwingt, um zum vordern zu werden, so reicht die

Beugung im Hüftgelenke hin, den nach hinten geneigten Unterschenkel in senkrechte Richtung zu führen und eine Excursion dieses gegen die Gelenkfläche des Oberschenkels zu bewirken. Hat er den Boden berührt, so ist es Sache der Wadenmuskeln und Kniekantenmuskeln, denselben in dieser Richtung zu fixiren, oder seine Neigung zu verändern. Der Unterschenkel wird jedoch nur beim gewöhnlichen Gehen senkrecht aufgesetzt; beim Parademarsch oder dem Gehen mit steifem Knie erreicht er mit einer Neigung nach hinten den Boden und verläfst ihn mit einer Neigung nach vorn. Bei den schnellen Gangarten, dem geschwinden Gehen und Laufschritt, hat er gleich anfangs beim Aufsetzen auf den Boden eine nach vorn geneigte Richtung. Hieraus ist es ersichtlich, dafs seine Gelenkflächen, welche, wie wir oben erwähnt haben, nicht horizontal auf der Knochenaxe, sondern unter einem Winkel von 10—15° nach hinten abfallend gestellt sind, den auf ihnen sich bewegenden Gelenkflächen des Oberschenkels eine verschieden geneigte Unterlage bieten müssen. Ist der Unterschenkel nach hinten geneigt, so fallen die Gelenkflächen stärker nach hinten ab, je mehr er aber nach vorn geneigt ist, desto horizontaler werden sie gestellt sein.

Die Bewegungen der Gelenkfläche des Oberschenkels werden mehr rutschend sein, je geneigter die Ebene ist, und mehr wiegend rollend, je horizontaler dieselbe gestellt ist. Sie werden dadurch hervorgebracht, dafs das entgegengesetzte, das den Rumpf schiebende Bein, mit demselben das drehbare Ende des Hebels, den Oberschenkel, fortbewegt und dieser daher an seinem unteren Ende diejenigen Bewegungen macht, welche die Configuration seiner Gelenkflächen ihm gestattet.

Aufser diesen senkrechten Bewegungen der Knochen beim Gehen im Kniegelenk sind aber noch horizontale

Bewegungen durch die Form der inneren Gelenkflächen bedingt, Drehungen des Unterschenkels gegen den Oberschenkel bei den Bewegungen dieses gegen jenen, und Drehungen des Oberschenkels gegen den Unterschenkel und das Becken nach innen bei den Bewegungen dieses auf jenem, die von der Form der inneren Gelenkfläche abhängig sind. Man kann beim Gehen an dem eigenen Körper die Drehungen des Femurs auf die Weise beobachten, dafs man die Zeigefinger beider Hände bei gerader Stellung des Körpers auf die Mitte der grofsen Trochanteren des Oberschenkels setzt und durch Aufsetzen der Daumen auf die vordere Spina des Beckens dieselben fixirt. Beim Fortschreiten fühlt man alsdann bei einiger Uebung eine Rotation des Oberschenkels des tragenden Beins nach innen und des schwingenden Beins nach aufsen, indem im ersteren Falle der hintere Rand, im zweiten Falle der vordere Rand des grofsen Trochanters sich unter den Zeigefinger bewegt. Es ist mir wahrscheinlich, dafs bei der Rotation des Oberschenkels nach aufsen im Kniegelenk vorzugsweise der M. poplitaeus thätig ist, während die Rollmuskeln am Becken vorzugsweise arbeiten, wenn derselbe nach innen rotirt.

Niedersetzen, Aufstehen, Treppensteigen etc.

Die Bewegungen des Niedersetzens und Aufstehens haben mit dem Gehen auf sehr geneigter Ebene oder dem Treppensteigen das gemein, dafs die Excursion im Kniegelenk über einen rechten Winkel fortschreitet, und die Excursionen dehnen sich dabei über die hintere Parthie der Gelenkflächen des Oberschenkels, die Drehköpfe, aus. Beim Niedersetzen und Aufstehen finden beide ausgedehnte Excursionen in beiden Knieen gleichzeitig statt, beim Treppensteigen wechselt die Excursion in den Gelenken beider Beine ab.

Beim Niedersetzen lassen wir den Rumpf auf das untere Ende seiner Axe fallen und es erfolgt dieses mit Krümmungen im Hüft-, Knie- und Fufsgelenk. Die Bewegung erfolgt rein durch die Schwere des Körpers, indem wir willkürlich den Schwerpunkt des Rumpfes hinter die Kniee verlegen, und daher ein Einknicken dieser und hiermit auch der benachbarten Gelenke erfolgen mufs. Eine Hemmung dieser Bewegung erfolgt nur insofern, als die Muskeln diese Bewegungen nicht plötzlich, sondern allmälig gestatten.

Bei der Krümmung des belasteten Knies geht zunächst die senkrechte Richtung der Tibia verloren, dieselbe neigt sich nach vorn und die Gelenkflächen derselben werden daher horizontal gestellt. Der Gelenkkopf des Oberschenkels verschiebt sich nach vorn, indem er durch die Beugung und wohl auch durch den Zug der gastrocnemii gegen den durch die Kniekantenmuskeln festgestellten Unterschenkel um 12 mm. nach vorn rückt und sich in die Kniekappe einstülpt. Es treten hierdurch zunächst formelle Veränderungen der Weichtheile ein, welche nicht allein die Gelenkkapsel, sondern auch die sie umgebenden Muskeln, Fascie und Haut betreffen.

Der vordere, früher längere Theil der Kapsel wird breiter und kürzer, indem er jetzt etwas weiter die Seiten des Gelenkkopfes überzieht und nicht so weit über die Rolle in die Höhe steigt, der hintere wird von oben nach unten zusammengefaltet, da die früher in ihn eingestülpten Drehköpfe denselben verlassen haben. Die Gestaltveränderung des vorderen Theils wird durch die Einstülpung des in seinen hinteren Theilen breiteren Gelenkkopfes und durch die von dem vorderen senkrechten Theil der Rolle auf den horizontalen Theil herabsteigende Kniescheibe bedingt, die des hinteren Theils dagegen dadurch, dafs die Insertionspunkte der Kapsel an Ober- und

Unterschenkel sich nähern und durch die Thätigkeit der MM. gemelli und des M. semimembranosus an einander gelegt werden.

Die Muskeln, Fascie und Haut erleiden durch diese Verschiebung der Knochen eine eben solche Veränderung. Besonders sind es die MM. vasti, deren untere Enden sich durch den unter sie mit seiner gröfseren Breite hineingeschobenen Gelenkkopf verbreitern, während die MM. cruralis und rectus femoris durch das erwähnte Herabtreten der Kniescheibe sich verlängern, und daher der untere sehnige Theil ihrer inneren Fläche in unmittelbarer Berührung mit dem senkrechten Theil der Rolle kommt. Eine wesentliche Spannung erleidet die Kniekappe sodann dadurch, dafs die Kniekantenmuskeln (die MM. sartorius, semitendinosus und gracilis auf der inneren Seite und der M. biceps auf der äufseren Seite) ihren spitzen Insertionswinkel an den Unterschenkel in einen weniger spitzen, fast rechten verwandeln, daher sich von dem Kopf des Oberschenkels entfernen und durch ihre Fascienverbindung mit den Kniekappenmuskeln diese seitlich spannen. Das Ligamentum ileotibiale erleidet hierdurch eine Verrückung nach hinten. Indem es bei der Streckung vor dem äufseren Tuber des Oberschenkels verlief, wird es durch die angegebene Dislocation des M. biceps hinter denselben gezogen. Die oben bei den Kapselveränderungen angedeuteten Wirkungen der eigentlichen Kniekehlenmuskeln der MM. gastrocnemii und des M. semitendinosus bestehen weniger in Lage-, als in Längeveränderung.

Nur anzudeuten brauchen wir wohl die Ausdehnungen der Haut der Kniekappe und Faltungen in der Kniekehle.

So gering die Thätigkeit des Muskelsystems beim Niedersetzen ist, so grofs ist sie beim Aufrichten aus der sitzenden Stellung. Es mufs die ganze Last des Rumpfes durch dieselbe auf dem Oberschenkel emporgehoben werden, und es ist diese Last bei einzelnen Individuen so grofs, dafs sie nicht ohne Hülfe der Arme von Statten gehen kann. Es geschieht dieses durch die Drehung des Oberschenkels im Knie- und Hüftgelenk unter einem rechten Winkel. Im Hüftgelenk kann durch die eigenthümliche Construction des Gelenkes dieselbe durch einfache Rotation, Streckung, von Statten gehen, im Kniegelenk ist dieselbe eine complicirtere. Die erste Forderung ist, dafs das Stativ, auf dem der Oberschenkel sich drehen soll, gehörig befestigt ist und die Gelenkflächen eine solche Richtung haben, dafs die Drehung des Oberschenkels am leichtesten von Statten gehen kann. Der Act des Aufstehens geht daher stets von dem Unterschenkel aus, wie uns unser Gefühl und die Beobachtung lehrt.

Die bequemste und leichteste Art aufzustehen, beginnt mit der gehörigen Stellung der Unterschenkel. Wir stellen die Füfse so nahe wie möglich unter den Schwerpunkt des Rumpfes, so weit auseinander, dafs der Schwerpunkt des Rumpfes zwischen sie fällt, keinen Fufs vor den andern, die Füfse auswärts und die Unterschenkel nach vorn geneigt, oder im Sprunggelenk gebogen.

Die schräge Stellung des Unterschenkels ist aus zweifachem Grunde geboten; einmal rücken wir mit der Basis des Körpers, den Füfsen, dem bei sitzender Stellung hinter demselben liegenden Schwerpunkt des Rumpfes näher und vermindern hierdurch offenbar die nothwendige Vorwärtsbeugung des Rumpfes, sodann aber geben wir den Gelenkflächen des Unterschenkels eine horizontale Stellung, so dafs die Drehung des Oberschenkels mit seinem Drehköpfchen darauf von Statten gehen kann, was bei nach hinten geneigten Ebenen nicht statt finden kann, sondern ein Rutschen derselben zur Folge haben würde.

Wir setzen ferner die Füſse auswärts, einmal, um dem Stativ eine breitere Basis zu geben, sodann aber, um die inneren Gelenkflächen der oberen Fläche der Tibia parallel zu setzen, wodurch die gleichzeitige Drehung beider Oberschenkel begünstigt wird. Setzen wir nämlich die beiden Füſse mit ihren inneren Rändern aneinander, so schneiden sich die Längenaxen beider genannten Gelenkflächen vor dem Knie, setzen wir dieselben auswärts, so laufen sie parallel.

Der zweite Act des Aufstehens besteht in der Drehung des Oberschenkels unter einem rechten Winkel, was natürlich gleichzeitig im Knie- und Hüftgelenk statt finden muſs. Der Mensch bringt zu diesem Behufe den Schwerpunkt des Rumpfes über die Füſse, er neigt den Rumpf nach vorn, so daſs derselbe zwischen beide fällt, und indem alle vom Becken und Oberschenkel zum Unterschenkel des Beckens verlaufende Muskeln sich contrahiren, erfolgt die Becken- und Oberschenkeldrehung. Die Bewegung im Kniegelenk ist eine complicirte. Der erste Act besteht in reiner Rollung der Drehköpfe auf den Gelenkflächen, sobald aber die Streckung bis zu 135° vollendet ist, tritt mit der Rollung ein Verschieben des Oberschenkels auf dem Unterschenkel um 12 mm ein. An dem Mechanismus, wodurch diese Bewegung effectuirt wird, haben die Kniekanten, die Waden und vorzugsweise die Kniekappenmuskeln Theil. Durch die Kniekanten- und Wadenmuskeln wird die Stellung der Tibia in eine senkrechte und daher die ihrer oberen Gelenkfläche in eine nach hinten abschüssige verwandelt, wodurch das Rutschen der Gelenkfläche des Oberschenkels ermöglicht, während es durch den Druck der Kniescheibe effectuirt wird. So lange dieselbe nämlich, wie es bei einer Beugung unter weniger als einem rechten Winkel der Fall ist, auf dem horizontalen Theil der Trochlea steht, kann sie keine Verschiebung des Oberschenkels bewirken, indem sie gegen den unteren Theil des Oberschenkels drückt und diesen gegen die Pfanne des Beckens prefst. Sobald die Rolle des Oberschenkels bei der Drehung jedoch so weit an der Kniescheibe herabgetreten ist, dafs dieselbe zum vordern oder senkrechten Theil der Rolle übergeht, mufs, da ihrem Druck kein Widerstand gegeben ist, der Kopf um so weit zurückweichen, als die Kniescheibe vor ihrer Sehne nach innen vorspringt. Die Dicke der Kniescheibe nimmt aber von oben bis beinahe zum unteren Ende ihrer Knorpelfläche zu, so dafs sie hier 12 mm dick ist, und beträgt daher gerade so viel, als dieses Zurückweichen des Oberschenkels gegen die Tibialfläche ausmacht. Endlich zeigt ein Querdurchschnitt derselben, dafs sie an ihrer inneren Seite dicker ist, als an der äufseren, dafs sie daher auf die innere Wand der Rolle und hierdurch auf den ganzen Condylus internus stärker drücken mufs, als auf den äufseren. Es wird hierdurch offenbar die Drehung des Condylus externus nach vorn bei der Streckung begünstigt oder bewirkt.

Beim Treppensteigen und Bergauf- und abgehen findet derselbe mechanische Vorgang statt, nur mit dem Unterschied, dafs die Belastung und der angegebene Mechanismus zwischen beiden Kniegelenken wechselt. Beim Treppensteigen wird das vorgesetzte Bein im Hüftgelenk zunächst gebeugt, wodurch der Unterschenkel vermöge seiner Schwere senkrecht herabhängt. Die Erhebung des Rumpfes auf denselben wird durch das nachschiebende Bein unterstützt.

Spitze Winkelstellung.

Die spitze Winkelstellung im Knie kommt höchst selten bei den functionellen Bewegungen der Beine vor, entweder wenn wir zusammengekauert sitzen, oder sehr hohe Sprossen hinaufsteigen. Im ersteren Falle ruhen wir auf den Zehen, und wenn wir uns erheben, verwandeln wir durch Senkung der Ferse die grofse Neigung des Unterschenkels in eine weniger geneigte und vergröfsern hierdurch den Winkel des Kniegelenks. Bei einer bedeutenden Schwere des Rumpfes ist ein Erheben von einem spitzen Winkel oft nicht möglich, so dafs der Mensch die Hülfe seiner oberen Extremitäten in Anspruch nehmen mufs.

Ueberblicken wir das hier Mitgetheilte, so finden wir, dafs die Bewegungen in dem Kniegelenk die complicirtesten irgend eines Gelenkes des menschlichen Körpers sind, und dafs wir sie nicht unter eine von den Anatomen aufgestellte Rubrik der verschiedenen Gelenke bringen können.

III. Von der Untersuchung kranker Gelenke und der des Kniegelenks insbesondere.

Ursachen der Vernachlässigung exacter Untersuchungsmethoden an den Gelenken.

Wenn es eine allgemein anerkannte Thatsache ist, dafs sich die ärztlichen Untersuchungsmethoden in den letzten Jahrzehnten auf eine Weise vervollkommnet haben, dafs sie sich den exacten Untersuchungen anderer Naturwissenschaften wenigstens annähern, so würde man sehr im Irrthum sein, wenn man dieses auch von den Untersuchungen kranker Gelenke behaupten wollte.

Ohne uns in weitschweifige Raisonnements einzulassen, glauben wir hier kurz die Gründe andeuten zu müssen, warum man an Theilen des menschlichen Körpers, welche doch so zugängig sind, die exacten Methoden bis jetzt so sehr vernachlässigte.

Es mag dieses einmal in den ontologischen Traditionen seinen Grund haben, die uns in Bezug auf die Gelenkkrankheiten überliefert wurden. Während die Haltbarkeit der Crasenlehre z. B. in der Augenheilkunde, die verschiedenen dyscrasischen Entzündungen etc., über Bord geworfen wurden, so dafs sie nur hin und wieder hervorspuken, finden wir in der Lehre von den Gelenkkrankheiten dieselbe in ihrem ganzen Glanze bestehen. Welches Kind, das an einer Schwellung des Gelenkendes einer Artikulation leidet, wäre nicht skrofulös, auch wenn es sein Lebtag nicht eine Spur von Skrofelsymptomen gehabt hat. Wie beruhigt ist nicht der bewährte Praktiker, wenn er bei einem 60 Jahre alten Individuum, das an einer Kniekrankheit leidet, heraus oder hinein examinirt hat, dafs dasselbe im 18. Jahre einen Tripper oder Schanker gehabt hatte, wozu eine weitere Untersuchung: die Ursache, der Grund der Krankheit ist gefunden. Dafs sie nicht geheilt wird, daran ist das inveterirte Gift schuld. Selbst in dem neuesten Aufsatze Schuh's über die Knieverkrümmungen finden wir als Ursachen, welche Winkelstellungen im Knie hervorbringen, in erster Reihe die verschiedenartigen dyskrasischen Entzündungen aufgeführt. — Dafs wir auf diesem Wege nicht zur Erkenntnifs des Mechanismus der Winkelstellung kommen können, ist leicht abzusehen.

Ein zweiter nicht minder erheblicher Grund liegt jedoch in der beschränkten anatomischen und physiologischen Anschauung der Gelenke der Extremitäten. Man betrachtete die Gelenke als selbstständige Organe, und versuchte daher, dieselben genau zu begrenzen. Man hat Handbücher über Gelenkkrankheiten geschrieben, wie man Bücher über die Krankheiten des Auges, Magens, Herzens etc. schrieb. Die Gelenke sind aber nur Theile von Organen, Contactflächen der einzelnen Gliederungen der Extremitäten, durchaus keine von ihnen zu trennende und von ihnen gesonderte Theile. Kommen gleichwohl an diesen Stellen der Extremitäten Krankheiten vor, welche die einzelnen Gewebe der Gelenke zum Ausgangspunkt haben, so ist doch stets die ganze Extremität erkrankt und die veränderten Erscheinungscomplexe des Lebens der Extremität, welche wir unter dem Namen Krankheit abstrahiren, betreffen dieselbe in ihrer ganzen Ausdehnung. Wir haben auch an anderen Organen Ausgangspunkte der Krankheit, allein wir werden nie die Krankheiten der Spitzen der Lungen, des Magenmundes, der verschiedenen Ostien des Herzens als von ihren Organen gesonderte Krankheitsformen betrachten.

Bei den Erkrankungen einer Extremität in einem Gelenke haben wir eine Reihe von objectiven Symptomen, wie sie uns kein anderes Organ des menschlichen Körpers, wenn es erkrankt ist, bietet. Es ist dieses die Bestimmung der Dimensionsverhältnisse, welche wir durch Mensuration nachweisen. In Bezug auf die Volumenszunahme der Gelenke hat man sich bisher auf die Anschauung und höchstens auf Maase der Peripherie beschränkt. Wie täuschend die erstere ist, brauchen wir nicht zu erwähnen, und wie unsicher die letztere ist, geht daraus hervor, dafs durch die Entfernung der Kniekantenmuskeln im gebeugten Zustande des Knies eine Vergröfserung des Maases entsteht, welches die wirkliche Zunahme der das Gelenk constituirenden Weichtheile und Knochen oft weit überschreitet.

Die Mensuration einer an einem Gelenke erkrankten Extremität bezieht sich zunächst auf das Knochensystem, und da dieses nicht frei zu Tage liegt, sondern von Weichtheilen mehr oder weniger überdeckt ist, so liegt eines Theils ein Hindernifs ihrer Anwendung darin, dafs die Knochen an einzelnen Stellen so dick bedeckt sind, dafs wir sie nicht durchfühlen können, andern Theils entsteht eine Fehlerquelle dadurch, dafs wir auch an den weniger bedeckten Knochentheilen bei den Messungen der Querdurchmesser diese mitmessen und durch die leichte Verschiebbarkeit der Weichtheile bei den Längenmaasen leicht einer Täuschung unterworfen sind. Allein eine gehörige Uebung und Beurtheilung läfst diese Mensuration.

Störungen wenigstens für die praktische Verwerthung bis zum Verschwinden klein erscheinen.

Da es der Oberschenkel und Unterschenkel ist, welche in dem Kniegelenk articuliren, so sind es auch die Maase des Femurs und der Tibia, welche genommen werden müssen. Das obere Ende des Oberschenkels, obgleich überdeckt von der Sehne des M. glutaeus maximus und einem ziemlich dicken Fettpolster, läfst sich doch bei gehöriger Umsicht so genau in seiner Configuration erkennen, dafs wir es als Ausgangspunkt ansehen können. Dazu kommt noch, dafs die mit Knochenkrankheiten stets verbundenen secundären Veränderungen des Muskelsystems sich central oft zu dem Hüftgelenk erstrecken und in Folge dessen eine Verdünnung der Weichgebilde vorhanden ist, welche selbst die Form der äufseren Seite des Trochanters sehr gut wahrnehmen läfst. — Der Rand der unteren Gelenkfläche des Femurs wird von den seitlichen, mehr membranösen Theilen gedeckt, so dafs er sich deutlich durchfühlen läfst, und hierdurch nicht allein die Längendimension des ganzen Oberschenkels, sondern auch selbst Formveränderungen der unteren Fläche genau bestimmt werden können. — In Bezug auf die Dickendimensionen ist der Oberschenkel in den oberen zwei Drittheilen den Messungen nicht zugängig, und wir können nur bei Verdünnung der Weichtheile durch unser Gefühl Schwellungen desselben nachweisen. Das untere Ende desselben bietet dagegen Punkte dar, welche sowohl die seitlichen Dickenverhältnisse, wie die von vorn nach hinten an dem inneren und äufseren Theile bestimmen lassen. Man mufs sich hierzu eines kleinen Tasterzirkels bedienen, der mit einem nach den Maasen reducirten Gradbogen versehen ist. Die beiden seitlichen Protuberanzen des unteren Gelenkendes sind leicht zu finden, und es lassen sich aufserdem noch mehrere Querdurchmesser an dem Rande der Gelenkfläche von der Trochlea bis zu den Drehköpfen messen. Um die Dicke von vorn nach hinten zu bestimmen, bedient man sich ebenfalls dieses Randes, da man bei einiger Uebung auch den Rand der Drehköpfchen selbst in gebeugter Stellung fühlen kann. Jedoch darf man dabei nicht vergessen, dafs die äufsere Wandung des Gelenkkopfs gerade, die innere dagegen in einem Bogen verläuft. — Bei weitem schwieriger ist es, die Dimensionsverhältnisse der Tibia zu untersuchen. Für die Längenbestimmung derselben ist die innere Seite der einzig zugängige Ort, und es fordert einige Uebung, die innere Grenze der oberen Fläche aufzufinden. Das untere Ende ist durch die Spitze des Condylus internus gegeben. In Bezug auf die Dickendimensionen giebt es keine vollkommen sicheren Anhaltspunkte. Den geraden Dickendurchmesser des oberen Gelenkkopfes können wir nicht messen, da in der Kniekehle zu viele Weichtheile liegen. Der quere Durchmesser ist der sicherste, den wir mit dem Tasterzirkel bei gebeugter Stellung des Oberschenkels oberhalb des Köpfchens der Fibula nehmen können. Der Umfang des Körpers der Tibia läfst sich aus der Breite der vorderen Fläche in der Mitte derselben bestimmen, jedoch fordert diese Messung die gröfste Genauigkeit, da die Spannung der Unterschenkelfascie die äufsere Kante dieser Fläche schwer finden läfst.

Wir brauchen hier kaum zu erwähnen, dafs diese Messungen nur dann einen reellen Werth haben, wenn sie mit den Mafsen der gesunden Extremitäten zusammengestellt werden, und hierbei hat man sodann nicht zu vergessen, dafs an ganz gesunden Individuen oft die auffallendsten Asymmetrieen des Knochengerüstes vorkommen. Auch müssen sie mit der Längenaxe des Körpers, so wie des Fufses und der oberen Extremität verglichen werden.

Untersuchung der Stellungsverhältnisse u. möglichen Excursionen der Knochen eines Gelenkes.

Nach Erforschung der Längen- und Dickenverhältnisse des Femurs und der Tibia kommen sodann die Stellungsverhältnisse und die möglichen Excursionen derselben zu einander in Betracht. Beide können, wie weiter unten ausführlicher mitgetheilt werden wird, sowohl in der normalen Excursionssphäre liegen, als auch aufserhalb derselben, und es beweist alsdann dieses letztere Verhältnifs eine Zerstörung und Veränderung der Contactflächen, welche oft schon aus den Mafsen der Knochen ersichtlich ist. Es kommt die Winkelstellung nach hinten oder vorn, oder combinirt mit seitlichen Abweichungen vor, aufser den Rotationen des Unterschenkels gegen den Oberschenkel. — Um die Winkelstellungen zu bestimmen, bedient man sich eines mit einem Mafsbogen versehenen Winkelmafses, welches man nach der Axe der Knochen anlegt. Schwieriger ist es, die Rotation des Unterschenkels zu messen, und es kann dieses nur mittelst des gesunden Beines geschehen, das man in denselben Beugewinkel bringt, die Kniee an einander legt, den gesunden Fufs mit der Ferse in gerader Stellung an den kranken bringt und alsdann den Winkel mifst, welchen innere oder äufsere Ränder des Fufses zu einander bilden.

Mit den Stellungsveränderungen des Oberschenkels und Unterschenkels sind sodann secundäre Stellungsveränderungen dieser Knochen im Hüft- und Sprunggelenk gegeben, die eine eben so genaue Untersuchung fordern.

Kniescheibe.

Die Kniescheibe können wir in Bezug auf ihre Länge und Breite genau messen. Ihre Dicke ist am lebenden Menschen nicht mefsbar. Die Stelle, wo sie auf der Rolle ruht, steht bei normaler Beschaffenheit der Gelenke in bestimmter Beziehung zu dem Beugewinkel des Kniees; bei kranken Gelenken jedoch kann sie sowohl in ihrer senkrechten Excursion, wie seitlich von ihrer Sphäre abweichen.

Es sind dieses Punkte, die eine Beachtung vor allem verdienen und worauf wir weiter unten zurückkommen.

Contactflächen.

Eine Untersuchung der Contactflächen der Knochen, selbst der Kapsel und der kreuzförmigen Bänder ist am lebenden Menschen nicht möglich; wir pflegen aus Stellungsverhältnissen, aus Geräuschen, aus der Schmerzhaftigkeit bei Druck auf Veränderungen derselben zu schliefsen, allein alle Angaben hierüber sind sehr vag und nichts weniger als exact.

Seitliche Bänder

Mehr zugängig für eine Untersuchung durch unseren Tastsinn sind die seitlichen Bänder. Das innere mehr membranartige läfst sich nicht gesondert fühlen, dagegen kann man das äufsere des Ligamentum fibulo-femorale als runden Strang wahrnehmen, der bei der Beugung erschlafft, bei der Streckung gespannt ist. Es tritt dasselbe besonders dann deutlich am gesunden Knie hervor, wenn wir in sitzender Stellung den gebeugten Unterschenkel auf den entgegengesetzten Oberschenkel legen.

Auch das Kniescheibenband, der Schleimbeutel zwischen ihm und dem Unterschenkel und das Fettpolster zwischen ihm und der Kapsel sind Theile, welche unserem Tastsinn zugängig sind und deren Resistenz und Ausdehnung uns Krankheiten dieser Theile erkennen lassen. [1])

[1]) In Bezug auf die Krankheiten dieses Fettpolsters mufs ich erwähnen, dafs man Schwellungen desselben häufig für Ansammlungen von Flüssigkeiten in dem Gelenke ansieht. Noch kürzlich ist mir ein solcher Fall einer chronischen Schwellung dieses Fettpolsters vorgekommen, welche für eine Gelenkwassersucht angesehen worden war. Durch wiederholte Anwendung eines neuen Acupuncturinstrumentes stach ich über einen Zoll tief in dasselbe ein, und durch den reichlichen Ausflufs von Blut gelang mir die Heilung in 14 Tagen, obschon 8 Wochen lang alle möglichen Mittel angewendet worden waren. In einem anderen Falle aus früheren Jahren erinnere ich mich, einen tiefen Abscefs hier geöffnet zu haben, der als eine Eiterung des Ge-

Bestimmung der Grenze der Gelenkkapsel.

Eine wichtige Untersuchung ist es, am lebenden Menschen die Grenze der Gelenkkapsel zu bestimmen. An der hinteren Seite des Kniees kommt die Sache nicht in Frage, da hier Operationen an dem Gelenke nie ausgeführt werden, und dasselbe so mit Weichtheilen überdeckt ist, dafs man Krankheiten desselben hier nicht wahrnehmen kann. An den seitlichen und vorderen Theilen des Gelenkes ist es dagegen oft von der gröfsten Wichtigkeit, die Grenze genau zu kennen. Die französischen Schriftsteller über topographische Anatomie haben derselben eine zu grofse Ausdehnung gegeben. Da wir wissen, dafs von der vorderen Seite der oberen Fläche der Tibia der nicht überknorpelte Theil keinen Synovialüberzug bekommt, so beginnt bei gestreckter Lage in der Mitte der vorderen Seite des Kniees die untere Grenze der Gelenkhöhle erst unter dem unteren Dritttheil der Kniescheibe, und steigt alsdann divergirend zu den seitlichen Theilen des oberen Endes der Tibia herab, so dafs sie 3—5‴ der Seiten der Tibia bis zu den Kniekantenmuskeln bekleidet. Ebenso beginnt an dem Oberschenkel in der Mitte die Gelenkkapsel drei Finger breit über der Trochlea und steigt 5‴ entfernt von dem Rande der Gelenkfläche um den Knochen herum. Man kann sich daher die vordere Grenze der Gelenkkapsel bei gestreckter Lage als zwei über einander gestellte Dreiecke denken, von denen das obere spitzer und höher aufsteigt, die seitlich nur einen, vorn aber vier Finger breit Raum zwischen sich lassen. Bei der

---

lenkes in einer Klinik angesehen war. Endlich habe ich in einem Falle einer Kniestreckung eine Verwachsung der inneren Fläche der flügelförmigen Bänder mit der Rolle beobachtet. Das Knie konnte unter einem rechten Winkel gebogen werden, allein zu beiden Seiten des Kniescheibenbandes bildeten sich tiefe Gruben bei der Beugung, ein Beweis, dafs die Dislocation dieser Fettpolster nicht möglich war.

Beugung treten die Spitzen herab und durch Einstülpung des Kopfes des Femurs werden die Seitentheile breiter und die Spitzen stumpfer. Werden Flüssigkeiten in der Kapsel sich ansammeln, so bedarf es keines Experimentes, sondern der einfachen Anschauung der anatomischen Form, um zu dem Schlufs zu gelangen, dafs sie sich anfangs in dem vorderen ausdehnbareren Theil der Kapsel anhäufen.

Die Untersuchung des Muskelsystems an einer Extremität, welche in einem Gelenke erkrankt ist, umfafst nur zwei Erscheinungen desselben. Einmal die noch vorhandene Contractionsfähigkeit des Muskels, welche wir theils dadurch wahrnehmen, dafs wir unsere Hand auf denselben während seiner Action legen und dieselbe fühlen, theils durch den Effect, den die Contraction auf bewegliche Knochentheile hervorbringt, gewahr werden. Jedoch erfordert auch diese Untersuchung eine gewisse Umsicht, um nicht Muskeln, welche gelähmt sind, für contractionsfähig zu halten. Bei der ankylotischen Stellung der Knochen im Kniegelenk kommt es nämlich vor, dafs die an der vorderen Seite des Gelenkes liegenden Muskeln nicht, die an der hinteren Seite dagegen contractionsfähig sind. Wenn daher der Unterschenkel durch die Contraction der s. g. Beugemuskeln mehr gebeugt wird, so kann mit dem Nachlafs dieser Contraction eine Streckung erfolgen, welche man bei ungenauer Beobachtung von der Contraction der s. g. Streckmuskeln ableiten könnte, die sich aber bei genauer Beobachtung als durch die Schwere des Unterschenkels effectuirt herausstellt. Ebenso können mechanische Hindernisse den Effect der Contraction der Beugemuskeln hemmen und dieselben daher als gelähmt angesehen werden, während sie es nicht sind. In diesen Fällen giebt die aufgelegte Hand den Ausschlag. — Sodann haben wir den Ernährungszustand zu untersuchen. Um denselben zu be- Untersuchung des Muskelsystems.

stimmen, benutzt man, nebst unserer Wahrnehmung durch den Tastsinn, das peripherische Mafs, welches an bestimmten Stellen mit der gesunden Extremität verglichen wird. Da die Muskeln dasjenige System einer Extremität bilden, welches vorzugsweise das Volumen derselben bedingt und derselben ihre Form giebt, so ist die Abnahme der Peripherie vorzugsweise auf dieses System zu beziehen, und es kann nur insofern eine Täuschung vorkommen, als eine Volumenzunahme in den Knochen und dem Hautsysteme sich vorfindet, welche alsdann dem Muskelvolumen zu Gunsten käme. Eine Betastung wird indessen ein solches Verhältnifs hinreichend eruiren.

Die Untersuchung des H a u t s y s t e m s fällt unserm Gesichtssinne anheim. Die des G e f ä f s s y s t e m e s ist äufserst unsicher, und das N e r v e n s y s t e m bietet nur subjectiv wahrnehmbare Symptome für den Patienten.

Es reiht sich endlich hier die Frage an, ob aufser der Mensuration und Anwendung des Gefühls- und Gesichtssinnes unserm Gehörsinn keine Sinneseindrücke bei der in einem Gelenke erkrankten Extremität geboten werden, und endlich, ob wir durch Anwendung explorativer Eingriffe, explorativer Einstiche etc., für unsere Kenntnifs nothwendige Erscheinungen auffinden können.

Hörbare Erscheinungen an den Gelenken.

Die P e r c u s s i o n des Kniegelenks kann zwar in einzelnen Fällen benutzt werden, um über besondere physikalische Verhältnisse, Dichtigkeit der Knochen, Inhalt der ausgedehnten Kapsel etc. Aufschlufs zu geben, allein im Allgemeinen sind die Dichtigkeitsdifferenzen im Verhältnifs zur Bauch- und Brusthöhle zu unbedeutend und räumlich zu beschränkt, als dafs sie eine allgemeine praktische Anwendung finden könnten.

Häufiger sind die bei der Bewegung der Knochen gegen einander hörbaren Töne und Geräusche beachtet worden, um daraus auf bestimmte Zustände der Berührungsflächen zu schliefsen. Schon in normalen Kniegelenken hört man bei raschen ausgedehnten Bewegungen und namentlich dann, wenn man die Füfse nicht auswärts, sondern einwärts setzt, ein Knacken, das der, welcher die Bewegung macht, selbst mit empfindet, und von Anderen durch die aufgelegte Hand empfunden wird. Es treten diese Geräusche namentlich dann auf, wenn die Gelenke eine Zeitlang geruht haben, und man hat sie daher wohl von einer Zähigkeit der Synovia oder geringeren Schlüpfrigkeit der Gelenkflächen abgeleitet, ohne die physikalischen Bedingungen aufzuführen. Die Töne in den normalen Gelenken scheinen mir aus zwei Gründen entstehen zu können. Einmal dadurch, dafs die Bewegung so rasch erfolgt, dafs die sich berührenden Flächen nicht die durch ihre Krümmungsverhältnisse bedingten Bewegungen genau ausführen können, und so an einzelnen Stellen, wenn auch unbedeutend, an einanderstofsen, und zwar um so leichter, je complicirter die Bewegung ist. Wir haben aber gesehen, dafs die Bewegung des Oberschenkels auf dem Unterschenkel aus einer Rollung, Schleifung und Drehung besteht, dafs daher schon ein Anstofsen vorkommen kann, wenn letztere nicht in dem gehörigen Tempo zum ersteren eintritt und namentlich dann, wenn die Gelenkflächen der Tibia nicht in einer für die Drehung günstigen Lage (Einwärtsstellung der Füfse) sich befinden. Da aber diese Bewegungen durch das Muskelsystem effectuirt werden, so ist leicht abzusehen, dafs Störungen in der Innervation dieser Muskeln, ihrer Scheiden etc. die nächste Veranlassung zu den temporär auftretenden Störungen der Bewegungen sind, und alle äufseren und inneren Verhältnisse, welche dieses effectuiren, knackende Geräusche hervorbringen müssen.

Ein anderer Grund der willkürlich hervorgebrachten Töne in den Gelenken liegt darin, dafs eine peripherisch abgegrenzte Fläche plötzlich ihren Contact in ihrer ganzen Peripherie und Ausdehnung verläfst, wodurch in ihrer Mitte zunächst ein leerer Raum entsteht, indem die diese Fläche umgebende Synovia dieselben gegen die übrige Gelenkhöhle abgrenzt. Wir bringen diese Art des Geräusches durch das willkürliche Knacken der Finger hervor und es wird dieses ebenso bewirkt, wie wenn wir zwei beölte Flächen auf einander setzen und diese plötzlich von einander abziehen. Ob diese Art des Geräusches in dem Kniegelenk bei den verschiedenen Curven seiner Gelenkflächen nicht vorkommen kann, wage ich noch nicht zu entscheiden.

Beide Geräusche können ebensowohl bei kranken Gelenken vorkommen, und namentlich zeigt sich das erstere, wenn in der normalen Excursionssphäre einer Fläche auf der andern sich neue Productionen bilden, oder durch Abschleifungen derselben die normalen Protuberanzen der Excursion in den Weg treten. Durch die Prominenz der Eminentia intermedia ist die Gelegenheit gegeben, dafs jede Gelenkfläche des Oberschenkels gegen dieselben anstofsen kann.

Aufser diesen kommen nun in kranken Gelenken noch Reibegeräusche, Crepitationen vor, welche verschiedene Abstufungen in ihrer Intensität zeigen. Bei normaler Beschaffenheit der Gelenkflächen ist bei den verschiedenen Excursionen derselben gegen einander kein Geräusch zu vernehmen, da durch die grofse Elasticität des Knorpelbelegs und seine Ueberkleidung und Durchdrängung mit Synovia alle Momente entfernt sind, welche Töne erzeugen können. Vermindert sich dagegen diese, werden die Knorpelflächen trocken, verknöchern dieselben, schwinden dieselben durch Abreibung oder durch krankhafte Processe, so kommen rauhe Theile mit einander in Berührung, und es treten reibende Geräusche auf, zu deren Wahrnehmung man nicht immer des Stethoscopes bedarf, sondern die zuweilen in bedeutender Entfernung gehört werden können.

Explorative Eingriffe.

Die explorativen Eingriffe oder Operationen hat man aus dem Grunde nicht angewandt, weil man die Verletzung eines Gelenkes für höchst lebensgefährlich hält, ohne dafür bis jetzt jedoch genügende physiologische Gründe aufzuführen. Ohne hier an dieser Stelle die Wahrheit dieses ziemlich allgemein angenommenen Erfahrungssatzes weiter anzugreifen, müssen wir nur einfach bemerken, dafs man bei Gelenkwunden sehr häufig eine der wesentlichsten Bedingungen, welche bei Heilungen von Wunden überhaupt gefordert werden, aus den Augen läfst, indem man dieselben nicht immer in vollkommene Immobilität versetzt, was bei den Gelenkwunden von um so gröfserer Bedeutung ist, da in die Gelenke die meisten Bewegungen des Körpers (Respiration, etc.), auch selbst bei horizontaler Lage, sich fortpflanzen. Es genügt daher nicht bei Gelenkverletzungen, das Glied, wie man sich ausdrückt, sicher zu lagern, indem man es auf eine Unterlage befestigt. In diesem Falle wird jede Bewegung des Rumpfes eine Bewegung des von dem verletzten Gelenke central gelegenen Knochens produciren und hierdurch eine Bewegung der Knochen in dem Gelenke selbst effectuirt. Man mufs in allen solchen Fällen ein Gelenk vollkommen immobil machen. Meine eigenen, an Zahl nicht unbedeutenden Erfahrungen über Gelenkverletzungen können daher andere Erfolge ausweisen, als ich sie gewöhnlich aufgeführt gefunden habe.

Die explorative Punction, mittelst eines feinen Troikars, könnte bei den Krankheiten des Kniegelenks dann ihre Anwendung finden, wenn Fluctuation in der ausgedehnten Kapsel vorhanden wäre, deren übrige Erscheinungen es zweifelhaft liefsen, ob diese von einer fungösen, die Kniekapsel umgebenden oder in derselben enthaltenen Masse, oder von einer Flüssigkeit herrühre, über deren Natur man alsdann auch Gewifsheit erlangen würde.

Man müfste alsdann diese Operation nicht etwa vorn an dem Gelenke unterhalb der Kniescheibe neben dem Bande derselben vornehmen, weil man sonst in Gefahr käme, das hier liegende ziemlich dicke Fettpolster nicht zu durchstechen und hierdurch in den Irrthum zu verfallen, dafs man glaubte, in das Gelenk eingedrungen zu sein, ohne dafs man es wäre. Man mufs die Punction neben der Kniescheibe oder oberhalb derselben vornehmen, und den Troikar nicht senkrecht, sondern schief einstechen, um die unterliegende Knorpel- oder Knochenfläche nicht zu verletzen.

Die explorativen Einschnitte beziehen sich entweder auf die die Gelenkhöhle umgebenden Weichtheile oder selbst auf die der Gelenkhöhle zunächst liegenden spongiösen Knochentheile. In letzterer Beziehung gewinnen wir durch dieselben Resultate, welche uns gestatten, dem Kranken das Glied zu erhalten. Schon wiederholt habe ich bei in Frage stehender Resection oder Amputation durch vorherige explorative Einschnitte in die Knochenenden necrotische Knochenstücke in einer Höhle entdeckt, welche nach Entfernung dieser heilte. Man kann mit diesen Einschnitten dem Gelenke sehr nahe rücken. Für das Gelenkende der Tibia ist die vordere innere Seite, für den Oberschenkel sind die Seiten des Kopfes die Electivstellen.

IV. Von den Erscheinungen an in dem Kniegelenk ankylotisch gestellten Extremitäten.

Arten der Winkelstellung.

Ein Knie kann nach allen Seiten hin im Winkel gestellt sein, und in der That habe ich denselben selbst in einem Falle nach vorn beobachtet. Es geht hieraus hervor, dafs eine Reihe von Winkelstellungen sich dadurch characterisiren, dafs sie den normalen Stellungen bei den Bewegungen im Kniegelenk entsprechen, oder in der normalen Excursionssphäre der Knochen liegen, während andere dieses nicht thun, sondern die Knochenaxen gegen einander einen Winkel bilden, der keinem der Winkel in dem normalen Excursionsterrain entspricht. Man kann die letzteren Arten der Winkelstellungen vorzugsweise als Verkrümmungen des Gelenkes bezeichnen und für die ersteren wollen wir den Namen Contractur beibehalten. Aufser dem Winkel, welchen die Knochen mit einander bilden, kann die Lage derselben zu einander durch Drehung ihrer Längenaxe und Verschiebung beider Gelenkflächen gegen einander modificirt sein.

Wenn eine Contractur, also eine Winkelstellung des Unterschenkels in der normalen Excursionssphäre zum Oberschenkel oder dieses gegen jenen, existirt, so kann derselbe so stumpf sein, dafs er kaum von der geraden Richtung beider Knochen abweicht, oder so spitz, dafs der Winkel den kleinsten Winkel der normalen Beugung überschreitet. Es ist die Möglichkeit vorhanden, dafs eine Immobilität der Knochen gegen einander besteht, in der Mehrzahl der Fälle jedoch ist, wenn die Beugung nicht die äufserste Grenze erreicht hat, eine Bewegung des Unterschenkels nach der Beugeseite vorhanden, welche durch die Kniekantenmuskeln, wie man fühlen kann, effectuirt, und bei Nachlafs der Thätigkeit dieser durch die Schwere des Gliedes annullirt wird. Diese mögliche weitere Beugung ist oft so frei, dafs sie den äufsersten Beugewinkel erreicht, zuweilen indessen sehr beschränkt und kaum linienweit vorschreitend.

Bei dieser Contractur des Unterschenkels kommt nur dann, wenn dieselbe einen Winkel von 45° überschreitet, die bei normalem Knie auch nur im gebeugten Zustande mögliche Rotation des Unterschenkels nach aufsen vor, die, wenn der Beugewinkel sehr spitz ist, ihre Grenze so überschreiten kann, dafs die innere Seite des Unterschenkels sich ganz nach vorn und die äufsere nach hinten dreht. Zuweilen ist es möglich, dafs der nach aufsen rotirte Unterschenkel nach innen etwas gedreht werden kann, nie findet dieses aber bis zu der Grenze der Einwärtsdrehung des Unterschenkels im normalen Knie statt.

Ist der Winkel gröfser als ein rechter, so findet man nur in den Fällen eine Rotation des Unterschenkels nach aufsen, als gleichzeitig ein äufserer Winkel zugleich mit dem hinteren auftritt, und selbst wenn man ein winkelförmiges Knie durch die Kunst allmälig streckt, verschwindet die Rotation nach aufsen, so wie man den Winkel von 45° erreicht hat.

Bei den höchsten Graden der Beugung unter einem spitzen Winkel und Rotation ist der Kranke durch die grofse Schmerzhaftigkeit stets an das Bett gefesselt, er umfafst in sitzender Stellung häufig seinen Unterschenkel und Oberschenkel, und indem er das so gebeugte Glied gegen den Rumpf prefst, sucht er willkürlich die Beugung im Knie und Hüftgelenk noch zu vermehren. Nie sah ich bei diesem höchsten Grade der ankylotischen Stellung das Bein auf der äufseren Seite, sondern immer auf der Fufssohle ruhend.

Ist dagegen der Beugewinkel gröfser, nähert er sich mehr einem rechten, oder ist er selbst gröfser als ein solcher, so ruht der Kranke gewöhnlich auf dem Hinterbacken der kranken Seite; das kranke Bein, auf der äufseren Fläche liegend, wird um so höher durch eine seitliche Unterlage des Kniees gestützt, je weniger stumpf der Winkel ist. Der Kranke vermeidet die Rückenlage, da er in dieser das Bein nur auf einem Punkt, auf der Ferse, ruhen lassen kann, und die Lagerung daher unsicher ist. Man findet, wenn diese Lage längere Zeit beobachtet wurde, alsdann zuweilen ein sichtbares Vortreten des Köpfchens der Fibula, oder, wie man sich ausdrückt, eine Luxation des Unterschenkels nach innen und aufsen.

Die Ortsbewegung kann bei winkelförmigen Stellungen durch allgemeine Krankheitszustände, Schwäche etc., und daher Unvermögen, die Last des Körpers auf einem Bein zu tragen, oder durch locale Ursachen im kranken Beine, heftige Schmerzen, welche schon bei möglichst ruhiger Lage vorhanden sind, oder dann auftreten, wenn durch die Ortsbewegung schmerzhafte Bewegungen im kranken Knie entstehen, gehindert sein.

Sind diese Verhältnisse, welche weiter unten näher besprochen werden sollen, nicht vorhanden, so kann der Körper, indem er eine oder zwei Krücken gebraucht, das Bein mit herumtragen, und dasselbe hängt alsdann dem Rumpfe in Gestalt eines winkelförmigen Pendels an.

In diesen Fällen ist der Winkel nur ausnahmsweise kleiner, als ein rechter, und mufs nothwendig, wenn dieses auch anfangs statt hatte, sich allmälig vergröfsern, da der Unterschenkel als halber Wagebalken, als Hebel an dem Oberschenkel horizontal aufgehangen ist und das freie Ende daher durch seine Schwere herabsinkt, wenn er, was, wie wir oben gesagt haben, sehr selten der Fall ist, nicht durch Knochenmasse verbunden ist. Es erfolgt daher bei solchen Individuen, welche anfangen, sich mittelst Krücken fortzubewegen, eine spontane Vergröfserung des Winkels, welches dem Patienten oft eine unerwartete Freude gewährt. Diese spontane Streckung kann jedoch nur bis zu einem gewissen Grade erfolgen, wenn die Bedingungen, welche eine weitere Streckung im Knie verhindern, nicht künstlich beseitigt werden.

Da ein solches im Winkel gestelltes Bein vom Rumpfe frei herabhängt, so kehrt es bei ruhiger Stellung des Rumpfes nach den Gesetzen des Pendels in das Gleichgewicht zurück. Es hängt daher nicht auf die Weise dem Rumpfe an, dafs der Oberschenkel senkrecht herabtritt, sondern, da die Linie, in welcher der Schwerpunkt desselben liegt, den Unterschenkel um so näher dem Sprunggelenke schneidet, je spitzer der Winkel im Knie ist, so ist der Oberschenkel um so mehr nach vorn geneigt, oder, was dasselbe ist, in der Hüfte gebeugt, je kleiner der Winkel im Kniegelenk, und um so mehr gestreckt, je gröfser derselbe ist. Die secundäre Beugung in der Hüfte ist daher beim hängenden Bein nicht von einer Muskelaction, sondern von den Gesetzen der Schwere des kranken Beines abhängig. Da nun der Drehpunkt beim Gehen mittelst Krücken von dem Hüftgelenk zum Schultergelenk verlegt und hierdurch der den Körper fortschiebende Hebel um die Länge des ganzen Rückens verlängert wird, so ist leicht abzusehen, dafs durch den an den Krücken schwingenden Rumpf auch der gegliederte Pendel, das anhängende ankylotisch gestellte Bein in Oscillation versetzt wird, deren Amplitude von der Länge und von der Schnelligkeit der Bewegung abhängig ist. Wir sehen daher auch bei rascherem Gehen auf Krücken die Schwingungen gröfser, bei langsamerem kleiner.

Da endlich die Pendelschwingungen eines gesunden Beines durch das Aufsetzen auf den Boden Unterbrechungen erleiden, welche bei dem ankylotisch gestellten Bein nicht statt finden, und der Impuls der Oscillation bei der Fortbewegung stets fortdauert, so ist ein solches Bein bei derselben in beständiger Pendelschwingung, die beim Stillstehen durch Muskelthätigkeit gehemmt wird. Geht der Kranke auf zwei Krücken, so erfolgen diese Schwingungen in einer Ebene und stören hierdurch weniger. Geht er aber nur auf einer Krücke oder an einem Stocke (wie es selten vorkommt, wobei er alsdann den steifen Arm als Verlängerung des Stockes gebraucht), so ist er genöthigt, eine drehende Bewegung mit dem Rumpfe zu machen. Die Oscillationen des kranken Beines finden alsdann nicht in einer Ebene statt. Sie stören die Bewegungen und das Gleichgewicht viel mehr, die noch thätigen Muskeln bestreben sich, diese Bewegungen zu annulliren, und um das Bein beim Stillstehen zur Ruhe zu bringen, schlägt es der Kranke um den Stock und die Krücke herum.

Da, wie wir gehört haben, in der Mehrzahl der Fälle noch einige Bewegung im Kniegelenk existirt, so findet auch eine solche bei den Pendelschwingungen statt, und kann bei Irritationen Schmerzen im Knie bewirken, daher findet man, dafs der Kranke sich unwillkürlich bestrebt, den Unterschenkel beim Gehen gegen den Oberschenkel zu fixiren und zu diesem Behufe die Kniekanten- und Kehlmuskeln contrahirt, um eine Feststellung des Unterschenkels im Kniegelenk zu bewirken.

Ist die Länge des ankylotischen Beines der Art, dafs die Fufsspitzen den Boden nicht berühren, so findet man häufig ein Senken der kranken Beckenseite; kommt das Bein aber in Gefahr, den Erdboden zu streichen, ohne dafs es als Stützmittel mit thätig sein kann, so ist die kranke

Beckenseite gehoben, und hierdurch eine dieser Beckenbewegung entsprechende seitliche Krümmung des Rückgrathes vorhanden.

Sobald jedoch der Fufs mit dem Ballen den Erdboden erreichen, und dem Knie die gehörige Festigkeit gegeben werden kann, wird die Extremität als Stütze mit benutzt. Um dieselbe approximativ in der Länge der gesunden Extremität zu nähern, um die durch die Krümmung im Kniegelenk bewirkte Verkürzung zu compensiren, wird dieselbe in allen übrigen Gelenken, dem Zehen-, Sprung- und Hüftgelenk gestreckt, das Becken der kranken Seite gesenkt und die gesunde Extremität um so viel in ihren Gelenken gebeugt, dafs sie an Länge der kranken gleichkommt.

Die Grenze, wie klein der Winkel sein kann, damit das Bein als Stütze zur Fortbewegung noch fähig ist, scheint sich in einzelnen Fällen bis zu einem rechten Winkel auszudehnen. In meiner Klinik zu Marburg präsentirte sich im Jahre 1848 ein Mädchen aus einem drei Stunden entfernten Dorfe wegen einer anderen Krankheit, die mit einem unter fast rechtem Winkel gestellten Knie ohne künstliche Unterstützungsmittel den Weg zu Fufse zurückgelegt hatte und alle ländlichen Arbeiten verrichtete. Sie ging auf die Weise, dafs sie das gesunde Bein um so viel im Knie beim Aufstellen und Niedersetzen des kranken krümmte, dafs es sich der Länge dieses näherte. Ihre Gangart war ein beständiges Aufstehen und Niedersetzen. In der Mehrzahl der Fälle kann jedoch das Bein nicht mehr als Stütze dienen, wenn der Winkel kleiner als 85° ist.

Der wichtigste Moment, damit das Bein als Stütze brauchbar sei, besteht darin, dafs das Knie gehörig gesteift werden kann. Da, wie wir oben gesehen haben, dieses davon abhängt, dafs die Tibia von einer gröfseren Neigung nach vorn abgehalten wird, so sind die Muskeln des

Sprunggelenks und die Kniekantenmuskeln diejenigen, die diese Steifung effectuiren. Indem die MM. gastrocnemii und semitendinosus, sartorius, gracilis und biceps sich spannen, verhüten sie, dafs die Tibia sich nach vorn neige. Diese Muskelkraft mufs aber stärker wie im normalen Zustande thätig sein, da durch die unten zu erwähnende Lähmung und Verwachsung der Kniekappe der active Druck dieses Apparates auf den Knochen fehlt und der Kopf sich daher um so viel nach vorn einstülpen kann, als es die Elasticität dieser krankhaft veränderten Theile gestattet.

In Folge dieser Gangart entsteht sodann fast immer gleichzeitig eine Knickung nach innen, so dafs das Knie einen Winkel nach aufsen und hinten bildet. Diese Winkelstellung habe ich nie bedeutend beobachtet, wenn der Kranke im Bette lag, oder auf Krücken ging, sondern in den höheren Graden nur dann, wenn er das verkrümmte Bein allein oder theilweise belastete. Es stellt sich diese Verkrümmung auch häufig nach künstlicher Streckung ankylosirter Beine ein, wenn dieselben nicht vollständig gestreckt worden sind. Es ist nicht möglich, dafs diese Verkrümmung ohne Veränderung der Configuration der Gelenkflächen hervorgebracht werden kann, da wir nicht im Stande sind, dieselbe am Cadaver künstlich zu bewirken.

Eben dieses Verhältnifs findet bei der nur selten vorkommenden Winkelstellung nach innen und der nach vorn statt. Bei ihnen ist jedoch vorzugsweise der Unterschied zu machen, ob diese Winkelstellung abhängig ist von Krümmungen der Diaphysen der betreffenden Knochen und hierdurch bedingte Schiefstellungen der Gelenkflächen, oder von Abschleifungen der Gelenkflächen selbst.

Diese letzten Verkrümmungen des Kniees können jedoch ohne secundäre Formveränderungen der Flächen im Hüft-

und Sprunggelenk nicht vorkommen. Wir finden daher stets entgegengesetzte Richtungs- und Formveränderungen im Hüft- und Sprunggelenk, welche wir hier nicht weiter auszuführen brauchen, und die den complementären Krümmungen der Wirbelsäule an die Seite zu stellen sind.

Wir müssen endlich noch in Bezug auf die Subluxationen einige Punkte berichtigen. Man findet, dafs Fälle aufnotirt sind, in denen bei der einfachen Winkelstellung die Tibia nach hinten luxirt oder, besser gesagt, subluxirt gewesen sein und diese Dislocation nach der Streckung fortbestanden haben soll. Noch bei der letzten Versammlung der Naturforscher kam die Sache in der Klinik des Herrn Professor Baum zur Sprache. Man ist jedoch hierbei einer Täuschung unterworfen. Bei unveränderten Knochenflächen ist bei spitzer Winkelstellung eine Subluxation nicht möglich, da die Tibia mit dem hinteren Rande ihrer oberen Fläche den Körper des Oberschenkels berührt. Da aber, wie wir sogleich hören werden, in der Mehrzahl der Fälle der ankylotischen Stellungen eine Schwellung des Gelenkendes des Oberschenkels existirt, wodurch dieser im Verhältnifs zu dem Gelenkende der Tibia, sowohl im gebeugten Zustande, als nach der Streckung, stärker vortritt, so wird das sichtbare Vortreten des stärkeren Knochens oft dafür genommen, wie wenn die Gelenkflächen gegen einander verschoben wären. Die Luxation nach aufsen, das Vorspringen des Köpfchens der Fibula ist zuweilen ebenso eine durch die übermäfsige Rotation des Unterschenkels bedingte Erscheinung, wenn keine Zerstörungen der Contactflächen existiren.

Veränderungen der Ebenen der sich berührenden Gelenkflächen im Kniegelenk und hierdurch bedingte Winkelstellungen entstehen, wie bereits angedeutet wurde, noch secundär durch Verkrümmungen in den Diaphysen der Tibia und des Femurs. Wir müssen diese jedoch von unserer Betrachtung ausschliefsen.

V. Von den krankhaften Veränderungen der einzelnen Systeme eines im Winkel gestellten Beines.

Bei der Betrachtung der anatomisch-pathologischen Veränderungen der einzelnen Systeme eines im Kniegelenk ankylotisch gestellten Beines müssen wir uns in diesem Werkchen nur auf die gröberen Lage-, Form- und Volumenveränderungen beschränken und können die histologischen Punkte nur insoweit berühren, als sie auf diese mechanischen Verhältnisse von Einflufs sind. Wir betrachten daher die Lage-, Form- und Volumenveränderungen der sich in dem Knie berührenden Knochen des Femurs, der Tibia und Patella und ihrer Verbindungsmittel, der Gelenkkapsel und Bänder, sodann das Muskelsystem, die Arterien und Nerven, und endlich die äufsere Haut mit dem subcutanen Zellstoff.

Der Knochen.

Man hat ziemlich allgemein bei den länger bestandenen ankylotischen Stellungen Veränderungen des Knochensystems gekannt, ohne ihnen jedoch eine andere Deutung zu geben, als dafs man sie als secundäre Folgen der Contractur ansah.

In der Mehrzahl der Fälle von ankylotischen Stellungen des Unterschenkels im Kniegelenk, welche ich zu beobachten Gelegenheit hatte, habe ich eine Volumenzunahme an dem Oberschenkelbein in seinem unteren Ende bemerkt, welche sich nicht immer allein durch vergröfserte Breite seines Gelenkendes und vermehrte Dicke seiner Condylen, sondern auch durch Zunahme der Länge des ganzen Knochens charakterisirte.

Diese Volumenzunahme bestand in allen den Fällen, wo die ankylotische Stellung frisch entstanden oder ein acuter Procefs vorhanden war. In den Jahre lang bestandenen Fällen kam in einzelnen wohl eine Abnahme dieser verschiedenen Durchmesser vor, es waren aber alsdann Formveränderungen vorhanden, welche berechtigten, anzunehmen, dafs diese Verkleinerung des Oberschenkelkopfes nicht Folge eines Stehenbleibens im Wachsthum, sondern einer durch den rückschreitenden Krankheitsprocefs bedingten Atrophie war.

Die Verdickung des unteren Gelenkendes des Femurs erstreckte sich von der Epiphyse verschieden weit nach oben. Das Verhältnifs zur gesunden Extremität war verschieden. Im geringsten Falle betrug es nur einige Millimeter, im höchsten Grade 2—4 Centimeter. — Die Verdickung stand im geraden Verhältnifs zur Winkelstellung. Sobald die ankylotische Stellung nicht lange bestanden hatte, war der Winkel spitzer bei bedeutender Schwellung des Knochens, als bei geringerer Volumenzunahme.

In vielen Fällen war die Schwellung des inneren Condylus bedeutender als die des äufseren, und es resultirte alsdann, bei geringer Winkelstellung nach der Beugeseite, eine zweite Winkelstellung nach aufsen. In anderen Fällen endlich war ein Schwund der Knochenmasse an dem äufseren Condylus bemerkbar, und es fiel dieses dann mit einer Krümmung nach aufsen und hinten zusammen.

In einzelnen Fällen konnte ich circumscripte Auflagerungen an dem peripherischen Theil des Gelenkkopfes, sogenannte Osteophyten oder Exostosen, wahrnehmen, welche sich vorzugsweise ganz in der Nähe der normalen Grenze der Gelenkfläche vorfanden.

Der Unterschenkel war in allen Fällen verkürzt, das obere Ende war in seinem Querdurchmesser ebenso wie die vordere innere Wand verschmälert. Ich kann nur zwei Fälle anführen, bei denen diese Volumenabnahme des Unterschenkels nicht vorkam, und es waren dieses Fälle, bei denen die Winkelstellung keinen bedeutenden Grad erreicht hatte. In zwei Fällen endlich kam bei einer Verdickung des Femurs gleichzeitig Verdickung des oberen Endes der Tibia vor. Aufserdem hatte ich dreimal Gelegenheit, Krankheiten der oberen Epiphyse der Tibia zu beobachten, welche mit Volumenzunahme dieses Knochens ohne Schwellung des Oberschenkels verbunden waren, in allen drei Fällen war keine, oder nur eine sehr geringe Winkelstellung vorhanden, und in einem Falle, wo dieselbe im Verlauf der Krankheit auftrat, wurde der Kopf des Femurs secundär nachweisbar vergröfsert.

Die pathologischen Veränderungen, welche eine Volumenzunahme des Gelenkendes des Oberschenkels bedingen, können sich entweder aus dem Innern oder der Peripherie desselben entwickeln, oder sie setzen sich als ursprüngliche Krankheiten der Kapsel, der Synovialmembran, oder der das Gelenk umgebenden Weichtheile durch das Periost auf die Epiphyse fort. Die Knochen des Kniegelenks sind reich an spongiösem Knochengewebe und erkranken eben so häufig, wie die spongiösen Hand- und Fufswurzelknochen oder die Körper der Wirbelsäule.

Die Krankheiten, wodurch Vergröfserungen des Gelenkendes des Femurs entstehen, sind Entzündungen des Inneren des Kopfes und Periostes mit Knochenneubildungen, Uebergang in Abscefsbildung, in Caries und Necrose, Tuberculose, Sclerose und Entwickelungen von Afterproducten gutartiger und maligner Natur, Gefäfsausdehnungen, Telangiectasieen, einfache Cysten, Fibroïde, Cholasteatome, Sarcome, Cystosarcome, Enchondrome, Ostoïde und Krebse. Diese Krankheiten sind analog den aller übrigen spongiösen Knochen. Am häufigsten werden jedoch Entzündungen mit ihren Folgen an dem Kniegelenk beobachtet.

Alle diese Krankheiten haben in bestimmten Stadien ihres Verlaufes eine Ausdehnung der sie occupirenden Knochen auch hier zur Folge, die nach dem Sitze und der Intensität, gleichmäfsig oder ungleichmäfsig, rasch oder langsam die Gelenkköpfe nach allen Richtungen expandiren kann. Man hat in dieser Beziehung die Längenexpansion der Röhrenknochen bis jetzt noch nicht exact beachtet, die von mir gegebenen Messungen setzen sie aufser allen Zweifel.

Die Krankheit, welche ursprünglich in dem Knochen selbst entsteht, kann, ohne peripherisch fortzuschreiten, ihren Cyclus vollenden, und die durch sie bewirkten Gröfsen- und Lagenverhältnisse können fortbestehen, oder auch eine rückschreitende Metamorphose dieser, eine Volumenabnahme, eintreten. Sie kann aber auch peripherisch fortschreiten, und zwar eines Theils nach der Diaphyse des Knochens hin, andern Theils auf das benachbarte Gelenk. Die Fortpflanzung auf das Gelenk erfolgt in der Regel dadurch, dafs die Ernährung des Knorpels durch die unter ihm liegende kranke Knochenschicht gehemmt wird. Viele Zerstörungen etc. des Knorpels sind daher secundärer Natur. Das Ueberspringen der Krankheit von einem Knochenkopf auf den andern eines Gelenkes, worüber es mir nicht an Beobachtungen fehlt, tritt oft sehr früh, oft sehr spät, oft gar nicht ein.

Auch das Fortschreiten einer Krankheit der Diaphyse auf die Epiphyse des Gelenkes ist von uns noch unbekannten Ursachen abhängig. Die Vergröfserung der Epiphyse ist alsdann Folge der Veränderung im Knochen selbst, oder seines Periostes. Pflanzt sich eine Krankheit der Gelenkhöhle auf den Knochen fort, so kann dieses auf zwei Wegen geschehen. Einmal kann nach Zerstörung der Gelenkknorpel die Krankheit unmittelbar auf die zelligen Räume des Knochens übergehen, andern Theils kann sie sich von der Kapsel aus auf das Periost des Knochens fortpflanzen.

Die Krankheiten, welche sich von der Peripherie des Knochens auf denselben fortpflanzen, rufen zunächst eine Entzündung des Periostes, dieser stark vasculirten Membran, hervor, welche ein ossificirendes oder zerfliefsendes Exudat zur Folge hat, wodurch eine Reihe von den Knochen peripherisch vergröfsernden Neubildungen, Exostosen und Osteophyten, in blättriger, warzenartiger oder tropfsteinartiger Form entstehen, welche auch nach Schwund der Verdickung des Periostes selbst die peripherischen Durchmesser des Kopfes vergröfsert zeigen.

Die Contactflächen des Femurs und der Tibia.

Drei verschiedene Veränderungen können sich an den Contactflächen bei der Ankylose einer unteren Extremität im Kniegelenk zeigen: 1) die Exulcerationen; 2) die Verwachsung; 3) die Abschleifung und Impressionen.

Es ist wohl keiner Frage unterworfen, dafs ankylotische Stellungen in geringerem Grade und bei keinem sehr acut verlaufenden Krankheitsprocefs der Knochen kürzere oder längere Zeit bestehen können, ohne dafs Veränderungen des Knorpelüberzuges entstehen. Verläuft derselbe aber acut, so treten auch sehr bald gröfsere und kleinere Unterminirungen des Knorpels und Durchbruch nach der Gelenkhöhle ein, welche man als Caries der Gelenke betrachtet. Diese ersten Grade der Ulceration treten nicht da auf, wo die Gelenkflächen auf einander drücken, sondern umgeben diese Stelle kranzförmig, so dafs die Stelle des Drucks als Insel besteht. Sie treten natürlich nur an der Knorpelfläche auf, unter welcher der Krankheitsprocefs des Knochens besteht. Nie sah ich sie ursprünglich an der entgegengesetzten Knorpelfläche. Es bringen diese ersten Anfänge der Ulceration, oder besser gesagt der Knorpelnecrose, keine auffallende Symptome hervor, und ich habe sie mehreremal beobachtet, wo ich dieselben durchaus nicht vermuthete. Bei höheren Graden jedoch findet man den Knorpel bienenwebenartig durchbrochen in einzelnen Fetzen in das Gelenk hineinragend, und gröfsere oder kleinere Zerstörungen. Einzelne angeschwollene Inseln aufsitzenden Knorpels findet man stets meist in der Peripherie oder an den Stellen, wo die Knochen gegen einander drückten. Die Semilunarknorpel bestehen alsdann häufig nur aus einzelnen Ueberresten, gröfsere Stücke sind verloren, und sie zeigen einen ausgefranzten und ausgebissenen Rand, während ihr peripherischer Theil theilweise oder noch ganz erhalten ist. Diese Zerstörung der Knorpel ist alsdann fast stets mit Fistelbildung begleitet. — Es kommen diese Exulcerationen an der Berührungsfläche des Femurs, der Tibia und der Patella vor.

Tendirt der Krankheitsprocefs nach partieller oder gänzlicher Zerstörung zur Heilung, und kommt diese zu Stande, so tritt eine fibröse oder knöcherne oder fibröse und knöcherne Ausfüllung der Lücken oder Verwachsung der Knochenenden auf. Es ist wohl nicht daran zu zweifeln, dafs keine dieser Verwachsungen ohne vorherige Zerstörung oder histologische Veränderung der Knorpelüberzüge statt findet und dafs daher die Ausdehnung der Verwachsung sich nach dem Verhältnifs des Knorpelverlustes richtet. Die fibröse Verwachsung kann durch ein kurzes dichtes fibröses Gewebe statt finden, welches die durch dasselbe verbundenen Knochen so dicht an einander löthet, dafs keine oder eine kaum sichtbare Bewegung zwischen denselben möglich ist; dieses Verhältnifs findet am häufigsten zwischen Kniescheibe und Femur statt. Oder die bindende Masse bildet ein mehr oder weniger langes Band, welches eine zuweilen nicht ganz beschränkte Beweglichkeit gestattet. Die fibröse Verbindung kommt häufig mit der knöchernen Verbindung vergesellschaftet vor, so dafs an einer Stelle die Knochen durch fibröses, an einer anderen dicht daneben oder entfernter durch ein knöchernes Bindemittel verbunden sind. Der Rest der Knorpelüberzüge ist alsdann rauh und uneben, zeigt Vertiefungen und Erhabenheiten, welche zuweilen fest aufeinander passen. Oder es zeigen sich zuweilen Lacunen zwischen denselben, vernarbte alte Exulcerationen. Der noch vorhandene Knorpelrest ist dünn, mifsfarbig, atrophisch.

Die complete Synostose des Kniegelenks kommt äufserst selten vor, wenigstens nicht so häufig, als die Synostose in denjenigen Gelenken, deren Gelenkflächen ausgedehnter als im Kniegelenk mit einander in Berührung stehen, z. B. im Ulnargelenk des Ellenbogens und in dem Hüftgelenk. Sie ist wenigstens eben so häufig in gestreckter, als in gebogener Lage. Aufser den von Gurlt angeführten, mir durch Selbstanschauung bekannten Fällen, habe ich einen Fall von Demeaux (Gaz. méd. 1840, p. 123) beschrieben gefunden. Die complete Synostose fordert zu ihrer Entstehung nicht allein den Schwund der die Knochen überziehenden Knorpelplatten, der gekreuzten Bänder und Semilunarknorpel, sondern auch einen solchen Substanzverlust der Knochen selbst, so dafs diese in ihrer ganzen Peripherie sich berühren. Die totale Synostose findet man zwischen Kniescheibe und Femur, oder zwischen Femur und Tibia. Die erstere ist die häufigere, da ihre Contactfläche ausgedehnter ist, als die der Tibia mit dem Femur. Die Kniescheibe geht alsdann solche Volumenveränderungen ein, ihre Ränder verwachsen so mit dem Knochen, dafs sie zuweilen durch die Weichtheile hindurch schwer oder gar nicht zu unterscheiden ist. Bei der länger bestehenden completen Synostose zwischen Femur und Tibia tritt ein Schwund der Epiphysen der Knochen auf, der so bedeutend sein kann, dafs im höheren Grade die Fibula alsdann direct mit dem Femur verschmilzt. Hierbei zeigt sich eine deutliche Abnahme der Peripherie, wodurch die Form der Epiphysen sich der der Diaphysen nähert und eine Grenze zwischen den Knochen manchmal deutlich markirt, manchmal dagegen weder äufserlich noch innerlich wahrnehmbar ist. Die Rindensubstanz ist zuweilen sehr dünn und der Durchschnitt zeigt sehr oft noch die Grenze beider Knochen durch eine dichtere Knochenplatte, zuweilen jedoch keine dichte, sondern ein aus mehr oder weniger zarten Fasern bestehendes Maschengewebe, welches wie im normalen Zustande mit Knochenmark ausgefüllt ist und selbst eine Art Markhöhle in sich schliefsen kann. Bei der partiellen Synostose, welche zwischen Patella, Femur und Tibia vorkommt, liegen die Knochen ebenfalls dicht aufeinander, während der übrige Theil noch einen Knorpelüberzug haben kann, der an verschiedenen Stellen Höcker und andere Formen des in Knochen übergegangenen Knorpels zeigt, oder die neue Knochenmasse bildet Säulchen, welche von verschiedener Höhe palisadenartig beide Knochen verbinden, zwischen denen sich Vertiefungen, Narben früherer Exulcerationen, vorfinden. Diese Säulchen sind gewöhnlich so fest, dafs, wenn man die Knochen von einander absprengt, die Continuitätstrennung nicht in diesen, sondern in dem am meisten weichen Knochen erfolgt, wie ich wiederholt bei Resectionen solcher Gelenke gefunden habe.

Aus dem Mitgetheilten geht hervor, dafs es wohl kein absolut feststehendes Symptom der Diagnose einer fibrösen und knöchernen Verwachsung der Contactflächen während des Lebens giebt. Die vollkommene Immobilität des Gliedes kann sowohl bei knöcherner, wie bei dicht fibröser Verbindung der Knochen vorhanden sein, und beweist nicht einmal, dafs diese Verbindung in dem Gelenke statt findet, da durch Verknöcherung der Bänder aufserhalb des Gelenkes und durch in einander gepafste Erhabenheiten und Vertiefungen der sich gegenüberstehenden Gelenkflächen bei bedeutender Rigidität der Gelenkbänder eine vollkommene Unbeweglichkeit ebenso erzeugt werden kann. Die Chloroformnarcose kann in diesen Fällen uns eben so wenig Gewifsheit von einer sogenannten wahren Ankylose verschaffen, wie die krachenden Geräusche bei der gewaltsamen Streckung, welche Langenbeck als Criterium ansieht, die Existenz knöcherner Verwachsungen darthun, da sie ebensowohl durch Zerreifsung der verkürzten Kreuzbänder des hinteren Kapseltheiles etc. entstehen können. Schuh's Angaben — dafs bei fibröser Verwachsung die äufsere Form der Gelenkflächen nicht verändert, bei starken Streck- und Beugeversuchen zwar keine Beweglichkeit, aber ein gewisser Grad von Elasticität vorhanden, bei der knöchernen Verwachsung dagegen die ganze Gestalt des Gelenkes verändert, umfangreicher, die Articulationslinie undeutlicher, mit grofsen oder kleinen Erhabenheiten versehen sei — halten ebensowenig eine auf Erfahrung sich gründende Kritik aus.

Im Allgemeinen werden in der Praxis fibröse und knöcherne Verwachsungen der das Gelenk constituirenden Knochen viel seltener vorkommen, als sie in den pathologischen Cabinetten aufbewahrt werden. Wir sind daher, wie schon Stromeyer für die fibrösen Verwachsungen anzudeuten scheint, nicht berechtigt, dieselbe anzunehmen, ehe wir durch die Erfolglosigkeit unserer Extensionsapparate darüber Gewifsheit erlangt haben. Man spricht zu häufig von der Verwachsung, wo sie nicht existirt, und wir haben uns im Anfange unserer Praxis selbst oft genug getäuscht. Häufiger kommt die Verwachsung der Kniescheibe vor, allein auch nicht so oft, wie man wohl anzunehmen geneigt ist. Unter 90 Ankylosen haben wir nur zwei aufnotirt, bei denen wir Verwachsung der Tibia mit dem Femur vermuthen konnten, während wir 23 Verwachsungen der Kniescheibe und 12 scheinbare Verwachsungen, d. h. solche, wo die Kniescheibe sogleich nach der Streckung mobil erschien, beobachteten. In den übrigen Fällen war Beweglichkeit der Kniescheibe vor der Streckung vorhanden.

Als dritte bei der Ankylose wesentliche Veränderung der Contactflächen kommen sodann Abplattungen vor, wodurch die Convexitäten der Gelenkflächen in plane Ebenen verwandelt werden. Sie beschränken sich nicht immer blofs auf die Gelenkfläche, sondern beanspruchen zuweilen den Körper der Epiphyse in verschiedenem Grade. Sie finden sich stets nur an der Stelle des Oberschenkels, welche bei der Winkelstellung des Unterschenkels der Gelenkfläche dieses gegenübersteht oder ihn berührt. Jedoch kommen sie auch gleichzeitig an Femur und Tibia vor. Der Knorpelüberzug ist auf ihnen zuweilen vollkommen vorhanden, zuweilen vorzugsweise in der Mitte verloren gegangen, so dafs die Knochenräume frei liegen und sich in ihnen, wie in ihrer Peripherie, neue Knorpel- und Knochenablagerungen bilden, wodurch das Contactterrain der beiden sich berührenden Knochen bedeutend vergröfsert wird. Man hat ziemlich allgemein angenommen, dafs sie durch ein gegenseitiges Abschleifen der Flächen entstehen, und sie können nur dann sich zeigen, wenn die acuten Processe in dem Kopfe des Femurs abgelaufen und bei chronischen Processen das Bein entweder getragen oder als unvollkommene Stütze dem Rumpfe dienen kann. Ihre

Entstehung deutet schon auf eine krankhafte Gewebsveränderung des Knorpels und des darunterliegenden Knochengewebes. Man findet daher auch die Zellen des spongiösen Gewebes mehr oder weniger freiliegend, aber durch Knochensubstanz geschlossen und von einem scharfen Rande des abgeschliffenen Knorpels umgeben. Sie haben ein mehr oder weniger polirtes und durchlöchertes Ansehen und zeigen den Bewegungen entsprechende Furchen und Erhabenheiten. Der übrige Knorpel ist rauh, verdünnt, fibrös entartet.

Dafs dieselben ohne histologische Veränderung des so elastischen Knorpels entstehen können, ist nicht wohl anzunehmen, und es setzt daher ihre Gegenwart ein Starrerwerden des Knorpels voraus. Allein auch bei dieser Annahme ist nicht abzusehen, warum die Abschleifung sich nicht in einer der Curve der Gelenkfläche entsprechenden Form zeigt, und man ist daher wohl berechtigt, anzunehmen, dafs diese Abplattung in ihrem ersten Entstehen durch ein Eindrücken der gegen einander geprefsten Knorpel entsteht, deren unterliegender Knochen erweicht oder unterminirt ist. So wenigstens beobachtete ich die Sache in einem Falle, in dem nach Eintritt der ankylotischen Stellung des an Necrose leidenden Unterschenkels sehr bald der Tod nachfolgte. Der Eindruck, der sich hier an dem Drehkopf des Condylus internus vorfand, erinnerte an die Eindrücke, welche man an einer Eierschale hervorbringen kann. Solche Eindrücke werden nach der Consolidation des kranken Knochens fortbestehen, und geben häufig ein Hemmnifs der Streckung ab.

Veränderungen der Kniescheibe.

Die Kniescheibe habe ich bei den ankylotischen Stellungen des Unterschenkels im Kniegelenk sowohl in Form als Lage sehr verschieden sich verhaltend gefunden.

Da sie einen knöchernen Theil der Kniekappe bildet, so ist sie denselben Einflüssen, wie diese, ausgesetzt.

Bei allen acuten und auch chronischen Processen, wo der Gelenkkopf des Femurs ein bedeutendes Volumen erlangt hatte, war dieselbe breiter und zuweilen auch länger, als die der gesunden Seite, und es ist, da wohl diese Veränderung von dem Druck des unter ihr liegenden vergröfserten unteren Ende des Femurs abhängig ist, wohl erlaubt, zu vermuthen, dafs dieselbe auch dünner ist. Hatten hingegen die Processe Jahre lang bestanden, so war eine oft so bedeutende Abnahme ihrer Durchmesser vorhanden, dafs zuweilen ihre Gegenwart zweifelhaft war. Die Annahme einer angeborenen Kleinheit der Kniescheibe möchte ich daher nur mit grofser Vorsicht zugeben.

Was die Lage der Kniescheibe anbetrifft, so liegt sie entweder in ihrer normalen Excursionssphäre auf der Rolle, oder in der Fossa intertrochanterica, oder sie hat dieselbe verlassen, sie ist luxirt.

Im ersteren Falle kann die Stelle in dem normalen Verhältnifs zur Beugung stehen und es ist dieses bei acuten Fällen stets der Fall, wenn man von dem durch die Schwellung des Oberschenkelkopfes bedingten weiteren Herabtreten absieht. Bei längerer Dauer der Krankheit dagegen kann sie der Fossa intertrochanterica näher oder in dieser selbst liegen, während der Winkel des Kniees ein gröfserer ist, als er der Lage der Kniescheibe entspricht. Es rührt dieses von der Verwachsung der Kniescheibe und spontanen Streckung des Unterschenkels durch seine Schwere her.

Die Luxation der Kniescheibe findet, wenn sie vorkommt und keine besonderen Verhältnisse vorhanden waren, auf die äufsere Kante der Rolle, oder selbst auf die äufsere Fläche des Gelenkkopfes statt. Der Mechanismus dieser spontanen Luxation ist durch verschiedene Verhältnisse bedingt und effectuirt. Die äufsere Kante der Rolle steht an ihrem senkrechten Theile bekanntlich vor der inneren so vor, dafs bei geringer Winkelbeugung eine Luxation der Kniescheibe nach aufsen nicht möglich ist. Sie kann daher nur bei Beugung unter einem rechten Winkel statt finden, wenn die Kniescheibe auf dem horizontalen Theil der Rolle sich befindet. Es gehört dazu ferner, dafs die Schwellung des Kopfes des Oberschenkels an seinem inneren Theile so bedeutend ist, dafs die Tiefe der Rolle ausgeglichen wird, damit die Sehne des vierköpfigen Muskels über die äufsere Kante hinübergleiten kann. Sie wird endlich begünstigt durch die in Folge der Schwellung dieses Knochentheils entstehende Rotation des Unterschenkels nach aufsen, wodurch die Insertionsstelle des Kniescheibenbandes nach aufsen gelegt wird. Ich habe diese Luxation auch nur bei bedeutender Schwellung des inneren Gelenkkopfes und bedeutender Rotation beobachtet.

Die Kniescheibe zeigt in der Regel eine vollkommene Immobilität, welche jedoch keineswegs berechtigt, eine Verwachsung derselben anzunehmen. Schon die Spannung der Kniekappe durch den angeschwollenen Gelenkkopf, mehr jedoch noch die Abplattung derselben vergröfsert den Contact und läfst die Kniescheibe unbeweglich scheinen, während sie nach der Streckung sich vollkommen beweglich zeigt. Dabei ist jedoch nicht in Abrede zu stellen, dafs gerade diese Momente, der starke Druck, den sie durch die Kniekappe erleidet, und der ausgedehntere Contact, eine s. g. fibröse und selbst knöcherne Verwachsung begünstigen; in der That finden wir diese häufiger mit dem Oberschenkel verwachsen, als die Tibia, wie wir oben bereits abgehandelt haben.

Die pathologischen Veränderungen, welche sich in der Gelenkkapsel vorfinden, haben, insofern es Neubildungen in der Höhle der Kapsel waren, die Aufmerksamkeit der

Veränderungen der Gelenkkapsel.

pathologischen Anatomen in Anspruch genommen. Die durch die ankylotische Stellung bedingten Formveränderungen hat man weniger beachtet.

Eine genaue Präparation eines Kniees lehrt, dafs die Gelenkkapsel bei der Beugung und Streckung sehr wesentliche Formveränderungen eingeht. Bei der vollkommenen Streckung ist der hintere Theil der Kapselmembran, in welche sich die Insertionen der MM. gastrocnemii und plantaris ausbreiten, durch die in dieselben eingestülpten Drehköpfe des Oberschenkels möglichst entfaltet, während sie sich bei der Beugung in die Quere zusammenlegen. Noch bedeutendere Formveränderungen geht der vor den seitlichen Bändern liegende vordere Kapseltheil ein. Bei der Streckung überzieht er einen beschränkteren Theil der Gelenkfläche. Er ist in die Länge gezogen, und seine vordere Spitze reicht vier Finger breit über das obere Ende der Trochlea hinaus. Wird der Unterschenkel gebeugt, so stülpt sich ein gröfserer Theil des Gelenkkopfes in denselben ein. Die Form dieses Theils der Kapsel mufs sich daher sehr wesentlich ändern. Sie überzieht bei der Beugung denjenigen Theil der Gelenkfläche des Oberschenkels, welcher bei der Streckung mit der Gelenkfläche des Unterschenkels in Berührung ist, und indem alsdann ein breiterer Theil des Gelenkkopfes zwischen den Seitenbändern hindurchtritt, verbreitert sie sich und wird niedriger, sie überragt alsdann die Trochlea kaum um eine Fingerbreite. Die Formverhältnisse der Kapsel, wie sie sich bei der normalen Beugung vorfinden, bestehen in ähnlicher Weise bei der krankhaften ankylotischen Stellung, indem der hintere Theil derselben zusammengefaltet, der vordere dagegen ausgedehnt ist. Insofern der in der Kapsel liegende Theil des Gelenkkopfs des Femurs vergröfsert ist, mufs dieser Theil der Kapsel auch nach dem Grade dieser Vergröfserung mehr, als im normalen Zustande, ausgedehnt werden, und ebenso bei der Verkleinerung dieser Knochenparthie ein Schrumpfen der Kapsel eintreten. Ist der in der Kapsel liegende Theil des Oberschenkels ungleich vergröfsert, z. B. der Condylus internus mehr, als der externus, so wird auch der diesem Theile entsprechende Kapseltheil eine gröfsere Spannung erleiden, und die Kapsel schmiegt sich demnach allen Formveränderungen des Gelenkkopfes an. Die Schwellung des Gelenkendes der Tibia kann auf die Configuration der Synovialmembran nicht auf die Weise influenciren, da sie sich dicht um die überknorpelten concaven Knorpelflächen inserirt, und daher nicht ein Theil des Knochens selbst, sondern nur die Gelenkfläche in der Kapsel liegt.

Die nächste Folge der permanenten Beugung und dadurch bedingten Faltung des hinteren Kapseltheiles und Spannung des vorderen ist, dafs jene unter sich und diese mit der Gelenkfläche des Oberschenkelkopfes in geringerer oder gröfserer Ausdehnung verwachsen kann. Es ist dieses gewifs häufiger der Fall, als man es bisher beachtete. Den vollkommenen Schwund des vorderen Theils der Gelenkhöhle habe ich in einem Falle, die partielle Verwachsung mit der Kante der Rolle in einem anderen, und in beiden Fällen die Verwachsung der hinteren Falte durch Sectionen kranker Kniee bestätigt gefunden, in einem Falle endlich die Verwachsung der flügelförmigen Bänder mit der Rolle während des Lebens erkannt.

Bekannt ist es ferner, dafs die Synovialmembran verschrumpft, die Oberfläche höckerig wird, und sich nicht selten Brücken von einer Stelle der Kapsel zur anderen hinüberziehen, die eine verschiedene Dichtigkeit haben und daher leicht oder schwer zerreifslich sind. — In älteren Fällen endlich finden sich an denjenigen Stellen, wo die

Kapsel Vertiefungen überbrückt, freie oder anhängende, oft mannigfaltig verästelte Zotten, welche Fett und Faserknorpel enthalten. Freie, in dem Gelenk bewegliche Knorpel habe ich bei ankylotischer Stellung des Kniees nie beobachtet. Die festsitzenden sah ich vorzüglich sich von den Stellen entwickeln, wo die Synovialmembran in den Knorpel übergeht.

Je nach dem Grade der bei dem Procefs auftretenden Spannung einzelner Regionen der Kapsel und Erschlaffung anderer, kann dieselbe an jenen Stellen blafs, an diesen geröthet, verdickt, körnig, wulstig, oder es können ihre Fortsätze mit Blutsugillationen bedeckt sein. Man braucht defshalb nicht immer dieselbe als entzündet anzusehen, da diese Veränderungen eben so wohl durch mechanische Hemmnisse in dem Kreislaufe bedingt sein können.

In Folge dessen findet man auch die Synovialsecretion verändert; das Gelenk ist entweder trocken, oder sie ist in reichlicherem Mafse ergossen, trübe, röthlich. Die Quantität derselben ist jedoch äufserst selten bei der ankylotischen Stellung so bedeutend, dafs sie ein Hydarthron bildet. Nur in zwei Fällen von ankylotischen Stellungen habe ich die Vermehrung durch das Gefühl der Fluctuation nachweisen können.

In dem späteren Verlaufe des Processes, welcher eine ankylotische Stellung veranlafst, schwindet das subsynoviale Fettgewebe an der Streckseite, während an der Beugeseite oft mehr abgelagert wird, und das Bindegewebe infiltrirt sich mit einem eigenthümlich speckigen gelblichen Exsudat, das wenig gefäfsreich ist und endlich fibröse Stränge bildet und im weiteren Verlaufe Knochenmetamorphosen eingehen kann. Diese lagern sich als Platten vorzüglich an der Beugeseite oder seitlich an und können beide Knochen als Brücken verbinden. Zuweilen sollen sie so ausgedehnt sein, dafs sie beide Knochen als Scheiden umfassen.

Veränderungen der Haltungsbänder.

Die eigentlichen Haltungsbänder des Kniegelenks, die seitlichen und gekreuzten Bänder, gehen nach ihrem anatomischen Bau und ihrem verschiedenen Verhalten bei der normalen Beugung und Streckung auch verschiedene Veränderungen ein. Das äufsere Seitenband, das Ligamentum fibulo-femorale, ist bei der Streckung gespannt, bei der Beugung um so mehr erschlafft, je mehr sich der Beugewinkel einem spitzen nähert. Bei der Rotation des Unterschenkels nimmt diese Erschlaffung wieder in geringem Grade ab. Es gründen sich diese Spannungsveränderungen auf die verschiedene Entfernung seiner Femoralinsertion von dem unteren und hinteren Theil der Contactfläche. Bei der krankhaften Winkelstellung kann seine Verkürzung eine wirkliche oder eine nur relative sein. Einmal kann durch eine permanente gebeugte Lage eine allmälige Verkürzung und Schrumpfung desselben eintreten, so dafs es seine Elasticität verliert und die bei gestreckter Lage erforderliche Ausdehnung nicht effectuiren kann, sodann aber können die innerhalb seiner Insertionen liegenden Knochentheile schwellen und hierdurch ihre Längendurchmesser sich vergröfsern, so dafs die Länge des Bandes relativ zu kurz ist, um eine Streckung zuzulassen, und es alsdann eine Bedingung der Winkelstellung abgiebt. Solche Schwellungen können sowohl den innerhalb der Femoralinsertion dieses Bandes liegenden Theil des Oberschenkelknochens, als den oberhalb des Köpfchens der Fibula liegenden Theil der Tibia betreffen. — An dem inneren Seitenbande findet ein anderer Mechanismus statt. Da es breite Insertionen hat, so stellt sich die 12^{mm} breite, bei Streckung horizontal gelegene Femoralinsertion bei der Beugung senkrecht, so dafs der vordere Endpunkt derselben zum oberen, der hintere zum unteren wird, wenn der Winkel einen rechten beträgt; bei spitzerer Winkelbeugung tritt der untere Insertionspunkt etwas vor den vorderen. Diese Veränderungen seiner Insertionsenden bewirken zunächst, dafs die einzelnen Faserbündel bei Beugung unter einem rechten Winkel sich an einander legen, bei spitzerem Winkel aber die hinteren sich etwas unter die vorderen einstülpen. Da nun der bei der Streckung vordere Endpunkt der Femoralinsertion von dem hinteren Theile der Gelenkfläche, dem Drehkopfe, weiter entfernt ist, als von dem unteren Theil der Gehfläche, der hintere Endpunkt der Insertion dagegen diesem entfernter liegt, als jenem, so ist leicht abzusehen, dafs die sich dem vorderen Endpunkte zunächst inserirenden Faserzüge bei der Streckung schlaffer, bei der Beugung dagegen straffer sein müssen, und dafs das umgekehrte Verhältnifs mit den sich dem hinteren Insertionspunkt nahe anheftenden Bandbündeln der Fall ist. Eine wirkliche, jedoch im Verhältnifs zu der des äufseren Bandes äufserst geringe Erschlaffung des ganzen Bandes kommt bei spitzer Winkelstellung vor, da alsdann der obere Theil des Drehkopfes, dem das vordere Insertionsende näher liegt, als der convexeste Theil desselben, mit der Tibia in Berührung kommt. — Dieser Mechanismus des Zusammenfaltens und Hintereinandereinstülpens dieses Bandes kommt ebensowohl bei der krankhaften Beugung vor, und es kann daher durch Verwachsung dieser Faltungen eine Unmöglichkeit der Entfaltung und hierdurch der Streckung gegeben sein. Bei Schwellungen des Kopfes des Oberschenkels, wenn dieselbe den zwischen seiner Insertion und der Contactfläche liegenden Theil betrifft, wird dieses Band in Länge und Breite gedehnt und die einzelnen Faserzüge so auseinander gerückt, dafs ich wenigstens in einem Falle bei der Section keine Spur davon finden konnte. Die Anschwellungen des Tibialendes dagegen können von keinem merklichen Einflufs auf das Band sein, da es sich mit dem halbmondförmigen Knorpel und der Kante der Tibia sogleich verbindet, so wie es die Ränder derselben berührt, und dieselben daher aufser seinem Bereich liegen.

Die gekreuzten Bänder, deren Hauptzweck es ist, jede horizontale Verschiebung der Tibia gegen den Oberschenkel bei den verschiedenen Beugegraden zu verhüten und dabei doch der Streckung und Beugung, so wie der Rotation, kein Hindernifs in den Weg zu legen, haben, da ein jedes derselben die Abgleitung nach einer bestimmten Richtung verhütet, das vordere nach vorn und innen, das mittlere nach hinten und das hinterste nach aufsen, alle drei verschiedene Faserzüge, welche sich bei den verschiedenen Winkelbeugungen abwechselnd spannen und erschlaffen. Ist eine Stellung habituell geworden, so können die bei dieser Stellung erschlafften Faserungen schrumpfen und einer weiteren Ausdehnung unfähig werden und daher ein Hemmnifs für eine gestrecktere Stellung abgeben. Bei allen Bändern ist es jedoch bekannt, dafs sie keiner selbständigen primären Verkürzung fähig sind, sondern nach den verschiedenen habituell gewordenen Stellungen sich entweder verkürzen oder verlängern und unnachgiebig und starr werden, ja selbst verknöchern können. Auch bei den ankylotischen Stellungen des Unterschenkels im Kniegelenk sind diese Veränderungen nachweisbar, und man findet daher die Seitenbänder und Kreuzbänder der Stellung gemäfs verkürzt oder verlängert, und diese oft zerfasert, an einem oder dem anderen Ende gelöst und frei in der Gelenkkapsel flottirend.

Die rückschreitende Metamorphose der Knochenkrankheit, die Abnahme des Volumens der Knochen, influencirt natürlich nur insofern auf die einmal veränderten Bänder, dafs ihre Insertionspunkte durch die Verringerung des Volumens sich näher rücken und sie sich daher durch fortschreitenden Schwund noch mehr verkürzen. Wird das ankylotisch gestellte Bein dagegen getragen, oder dient es theilweise als Stütze, so können im ersteren Falle durch die Schwere des Beines, im zweiten Fälle durch die Belastung, die verkürzten Bänder gedehnt und zuweilen so verlängert werden, dafs ihre Länge die normale Länge weit überschreitet, und bei Abreibung der sich berührenden Knochenflächen Excursionen der Knochen in anomaler Richtung entstehen.

Veränderungen der Muskeln und Fascien.

Die Muskeln, Sehnen und Fascien eines in einer ankylotischen Stellung verharrenden Gliedes sind eines Theils nach der Zeitdauer, andern Theils nach dem Ort verschieden verändert, jedoch läfst sich in beiden Beziehungen eine gewisse Gesetzmäfsigkeit nicht verkennen.

Im Allgemeinen bilden die Muskeln ankylotisch gestellter Gliedmafsen schmächtige Stränge, deren Sehnen im Verhältnifs zu den Muskelbäuchen an Länge überwiegen, und selbst dünner und platter sind. Die Muskeln verlieren ihre Querstreifen, zwischen ihnen lagert sich namentlich in der Kniekehle viel Fett ab und sie gehen nicht selten eine Fettmetamorphose ein.

Bei diesen allgemeinen Veränderungen ist jedoch der Zustand des Muskelsystems ein verschiedener nach den verschiedenen Gruppen, und wir müssen zunächst die Muskeln, welche das Hüftgelenk und den Unterschenkel umgeben, von denen abgrenzen, welche um das Knie herum gelagert sind.

Die Muskeln des Hüftgelenks erleiden die geringste Veränderung, indem, wenn nicht besondere Verhältnisse, ruhige Lage in einer bestimmten Stellung etc., obwalten, dieselben im Stande sind, alle von ihnen effectuirt werdenden Bewegungen an dem kranken Beine auszuführen. Jedoch habe ich in allen Fällen eine peripherische Abnahme des Oberschenkels in der Gegend der Inguinalfalte nachweisen können. Indessen kann ich nicht entscheiden, ob dieselbe von einer Volumenabnahme der gesammten Muskelgruppe oder nur von der Veränderung derjenigen Muskeln abhängig ist, welche von dem Becken zum Knie gehen. Ebenso constant findet man eine im Verhältnifs zur Knochenatrophie der Tibia stehende Umfangsabnahme der Unterschenkelmuskeln. Trotzdem können in der Regel alle Bewegungen im Sprunggelenk und mit den Zehen ausgeführt werden. In einzelnen Fällen kommt jedoch eine Contractur in den Wadenmuskeln vor, die sich dadurch characterisirt, dafs der Fufs gegen den Unterschenkel nicht bis zu einem spitzen Winkel gebeugt werden kann, oder selbst bei höheren Graden in mehr oder weniger gestreckter Stellung verharrt. In einem Falle habe ich sodann eine Lähmung und Verlängerung der Peronalmuskeln, veranlafst durch eine ulcerative Zerstörung des diese Muskeln versorgenden Nerven, beobachtet, deren Folge eine Klumpfufsform des Fufses war.

Die Muskeln und Fascien, welche das Kniegelenk umgeben, zerfallen in die eigentliche Kniekappe, die Kniekappenkantenmuskeln und die Kniekehlenmuskeln oder diejenigen Muskeln, welche in der Tiefe der Knieraute sich vorfinden. Diese drei Gruppen erleiden bei der ankylotischen Stellung verschiedene Veränderungen.

Da, wie wir in unserer Schrift (Untersuchungen zur Anatomie und Mechanik des Kniegelenks etc.) und vorn nachgewiesen haben, bei den physiologischen Beugungen und Streckungen im Kniegelenk aufser der Belastung alle diese Muskeln thätig sind, so kann man sie in dem Sinne, wie an dem Vorderarm, nicht als Beuger und Strecker unterscheiden.

Bei der Beugung des Unterschenkels unter einem rechten Winkel stülpt sich der Kopf des Oberschenkels in die Kniekappe ein, und die jetzt unter einem gröfseren Winkel auf die Tibia eingreifenden Kniekappenkantenmuskeln ziehen die Wände derselben nach unten, wodurch die Tiefe der Kniekehle vermehrt und die Kniekappe nicht allein in der Länge, sondern auch in der Breite gespannt wird. Ist der Kopf des Oberschenkels krankhaft angeschwollen, so ist diese Spannung nach dem Grade der Schwellung bedeutender. Man bemerkt daher bei dem Eintritt einer jeden ankylotischen Stellung eine Spannung der Kniekappe, welche stets mit Lähmung der vier, dieselbe constituirenden Muskeln verbunden ist. In sehr allmälig sich entwickelnden Fällen habe ich diese Lähmung nur in den unteren, dem Oberschenkel anliegenden Parthieen beobachtet, während man in dem oberen, von dem Becken entspringenden Theil des M. rectus die durch den Willen provocirten Contractionen deutlich fühlen konnte. Bei acuten Fällen dagegen beobachtete ich die Lähmung nicht allein in der ganzen Ausdehnung dieser vier Muskeln, sondern der M. tensor fasciae latae schien ebenfalls keiner Contraction fähig. Von der wirklichen Lähmung dieser Muskeln überzeugt man sich durch die gänzliche Unmöglichkeit, dieselben durch Willenseinflufs zur Contraction zu bestimmen, wie man sich durch das Gefühl überzeugen kann, und dadurch, dafs in den Fällen, in welchen die Beugemuskeln noch im Stande sind, eine geringe stärkere Beugung hervorzubringen, die dieser Beugung entgegengesetzte Bewegung, die Streckung, durch die eigene Schwere des Unterschenkels bei aufrechter Stellung, oder durch Hülfe der Hände etc. bei horizontaler Lage effectuirt werden mufs.

Eine weitere Erscheinung an den Muskeln der Kniekappe ist der Verlust der den Muskeln so eigenthümlichen organischen Schwellung. Die Kniekappe wird so dünn, dafs man den von ihnen gedeckten Knochen unmittelbar unter der Haut zu fühlen glaubt. Es hat dieses eines Theils darin seinen Grund, dafs die möglichste Entfaltung dieser Kappe statt findet, indem dieselbe nicht allein seitlich durch die bereits angeführte Thätigkeit der Kniekappenkantenmuskeln und durch die möglichste Entfernung ihrer Insertionsstellen nach allen Seiten hin gezogen und durch den in ihr liegenden Kopf des Femurs gespannt und entfaltet wird, sondern es ist auch durch den bei Lähmung stattfindenden Schwund der Muskelsubstanz bedingt. Man findet daher diese Muskeln oft papierartig dünn, und die eigentliche Muskelfaser oft schon sehr bald nach dem Eintritt der ankylotischen Stellung geschwunden.

Die Spannung der Kniekappe ist nicht allein Ursache des oft sehr heftigen Schmerzes, der augenblicklich aufhört, so wie dieselbe durch die künstliche Streckung aufgehoben ist, sondern auch die Ursache der Abplattung der Kniescheibe und Verwachsung der Kapsel und unteren Enden der Muskeln mit dem Oberschenkel.

Diese Lähmung und Spannung der Kniekappe habe ich bei allen ankylotischen Stellungen in verschiedenem Grade, je nachdem dieselben sich rasch oder langsam entwickelten, beobachtet. Konnte das Bein später belastet werden, so stellten sich zuweilen Contractionen in einzelnen Muskelfascikeln des M. vastus externus ein, die sich jedoch nie weiter über diese Muskelgruppe ausdehnten. Die Lähmung und Verwachsung der Kniekappe ist die Ursache, dafs nach der Streckung die ausgedehnten Bewegungen im Knie nicht vollführt werden können.

In vieler Beziehung sind die Veränderungen, welche die Kniekantenmuskeln erleiden, denen der Kniekappenmuskeln gerade entgegengesetzt. Durch die relative Lageveränderung der Knochen zu einander sind die Insertionspunkte dieser Muskeln zunächst nicht so entfernt von einander, als bei normalem Zustande in gestreckter Lage. Die Muskeln sind daher kürzer. Bei der Abnahme ihrer Länge sind sie an Umfang schmächtiger geworden, und nicht selten ist es, dafs sie vermittelst einer durch die Rotation des Unterschenkels bedingten Verlegung ihrer unteren Insertionspunkte in anderer Richtung verlaufen, als im normalen Zustande. Dabei habe ich in keinem Falle der von mir beobachteten ankylotischen Stellung ihre Contractionsfähigkeit vollkommen verschwunden gesehen, so dafs sie in allen den Fällen, wo eine Mobilität im Kniegelenk noch vorhanden war, im Stande waren, auf dem Unterschenkel gegen seine Schwere zu agiren, und selbst in den Fällen, wo keine oder nur geringe Beweglichkeit im Kniegelenk wegen mechanischer Hindernisse, Verwachsung der Knochen, Spannung und Verwachsung der Kniekappe etc. vorhanden war, konnte man die Einwirkung der motorischen Nerven auf dieselben durch das Vorspringen derselben über die Haut und durch das Gefühl der stärkeren Spannung wahrnehmen.

Sucht man den Unterschenkel mehr, als thunlich ist, zu strecken, so tritt die Erscheinung auf, wie wir sie stets bei Muskeln finden, deren Insertionspunkte durch Krankheiten des Knochensystems gegen einander näher gelagert sind (bei Luxationen, Knochenbrüchen etc.). Sie fühlen sich gespannt an, springen stärker vor und scheinen sich krampfhaft zusammenzuziehen. Diese Spannung ist jedoch keine continuirliche. Setzt man nämlich die Extension längere Zeit fort, so beobachtet man sehr bald durch den aufgelegten Finger eine Abnahme der Spannung, welcher wieder eine neue, jedoch kürzer dauernde und schwächere nachfolgt. Diese undulirende Bewegung dauert eine verschiedene Zeit fort und verschwindet allmälig vollständig. Physische Eindrücke, Furcht vor dem Sehnenschnitt, Chloroformnarcose vernichten diese Innervationserscheinungen auf kürzere oder längere Zeit. Auch können wirkliche krampfhafte Contractionen derselben, als Reflexerscheinungen einer die sensitiven Nerven des Gelenkes treffenden Reizung, in dem Gelenke vorkommen, welche momentan die Winkelstellung vergröfsern. Allein diese krampfhaften Contractionen einer beschränkten Muskelgruppe kommen nur zeitweise vor und können nur dann eine organische Verkürzung bewirken, wenn sie längere Zeit andauern.

Texturveränderungen dieser Kniekappenkantenmuskeln, zu denen wir an der äufseren Seite den M. biceps, an der inneren den M. sartorius, semitendinosus und gracilis zählen, kommen nur in geringem Grade vor. Aufser ihrer Verkürzung und peripherischen Volumenabnahme zeigen sie gröfsere Blässe, aber gehen wohl nie oder höchst selten unter besonderen Verhältnissen den Verfettigungsprocefs ein.

Da die normale Innervation, die willkürliche Contraction, der Tonus und die Elasticität derselben sich nicht geändert hat, die hauptsächlichste Veränderung derselben aber in einer Verkürzung und peripherischen Volumenabnahme besteht, so werden wir den Zustand derselben am besten als organische Retraction bezeichnen.

Die Muskeln der Kniekehle, wozu wir die MM. semimembranosus, poplitaeus, gastrocnemii und plantaris zählen, scheinen eine verschiedene Veränderung in ihren Längendurchmessern zu erleiden. Durch die Beugung werden die Insertionspunkte des M. semimembranosus am bedeutendsten sich näher gerückt, und seine in allen lange andauernden ankylotischen Stellungen bedeutende Verkürzung bildet bei der Streckung des Unterschenkels um so mehr ein Hindernifs, je mehr der Winkel stumpfer oder das Bein gerader wird. Ich habe ihn daher in mehreren Fällen in den späteren Stadien der Streckung durchschneiden müssen, wenn bereits die Kniekappenkantenmuskeln kein Hindernifs der Streckung mehr waren. Es erfordert Umsicht und Uebung, um sich von der Contraction desselben am Lebenden zu überzeugen, und grofse Vorsicht, um denselben zu durchschneiden. Die Contraction der M. gastrocnemii läfst sich leicht durch das Gefühl und das Unvermögen, den Fufs im Sprunggelenk zu beugen, erkennen, und eine Durchschneidung der Achillessehne beseitigt sichtbar das Hindernifs, das sie der Streckung entgegenstellen. Der M. poplitaeus endlich erfährt in allen den Fällen, wo eine Rotation des Unterschenkels vorhanden ist, eine Verlängerung, indem die Insertionspunkte desselben bei dieser Stellung am entferntesten von einander gerückt sind.

Was die histologischen Veränderungen dieser. Muskelgruppen anbetrifft, so habe ich sie in allen Fällen, welche ich Gelegenheit hatte, zu zergliedern, verfettet gefunden. Das Bindegewebe, welches sich an der hinteren Seite der Kapsel vorfindet, ist gewöhnlich reich an Fett, welches in die Muskelenden, auf Kosten des Sarcolemma's, eindringt und dieses verschwinden macht. In einem Falle habe ich so die Insertionsstellen der M. gastrocnemii vollkommen in Fett verwandelt gesehen, während sich Fettstreifen weit in die Muskelbäuche hineinzogen und denselben ein blasses, gefiecktes und streifiges Ansehen gaben.

In Bezug auf die F a s c i e n haben wir noch zuzufügen, dafs wir sie an der vorderen Seite stets verdünnt und so verändert gefunden haben, dafs man die einzelnen Streifen in denselben nicht erkennen konnte, während sie an der Beugeseite sich so verdicken, dafs sie an einzelnen Stellen als feste Bündel und Streifen Neubildungen zu sein schienen. Mit dem Verluste der Contractionsfähigkeit und des Tonus des an der vorderen Seite liegenden vierköpfigen Kniekappenmuskels scheint auch die den Fascien so eigenthümliche Elasticität der das Knie umgebenden eigenen Fascie verloren zu gehen. Es läfst sich wenigstens so nur das bedeutende Vorspringen der Kniekappenkantenmuskeln erklären, wodurch die Kniekehle sich bei weitem mehr vertieft, als sie bei der Beugung eines normalen Kniees tief ist. Als ein Zeichen ihrer Verwachsung mit der Kapsel an der vorderen Seite des Gelenkes sieht man an beiden Seiten der Kniescheibe bei gewaltsamen Streckversuchen eine Grubenbildung, wodurch das Knie selbst spitzer wird.

Veränderungen der Haut und des Unterhautzellstoffes.

Auch die Veränderungen der Haut bieten bei den ankylotischen Stellungen sehr verschiedene Modificationen dar. Im Allgemeinen kann man sagen, dafs sie dünner, spröder und weniger fettreich ist, als an der gesunden Extremität. Selbst dann, wenn das subcutane Bindegewebe des übrigen Körpers sehr reich an Fett ist, oder wenn sich in der Kniekehle unter der Fascie bereits bedeutende Fettmassen abgelagert haben, findet man in dem subcutanen Bindegewebe so wenig Fett, und dasselbe in einem solchen atrophischen Zustand, dafs das Corium unmittelbar mit der eigenen Fascie verwachsen ist und es dem anatomischen Messer nicht gelingt, an einzelnen Stellen beide Membranen zu trennen. Mit dieser Verdünnung ist auf der vorderen Seite des Kniees eine so bedeutende Spannung und Verlust der Elasticität vorhanden, dafs sie häufig ganz durchscheinend und spröde wird. So sieht man sie nach vollendeter Streckung an dieser Stelle wie einen Beutel vor dem Knie herabhängen, und in einem Falle meiner früheren Praxis war dieselbe so gespannt, dafs eine Ruptur entstand, als einer meiner Zuhörer das Glüheisen auf dieselbe applicirte.

In späteren Zeiten tritt jedoch häufig mit dem Eintritte des Schwundes des Gelenkendes des Oberschenkels die Bildung von fibro-plastischem Gewebe im subcutanen Bindegewebe auf, wodurch die äufsere Haut uneben und höckerig wird. Sie bildet alsdann mit der unterliegenden Fascie und den Muskeln ein eigenthümliches gelbliches, gelatinöses, speckiges, wenig gefäfsreiches Gewebe, das von durchsichtigem Serum infiltrirt, oder von Fettstreifen durchzogen ist, und nur in einzelnen Faserzügen die Reste der Fascien und Muskeln erkennen läfst, und in dem sich zuweilen wegen der Durchsichtigkeit der Haut leicht sichtbare Venennetze bilden.

In einem sehr alten Falle habe ich das Knie stark behaart gefunden. Sonst findet man die Epidermis sich wenig abschilfernd und die Nägel in der Regel gar nicht wachsend. Die Empfindlichkeit ist an der Haut gewöhnlich geringer, auch schwitzt das Bein in vielen Fällen gar nicht. Varicen und Fufsgeschwüre habe ich nie an ankylotisch gestellten Beinen gefunden. Fisteln finden sich, wo sie vorhanden sind, am häufigsten um das Gelenkende des Femurs, seitlich oder oben, seltener in der Kniekehle, am seltensten vorn. Narben in Folge von Verletzungen, Wunden und Verbrennungen kommen in der Kniekehle vor.

Veränderung des Gefäfs- und Nervensystems.

Die Veränderungen des Gefäfssystems einer ankylotisch gestellten Gliedmafse bestehen vorzugsweise in Abnahme des Calibers. Die Arterien sind enger, ihr Puls ist kleiner und daher die Temperatur des ganzen Gliedes merklich verringert. Eben dieses Verhältnifs findet sich an den Venen. Jedoch scheinen auch die Wandungen der Arterien wesentliche Veränderungen einzugehen. In einem Falle wenigstens, wo ich der Sache Aufmerksamkeit schenkte, waren dieselben sehr bedeutend verdickt, mit der Umgebung verwachsen und ich war nicht im Stande, an der Art. poplitea die verschiedenen Häute von einander zu trennen. In den Capillaren bilden sich häufig Stasen aus, und man findet daher die Zehen alsdann blau oder roth und an Frostbeulen und Geschwüren leidend. Die Nerven sind an dem Unterschenkel stets dünner, während sie in der Kniekehle sich häufig verdicken, fest, hart, knorpelartig werden und der fettigen Entartung mit erliegen.

VI. Von den veränderten Gröfsenverhältnissen der ankylosirten Extremität.

Es ist eine von allen Schriftstellern aufgeführte Thatsache, dafs ein Bein, welches im Kniegelenk ankylotisch gesteift ist, im Wachsthume zurück oder kleiner bleibe, weil es nicht gebraucht werde.

Fassen wir zunächst die Thatsache auf, so wird es keinem einigermafsen geübten Beobachter entgehen, dafs ein oft bedeutendes Mifsverhältnifs in Länge und Circumferenz beider Extremitäten, der gesunden und kranken, besteht. Dieser Unterschied wird jedoch nicht allein durch Abnahme der Dimensionsverhältnisse der letzteren, sondern auch durch eine wenn auch geringe Circumferenzzunahme der ersteren bedingt. Ob an derselben eine Vergröfserung der Länge vorkommt, ist schwer oder vielmehr bis jetzt nicht zu entscheiden, da bekanntermafsen die Längenverhältnisse der unteren Extremitäten bei verschiedenen Individuen im Vergleich zu dem Rumpfe sehr wandelbar und wenigstens nach dem Alter noch nicht hinreichend genau bestimmt sind. Anders ist es mit der Circumferenz solcher Gliedmafsen, welche wir mit der der Arme vergleichen können, und in dieser Beziehung glaube ich in allen Fällen, wo bei einer ankylosirten Extremität eine Ortsbewegung mit Hülfe künstlicher Mittel längere Zeit statt fand, eine merkliche Umfangszunahme des gesunden Beines beobachtet zu haben, die sich vorzugsweise auf starke Entwickelung des Muskelsystems gründete und offenbar durch die anhaltend längere Belastung bedingt war.

Die Volumenabnahme der kranken Extremität ist, wie wir aus den oben mitgetheilten Veränderungen der einzelnen Systeme derselben ersehen, keine an den verschiedenen Gliederungen, dem Oberschenkel, Unterschenkel und Fufs, bestehende gleichmäfsige oder proportionale. Was die Länge der Extremität betrifft, so kann der Oberschenkel gleich lang, länger und in seltenen Fällen kürzer, der Unterschenkel stets kürzer und der Fufs gleich lang oder kürzer sein. Es resultirt hieraus fast stets eine Verkürzung des kranken Beines, indem die Verlängerung des Oberschenkels gewöhnlich nicht ausreicht, die Verkürzung des Unterschenkels zu annulliren. Nur in zwei Fällen beobachtete ich gleiche Länge und in einem Falle war die kranke Extremität nach der Streckung um ein Minimum länger, als die gesunde.

Die Circumferenzabnahme ist am Unterschenkel stets am bedeutendsten, und ist durch peripherische Atrophie der Knochen und Muskeln und Schwund des subcutanen Fettes bedingt. Ebenso am Fufs. An dem Oberschenkel kam nur in seiner Mitte am constantesten eine Abnahme des Umfangs vor. An der Inguinalfalte war in der Regel das Mafs gleich, oder nur eine geringe Differenz vorhanden. Der Umfang des unteren Endes des Oberschenkels dicht über dem Kniegelenk war in den seltensten Fällen der gesunden Seite gleich oder kleiner, in den meisten Fällen bedeutend gröfser. Die Ursache dieser Zunahme lag in der Zunahme der Peripherie des Knochens, bei Abnahme der Muskel und Fettdicke. Zuweilen trug das starke Vorspringen der Sehnen der Kniekappenkantenmuskeln sehr wesentlich zur Zunahme bei.

Hieraus geht offenbar hervor, dafs eine eigentliche Atrophie nur an dem Unterschenkel und Fufs statt hat, und es werfen sich unwillkürlich die beiden Fragen auf, in welchem Verhältnifs dieselbe einmal zum Grade des Winkels und sodann zur Zeitdauer des Bestehens steht.

Was die erste Frage anbetrifft, so glaube ich aus meinen Beobachtungen schliefsen zu dürfen, dafs, je spitzer der Winkel ist, desto schneller und mehr die Atrophie des unter dem Kniegelenk liegenden Theils der Extremität auftritt. Dagegen scheint die Zeitdauer keine Vermehrung hervorzubringen. Bei einer Ankylose, welche 26 Jahre bestanden hatte, war dieselbe kaum bemerkbar. Bei einem Kinde, welches vier Wochen an derselben litt, betrug die Verkürzung der Tibia ½″, eine Erscheinung, die wohl aus der Gegenwart der zwischen Dia- und Epiphysen liegenden Knorpel der kindlichen Knochen zu erklären ist.

Nach diesem Mitgetheilten können wir diese Atrophie keineswegs als ein Nichtwachsen der Extremität ansehen, noch mit Malgaigne einen vermehrten Druck als Ursache der Verkürzung annehmen, den die Knochen bei ankylotischen Stellungen erleiden, da sie ja des Hauptdrucks, der Belastung, entzogen sind. Wir glauben nicht zu irren, wenn wir als Ursache derselben die permanente Einknickung der Arteria poplitea ansehen, wodurch die Blutzufuhr vermindert wird.

VI. Casuistik der ankylotischen Stellungen des Unterschenkels im Kniegelenk.

Um die Casuistik der Ankylosen der unteren Extremität im Kniegelenk möglichst wissenschaftlich abzuhandeln, müssen wir zunächst die physikalischen Bedingungen betrachten, welche denselben zu Grunde liegen, und hieraus die Erscheinungen erläutern, sodann aber die Krankheiten der unteren Extremitäten aufführen, in deren Folge sich jene Bedingungen der ankylotischen Stellungen entwickeln.

Es giebt die ankylotische Stellung bewirkende und unterhaltende physikalische Bedingungen.

Die physikalischen Bedingungen, welche eine Winkelstellung des Unterschenkels gegen den Oberschenkel verursachen, können längere Zeit fortbestehen. Sie können aber auch früher oder später schwinden, ohne dafs dadurch die ankylotische Stellung beseitigt wird, indem während der Zeit des Bestehens sich Formveränderungen verschiedener Theile bilden, welche auch, wenn die Ursache geschwunden ist, eine Streckung des im Winkel gestellten Unterschenkels nicht zulassen. Es giebt daher die Winkelstellung bewirkende und unterhaltende Veränderungen des Gelenkes, welche beide scharf zu trennen sind.

Die physikalischen Bedingungen des Eintritts der Winkelstellung können entweder in relativen Mifsverhältnissen der innerhalb der Kapsel oder vielmehr innerhalb der eigentlichen Befestigungsmittel der Knochen, innerhalb der Insertionsstellen der Bänder liegenden Theile und dieser oder diesen selbst ihren Grund haben, oder sie können durch die die Bewegungen im Kniegelenk bewirkenden Kräfte effectuirt werden. Innerhalb der Kapsel oder der Insertionsstellen der seitlichen und gekreuzten Bänder liegen Knochen und Knorpeltheile. Mifsverhältnisse können daher durch Schwellung dieser, Anfüllungen der Kapsel und primäre Verkürzungen der genannten Bänder entstehen. Die die functionellen Bewegungen und Steifungen im Kniegelenk effectuirenden Kräfte sind, wie wir oben gezeigt haben, einmal die Belastung und Schwere der Beine, sodann aber der Muskelzug. Alle diese Punkte bedürfen daher einer Besprechung.

Unausdehnbarkeit des hinteren Theils der Kapsel als physikalische Bedingung der Winkelstellung

Die Kapsel selbst erleidet bei der vollkommenen Streckung in ihren hinteren Parthieen, den Säcken der Drehköpfe, dadurch, dafs diese sich in dieselbe hineinstülpen, eine Entfaltung, wodurch diese möglichst gespannt werden. Bei der Entzündung der Kapsel liegt in dem Verluste des Expansionsvermögens durch Schwellung dieser Theile (ein Zustand, der allerdings bis jetzt durch die Section noch nicht nachgewiesen ist) ein physikalischer Grund des Unvermögens, die vollkommene Streckung des Unterschenkels zu vollführen, oder ein Grund der permanenten Beugung. Gewisse rheumatische oder catarrhalische Affectionen der Kapsel können diese Veränderung bedingen, wie mir aus zwei solcher Beobachtungen bekannt ist, denen ich keine andere mechanische Ursache unterschieben konnte. Die Beugung ist dabei nicht bedeutend. Die Kranken erwachten Morgens mit gebeugtem Unterschenkel und waren erst durch schmerzhafte Streckungen desselben im Stande, ihm die Beweglichkeit für den Tag wieder zu geben. Am nächsten Morgen wiederholte sich die Erscheinung. Ein diaphoretisches Verhalten und Warmhalten des Kniees durch Einwickelungen in Baumwolle beseitigten den Zustand.

Giebt die Ansammlung von Flüssigkeit in einem Gelenke einen mechanischen Grund der Winkelstellung?

Man hat sodann behauptet, dafs eine grofse Quantität Flüssigkeit in der Gelenkkapsel den mechanischen Grund einer Winkelstellung abgebe, indem dadurch die Contactflächen eine Lage zu einander annehmen, wodurch die Gelenkkapsel die gröfste Capacität besitze, eine Ansicht, die in neuester Zeit von Schuh, Gurlt und Anderen festgehalten wurde, nachdem sie von Bonnet durch das Experiment erwiesen schien. — Fragen wir zunächst, wodurch die Capacität einer geschlossenen Höhle vergröfsert werden kann, so bedarf es keiner grofsen physikalischen Kenntnisse, um einzusehen, dafs die Capacität eines geschlossenen Raumes sich nicht durch Lageveränderung der in ihm liegenden Theile, sondern nur durch Expansion seiner Wandungen vergröfsern kann, und es könnten daher die Worte nur in dem Sinne zu nehmen sein, dafs bei gebeugter Stellung eine leichtere und weitere Expansion der Kapsel möglich wäre, als bei gestreckter. Eine anatomische Anschauung der formellen Verhältnisse der Kapsel und ihrer Veränderungen bei Beugung und Streckung reicht jedoch hin, um einzusehen, dafs der vordere Theil der Kapsel in erschlafftem Zustande, also bei Streckung des Unterschenkels, bei weitem mehr Flüssigkeit aufnehmen und durch dieselbe weiter ausgedehnt werden kann, als der hintere unter denselben Verhältnissen; dafs daher die gestreckte Lage die für die Aufnahme von Exsudaten in der Kapsel günstige ist. Bonnet (S. 40 der Uebersetzung) sagt selbst, dafs das Experiment an dem Knie sehr schwer und nur dann gelingt, wenn man den Unterschenkel in seinem oberen Drittheil amputirt, da sonst der Druck der Flüssigkeit nicht zum Emporheben eines so schweren Gliedes ausreiche. Er sieht demnach schon die Belastung, die Schwere des Unterschenkels als hinreichende Kraft an, welche den hydrostatischen Druck der Flüssigkeit, wenn derselbe wirklich diesen Effect hervorbrächte, annullirt. Es ist aber, wie ich mich durch Experimentiren an dem Kniegelenk überzeugt habe, nicht der hydrostatische Druck der in dem Gelenk angehäuften, sondern der Druck der einströmenden Flüssigkeit, welcher wenigstens in diesem

Gelenke die Locomotion des Tibialstumpfes bewirkt. Denn die Schnelligkeit des Eintritts der Beugung richtet sich nach der Raschheit, mit der man injicirt. Spritzt man ganz allmälig ein, so tritt durchaus kein Effect auf. — Auch ist der ungleiche Widerstand der Kapsel in Anschlag zu bringen. Wird gleich die Kapsel an einzelnen Stellen durch Verstärkungsfasern und Anlage von Muskeln so stark, dafs sie dem Andrange der Flüssigkeit widerstehen kann, so ist sie an anderen Stellen, und namentlich an und in den ihr angelagerten und mit ihr communicirenden Schleimbeuteln, so dünn, dafs sie eher einreifsen würde, als sie eine solche zur Lageveränderung nothwendige Expansion eingehen kann. Wenn man endlich an Lebenden eine gröfsere Resistenz der Gewebe zugeben mufs, so mufs man doch auch bedenken, dafs wenigstens im Beginne von Ergüssen in den serösen Höhlen, namentlich bei Entzündungen, die Wandungen weicher und ihre Faserzüge auseinandergedrängt sind. Endlich spricht die practische Beobachtung ganz gegen diese Ansicht. Die Hydrarthrosen des Kniegelenks sind sehr seltene Krankheiten. Eine reine Gelenkwassersucht des Kniees habe ich nur einmal beobachtet, und in diesem Falle war das Knie gestreckt, es konnte wegen Spannung der Kniekappe nicht bis zum rechten Winkel gebeugt werden. Das Kind von 14 Jahren konnte gehen und springen, da die eigentlichen Befestigungsbänder nur gedehnt waren, allein die Belastung des Beines war unsicher. Nach allem diesem können wir in der Anfüllung der Kapsel, geschehe sie durch Flüssigkeiten oder festere (fungöse) Substanzen, keinen Grund der Winkelstellung finden.

Der physikalische Grund einer Winkelstellung kann in einer Verkürzung der Befestigungsbänder liegen.

Wir wenden uns nun zu der Frage, ob eine Winkelstellung durch primäre Verkürzung der eigentlichen Haltungsbänder, der seitlichen und gekreuzten Bänder, hervorgebracht werden könne. Indem wir auf die secundären Veränderungen dieser Bänder bei Winkelstellungen weiter unten noch einmal zurückkommen werden, kann hier zunächst nur von einer primären Verkürzung die Rede sein.

Aus der oben gegebenen anatomischen Anschauung dieser Bänder ist es ersichtlich, dafs eine Verkürzung bestimmter Faserzüge des inneren seitlichen und der gekreuzten Bänder, so wie aller Faserbündel des äufseren seitlichen, eine Winkelstellung herbeiführen. Allein wegen der Gefäfsarmuth dieser Bänder ist eine primäre Entzündung derselben nicht anzunehmen, und es ist daher nicht wahrscheinlich, dafs dieselben primär sich verkürzen können; ein Umstand, der durch die Versuche von Richet aufser Zweifel gesetzt wird. Indessen ist es nicht in Abrede zu stellen, dafs bei Entzündungen der sie umgebenden Gewebe der Synovialmembran, oder des sie umgebenden Bindegewebes eine Schrumpfung entsteht, deren Resultat eine Verkürzung der angegebenen Faserzüge ist. Es ist sehr wahrscheinlich, dafs vielen Winkelstellungen, welche nach Verwundungen, Verbrennungen etc. entstehen, diese physikalische Bedingung zu Grunde liegt. Indessen darf man mit dieser Deutung nicht zu freigebig sein. Ich habe wenigstens in mehreren Fällen der Art auch gleichzeitig eine Vergröfserung des Knochenendes des Femurs nachweisen können, und es bleibt alsdann zum mindesten zweifelhaft, ob die Winkelstellung durch von dem Vernarbungsprocefs abhängige Schrumpfung der Bänder oder durch relative Verkürzung derselben von der Schwellung der Knochenenden abhängig ist. Bei gewissen dyscrasischen Kapselentzündungen, der rheumatischen, arthritischen und syphilitischen, tritt zuweilen eine so rasche Knieverkrümmung ein, dafs wir sie nicht wohl auf eine Schrumpfung der Bänder anfangs zurückführen können, sondern sie von der oben angedeuteten Unausdehnbarkeit der hinteren Gelenksäcke bedingt glauben. Bei Zehrkrankheiten dagegen bildet sich zuweilen eine Winkelstellung, deren physikalische Ursache in der Schrumpfung der Bänder bedingt zu sein scheint, da man dabei die Knochenenden nicht verdickt, das äufsere seitliche Band dagegen oft sehr gespannt fühlt. So sah ich es wenigstens an einem an Morbus Brightii langsam dahinsiechenden Manne. Diese Schrumpfung der Bänder ist wohl analog den Verkürzungen, welche eine permanent gebeugte Lage auch bei acuten Krankheiten herbeiführt.

Man findet häufig in Büchern aufgeführt, dafs gewisse Winkelstellungen des Kniees durch Erschlaffungen oder Verlängerungen von Bändern bedingt seien. Man kann diese Verlängerungen dadurch nachweisen, dafs sich passive, der normalen Excursionssphäre fremde Bewegungen ausführen lassen, und man hat ein solches Gelenk Loxarthron genannt.

Physikalische Bedingungen des Loxarthron.

Man kann nicht annehmen, dafs diese Verlängerungen primär entstehen, ohne dafs Agentien vorhanden waren, welche dieselbe durch Dehnung hervorgebracht haben, und die Verlängerung springt erst dann deutlich in die Augen, wenn diese Ursachen zu wirken aufhörten. Solche Ursachen sind Schwellungen der Knochen innerhalb der Insertionspunkte der Bänder, welche wieder geschwunden sind, ohne dafs die Bänder sich wieder verkürzen, oder Belastungen in einer Richtung, wobei die Bänder einer anormalen Dehnung ausgesetzt werden.

Schwellungen der innerhalb der Insertionsstellen der Befestigungsbänder liegenden festen Theile bedingen Winkelstellung.

Die häufigste physikalische Ursache der Winkelstellung ist eine relative Verkürzung der eigentlichen Haltungsbänder, bedingt durch Volumenzunahme der zwischen ihren Insertionspunkten liegenden festen Theile. Die zwischen den Insertionen der seitlichen und gekreuzten Bänder liegenden

Theile sind einmal die Knorpelgebilde, ein gröfserer Theil des Oberschenkelendes, welcher innerhalb aller Insertionspunkte der Bänder liegt, und der Theil des Kopfes der Tibia, welcher oberhalb der Insertion des äufseren seitlichen Bandes an der Fibula gelegen ist. Da sich die gekreuzten Bänder und das innere Seitenband im Niveau oder selbst über der Knorpelfläche der Tibia befestigen, so liegt kein Theil der Tibia innerhalb der unteren Insertion derselben.

Eine Schwellung der Knorpelgebilde der halbmondförmigen Knorpel und der Knorpelüberzüge ist bis jetzt anatomisch nicht nachgewiesen, dagegen können Exsudate, welche theils auf der Oberfläche, theils unter dem Knorpel sich ablagern, das Volumen vergröfsern. Ebendasselbe ist mit der Schwellung der erwähnten Knochentheile der Fall. In allen den Fällen, wo daher diese Theile voluminöser sind, mufs die Stellung der Tibia zum Femur eine solche sein, in der die Bänder am meisten bei integrirtem Zustande erschlafft sind. Da diese Erschlaffung namentlich an dem äufseren Seitenband, wegen der verschiedenen Entfernung der Femoralinsertion von verschiedenen Regionen der Contactfläche, um so mehr zunimmt, je mehr sich die Beugung einem spitzen Winkel nähert, so wird die krankhafte Winkelstellung auch um so bedeutender sein, je mehr die genannten Theile an Volumen zugenommen haben.

Da indessen der Mechanismus des inneren Seitenbandes ein solcher ist, dafs eine Erschlaffung aller Fascikel desselben nur dann auftritt, wenn eine spitze Winkelbeugung statt hat und der Contact der inneren Gelenkflächen inniger ist, wie der der äufseren, so ist mit der stärkeren Schwellung des Condylus internus femoris zunächst eine gröfsere Spannung und Entfaltung jenes Bandes und eine Auswärtsrollung der Tibia gegeben, wodurch eine Abduction und Rotation des Unterschenkels entsteht, und daher die Drehung des Fufses nach aufsen und die Winkelstellung des Unterschenkels nach aufsen bedingt sein kann.

Wenn wir daher kurz noch einmal den Mechanismus der durch den passiven Theil des Kniegelenks bedingten Winkelstellungen aufführen wollen, so können wir sagen, dafs der hauptsächlichste Grund der Winkelstellung des Unterschenkels gegen den Oberschenkel durch die relativ zu kurzen Bänder zur Zunahme des zwischen den Insertionspunkten derselben liegenden Längenmessers der Knochentheile bedingt ist und dafs sich mit der Volumenzunahme dieser nicht allein der Winkel der Beugung verkleinert, sondern auch eine Rotation und Abduction des Unterschenkels auftritt. Eine secundäre Verkürzung der Bänder durch benachbarte Krankheiten und ein Verlust der Expansionsfähigkeit des hinteren Theils der Kapsel können auch ankylotische Stellungen bewirken, allein diese werden nie weiter als zu einem rechten Winkel fortschreiten, es sei denn, dafs die erwähnten Agentien, nämlich Knochenschwellung, hinzukommen. Wir sind zu diesem Schlusse, dafs die Winkelstellung auf einer durch Volumenzunahme der Knochentheile bedingte relative Verkürzung der Bänder beruht, durch genaue Messungen gelangt und es ist diese Ansicht daher keineswegs eine Hypothese, sondern sie beruht auf genau erforschten Thatsachen. Man kann endlich die Sache durch das Experiment erweisen. Nimmt man von einem Kniegelenk alle Weichtheile bis auf die seitlichen und gekreuzten Bänder weg und schneidet alsdann eine Platte nach der Länge des Knochens aus, so dafs dieselbe in die Knorpelfläche des Condylus internus fällt, schiebt diese bei gebeugter Stellung um einige Millimeter über die Gehfläche hinaus vor und befestigt die so an einander gelegten Knochenstücke durch eine Schraube, so ist man nicht im Stande, eine Streckung vorzunehmen.

Man kann dabei, wenn man die herausgeschnittene Knochenplatte etwas weiter vorschiebt und ebenso an dem Drehkopfe, wie an der Gehfläche, prominiren läfst, einen äufseren Winkel und die Rotation künstlich hervorbringen.

Physikalische Bedingungen der Winkelstellung, welche in den bewegenden Kräften liegen.

Wir wenden uns nun zu den physikalischen Bedingungen der Winkelstellung, welche durch Anomalieen der die Knochen des Kniegelenks bewegenden Kräfte entstehen.

Die functionellen Bewegungen und Steifungen im Knie werden, wie wir oben gezeigt haben, auf verschiedene Weise bewirkt, je nachdem bei denselben der Oberschenkel gegen den Unterschenkel oder dieser gegen jenen bewegt wird. Wird der Oberschenkel gegen den Unterschenkel in Thätigkeit gesetzt, so ist es die Belastung, die Schwere des Körpers, welche Bewegungen herbeiführt, und die Muskelkraft dient nur dazu, diese Bewegungen zu reguliren und zu hemmen. Bei den Bewegungen des Unterschenkels dagegen wirkt die Schwere dieses Gliedes sehr wesentlich mit, indem nach den Gesetzen der Pendelschwingung dasselbe schwingt oder sich senkrecht stellt, und die Muskeln dienen dazu, die Pendelschwingungen dem Zwecke entsprechend zu hemmen und den Stellungen bestimmte Richtungen zu geben.

Auf die krankhaften Formveränderungen des Kniees wirken nun beide Momente, die Schwere und der Muskelzug, zugleich. Um jedoch eine klare Einsicht in den Effect einer jeden dieser Agentien zu bekommen, müssen wir beide gesondert betrachten.

Arten der Belastung des Kniees.

Man mufs an dem Knie drei Arten der Belastung unterscheiden, welche dasselbe treffen: 1) die Belastung von oben, oder der Druck des Körpers auf dasselbe; 2) die Belastung des Gliedes bei horizontaler Lage, oder die Schwere, wenn es einen Stützpunkt findet; und 3) der Zug und die Schwere des hängenden Beines.

Bei der normalen Verfassung des Gelenkes bringt die Körperlast auf dem Knie keine weiteren Veränderungen hervor, als dafs bei anhaltender Belastung die Bänder desselben gedehnt und daher, wie wir bereits oben erwähnt haben, zuweilen eine übermäfsige Extensionsfähigkeit bewirkt wird. Bei der vollkommenen Streckung fällt die Schwerlinie nicht in eine der beiden Gelenkflächen, sondern durch den vorderen nicht überknorpelten Theil der Tibia. Weicht aber die Belastungslinie im mindesten von der Knochenaxe ab, so liegt sie der inneren Gelenkfläche näher, als der äufseren, und bei Schwellungen des Condylus internus des Oberschenkels und dadurch bedingter geringer Abduction des Unterschenkels trifft sie denselben nicht mehr, sondern fällt nach innen von dem Unterschenkel. Die Belastung begünstigt daher unter diesen Verhältnissen das Abweichen des Condylus internus des Oberschenkels nach innen von der Gelenkfläche der Tibia, die Abreibung der äufseren bei krankhafter Erweichung derselben und hierdurch die Einknickung nach innen, das Knickebein. In der That findet man auch diese Abweichung in allen den Fällen, wo ein solches Bein als unvollkommene Stütze benutzt werden konnte, indem die Stellung der Knochen, entweder in Folge der Krankheit oder in Folge unvollständiger künstlicher Streckung, eine stumpfwinklige war, so dafs der Kranke durch Senkung der Beckenseite oder Streckung des Fufses den Fufsboden erreichen konnte. **Einflufs der Schwere des Rumpfes auf das Knie.**

Auch das Recidiv der einfachen Winkelbeugung nach hinten, so wie etwaige Zunahme der Luxationen der Tibia nach hinten, hängt von der Belastung ab, indem die das Gelenk umgebenden Befestigungsmittel und die Berührungsflächen selbst krankhaft verändert sind. Erstere haben ihre Festigkeit, letztere ihre Form und Elasticität eingebüfst. Es entstehen daher Dehnungen der ersteren und Abschleifungen der letzteren. Eine der wichtigsten Aufgaben der Behandlung ist die Prophylaxis gegen diese secundären Verkrümmungen.

Belastung des Kniees bei horizontaler Lage.

Der zweiten Reihe von Belastung, der in horizontaler Lage, hat Bonnet vorzugsweise seine Aufmerksamkeit gewidmet, ihnen jedoch offenbar einen zu grofsen Antheil an den Formveränderungen des Kniees zugeschrieben.

Die Lagerung des kranken Kniees wird von dem Patienten nach ganz bestimmten Gesetzen ausgeführt. Da die Immobilität bei Gelenkkrankheiten keine absolute ist, dieselbe auch nicht absolut durch künstliche Mittel herbeigeführt werden kann, so ist es keine Frage, dafs auch die Gravidationsgesetze bei horizontaler Lage kranker Kniee wirksam sind.

In gestrecktem Zustande des Kniees kann ein gesunder Mensch das Bein bei horizontaler Rückenlage des Rumpfes nur auf der äufseren und hinteren Seite lagern; auf der inneren ist eine solche Lagerung stets sehr ermüdend, da eine Kreuzung mit dem anderen Bein nothwendig ist und die Streckung durch angestrengte Muskelthätigkeit unterhalten werden mufs.

Der Kranke lagert diesen Lagerungen gemäfs auf der Seite des kranken Beines, auf dem Rücken oder am seltensten auf der gesunden Seite.

Am häufigsten lagert der Kranke mit seinem Rumpfe zwischen Rückenlage und Seitenlage des kranken Beines, oder auf dem Rücken, gegen die kranke Seite geneigt. Eine vollkommene Seitenlage auf die kranke Seite ist sehr selten, da das kranke Bein alsdann einen Theil des Rumpfes zu tragen hat. Der Kranke wählt daher meist die unvollkommene Seitenlage. Das kranke Bein ist hierbei in der Regel durch willkürliche Muskelthätigkeit oder durch andere physikalische Bedingungen gebeugt. Nur in den Fällen, wo die Krankheit sehr schmerzhaft und das Bein daher sehr schwer ist, lagert es alsdann durch Auswärtsrollen des Oberschenkels vollkommen auf der äufseren Seite. In der Mehrzahl der Fälle dagegen ruht es auf der äufseren Seite der Ferse oder auf dem ganzen äufseren Rande des Fufses, und der Oberschenkel wird in der Gegend des Kniees durch eine Unterlage unterstützt, während das obere Ende der Tibia keine Unterstützung hat. Es setzt diese Lagerung immer die Thätigkeit einzelner Muskeln voraus. Durch diese Lage werden zwei Lageveränderungen der Berührungsflächen begünstigt; erstens drücken die inneren Gelenkflächen stärker zusammen und die äufseren werden von einander entfernt, das äufsere Seitenband gespannt und hierdurch ein Abgleiten der Gelenkflächen der Tibia nach aufsen begünstigt, namentlich wenn eine Vergröfserung des inneren Gelenkkopfes vorhanden ist; sodann hat der Unterschenkel stets Neigung, vermöge seiner Schwere nach aufsen zu rotiren. Die Häufigkeit dieser Lage erklärt das häufige Vorkommen der Subluxation nach aufsen und hinten.

Die Rückenlage des Patienten und Stützung des Fufses auf dem hinteren Theil der Ferse kommt sehr selten vor, da sie bei Anschwellungen der Knochen dieselben vorn gegen einander drücken und das Kniekehlenband gespannt wird. Ich habe sie nur bei sehr spitzer Winkelstellung beobachtet, wo alsdann das kranke Bein auf der Fufsfläche und der Kopf des Oberschenkels mit seinen Drehköpfen auf den Gelenkflächen der Tibia ruht. Die Seitenlage ist alsdann wegen sehr bedeutend nothwendiger Auswärtsrollung des Oberschenkels und dadurch veranlafster Spannung der Fascie sehr schmerzhaft. Ich glaube nicht, dafs durch diese Lagerung Knochenverschiebungen bedingt werden, und beobachte wenigstens dieselben nie danach.

Liegt der Kranke auf der gesunden Seite, so wird der kranke Oberschenkel nach innen rotirt und stützt das kranke Bein mit der inneren Seite des Unterschenkels unmittelbar oder mittelbar durch eine Unterlage auf das gesunde Bein. Die Lage wird selten lange ertragen, zuweilen abwechselnd mit den früher beschriebenen eingenommen. Da bei ihr vorzugsweise nur der Unterschenkel unterstützt wird, der Oberschenkel dagegen an jenem seinen Haltpunkt findet, und er vermöge seiner Stellung in Adduction das Streben durch seine Schwere hat, nach innen zu sinken, so wird bei angeschwollenem Gelenkkopfe auch hierdurch die Subluxation des Unterschenkels nach aufsen und hinten, sowie durch den hierdurch vermehrten Druck der äufseren Gelenkflächen gegen einander die Winkelstellung nach aufsen begünstigt.

Einflufs der Schwere des Unterschenkels.

Die Schwere des Unterschenkels, als physicalischer Moment der Winkelstellung, kommt in den Fällen in Betracht, in denen das kranke Bein herumgetragen wird. Dasselbe hängt alsdann, wie wir oben weiter ausgeführt haben, dem Rumpfe als winkelförmiger Pendel an, welcher Pendelschwingungen im Hüftgelenke bei der Fortbewegung macht und als Last ziehend an dem Becken wirkt. Der Unterschenkel hängt jedoch als Wagehebel dem Oberschenkel an, und indem sein freies Ende, der Fufs, schwingt, sein oberes, in der Regel nicht fest verwachsenes Ende aber durch die Contractionen der Kniekantenmuskeln befestigt ist, wird namentlich bei Abplattungen der Drehköpfe die Verschiebung des Unterschenkels gegen den Oberschenkel die Luxation nach hinten begünstigt. Man findet demgemäfs diese Dislocation bei solchen ankylotischen Stellungen, wo die Patienten längere Zeit auf Krücken gingen und das kranke Bein herumtrugen.

Einflufs der Zustände des Muskelsystems auf die ankylotische Stellung

Man hat den physikalischen Grund der Winkelstellung endlich in gewissen Zuständen des Muskelsystems gesucht, und es ist dieses eine Ansicht, welche im Verhältnifs zu den im Vorhergehenden entwickelten physikalischen Bedingungen der Winkelstellungen im Augenblick ein ungleich gröfseres Terrain gewonnen hat.

Die Zustände des Muskelsystems, welche die ankylotische Stellung des Unterschenkels zum Oberschenkel provociren und unterhalten, sollen entweder von dem Willen des Kranken abhängig, oder in krankhaften Zuständen der Muskeln selbst begründet sein.

Im gesunden Zustande wählt der Mensch bei horizontaler Lage und sitzend stets eine etwas gebogene Stellung des Unterschenkels gegen den Oberschenkel. Auch bei dem ungezwungenen Stehen bringt er nur abwechselnd die Beine und nur auf kurze Zeit in vollkommene Extension. Die übermäfsige Spannung der Gelenkbänder und der an der hinteren Seite des Gelenkes liegenden Muskeln scheint eine baldige Ermüdung herbeizuführen, und er wählt daher diejenige Stellung, wo diese Momente nicht statt finden.

Bei Krankheiten einer unteren Extremität, mag sie an einer Stelle vorkommen oder von einem System ausgehen, welches es auch sei, beobachtet der Kranke eine gebeugte Lage des Unterschenkels. Bei Krankheiten in dem Rayon des Kniegelenkes wird in der Mehrzahl der Fälle ebenfalls diese Position gewählt, wobei es uns jedoch nur in den Fällen erlaubt ist, den Willen des Kranken als Agens dieser Stellung zu betrachten, in denen wir keinen anderen physikalischen Grund nachweisen können. Man hat wohl zu häufig diese Willkür des Kranken als Ursache der dadurch entstehenden ankylotischen Stellung angenommen, obgleich es Fälle giebt, bei denen die Thatsache nicht in Abrede gestellt werden kann, dafs durch die permanente Stellung eines Gliedes Verkürzungen und Rigiditäten der Weichtheile der Muskeln und Bänder entstehen. Dafs aber eine solche

Lage eine Verwachsung der Gelenkflächen bedingen soll, ist ohne Nutritionsveränderungen derselben nicht denkbar, da man zu häufig Gelenke findet, welche Jahre lang immobil waren, ohne dafs diese Verwachsung vorkam.

Die Verkürzungen der Muskeln an der Beugeseite geben zwar ein mechanisches Hindernifs ab, dafs der ankylotisch gestellte Unterschenkel nicht gestreckt werden kann, indessen habe ich trotz den genauesten Untersuchungen keine Fälle in meiner Erfahrung finden können, bei denen ich die alleinige Verkürzung dieser Muskelgruppe von einer spasmotischen Affection in Folge spinaler oder celebraler Irritation ableiten konnte. Kommen Ankylosen aus dieser Ursache vor, so dehnt sich die Affection auch über andere Muskelgruppen aus. In den Fällen, wo diese Verkürzungen in Folge acuter Processe des Derma's, des subcutanen Zellstoffs oder des Muskels selbst vorkommen, treten ebensowohl Veränderungen in den Bändern und Knochen ein, so dafs die Verkürzung des Muskels wenigstens nicht als alleinige physikalische Ursache der ankylotischen Stellung angesehen werden kann.

Man hat auch die Ansicht aufgestellt, dafs die Verkürzung der s. g. Beugemuskeln Folgezustand der Lähmung der Muskeln an der Streckseite, des vierköpfigen Kniekappenmuskels sei, dafs dadurch die Beuger das Uebergewicht über die Strecker bekämen und die Winkelstellung im Knie Folge hiervon wäre. Abgesehen davon, dafs die an der Beugeseite des Kniegelenks liegenden Muskeln nicht allein keine reine Antagonisten der Kniekappenmuskeln sind, sondern bei gewissen physiologischen Bewegungen analog und zu derselben Lageveränderung wirken, ist bei normaler Verfassung die Schwere des Unterschenkels hinreichend, um den Antagonismus dieser Beuger zu bilden. Ich habe wenigstens zwei Fälle aufnotirt, in denen alleinige vollkommene Lähmung der Kniekappenmuskeln, einmal nach traumatischer Einwirkung (Zerreifsung des Muskels), das andere Mal in Folge localer rheumatischer Affection eine Zeitlang vorhanden war, ohne dafs dadurch Winkelstellungen bewirkt waren. Im Gegentheil konnten gewisse functionelle Bewegungen des Unterschenkels, bei denen seine Schwere hinreicht, die Streckung zu vollführen, effectuirt werden, während andere, zu denen die Contraction des Muskels erforderlich ist, mit dem kranken Bein nicht ausgeführt werden konnten. Beide Kranke konnten hinkend gehen, aber das Bein nicht zum Aufstehen, Treppensteigen etc. gebrauchen. Auch beim Gehen wurde dasselbe kürzer belastet und beim Vorwärtsschreiten das Bein nicht in vollkommene Streckung gebracht. Beide Patienten, der erstere ein Bauer von 55 Jahren, der letztere ein Lohgerber von 48, wurden vollkommen hergestellt.

Diese auf gewisse Muskeln beschränkten Lähmungen ohne gleichzeitige Contracturen anderer, sind an den Extremitäten seltener, als Lähmungen mit gleichzeitigen Contracturen. Contracturen einzelner Muskeln ohne Lähmung anderer habe ich nicht beobachtet.

Die Beobachtungen über Lähmungen mit Contracturen, oder über Contracturen mit Lähmungen verschiedener Muskelgruppen, sind bis jetzt an den unteren Extremitäten noch ungenau, da man sich bei denselben stets an die Eintheilung der Muskeln in Beuger und Strecker gehalten hat und man bis hieher über das, was man Beugung und Streckung des Fufsgelenkes nannte, verschiedener Ansicht war.

Die Contracturen mit Lähmungen haben entweder eine centrale oder eine peripherische Veranlassung. Bei centraler Ursache, mag dieselbe im Gehirn oder Rückenmark ihren Sitz haben, erlischt das Leben verschiedener Muskelgruppen nach einer bestimmten Scala. Man hat erst in neuerer Zeit durch die Arbeiten von Heine, v. Breuning und Ross dieser Sache mehr physiologische Aufmerksamkeit geschenkt. Wir können auf dieselbe hier nicht weiter eingehen.

Die Erkrankung des Muskelsystems einer Extremität aus peripherischer Veranlassung ist noch wenig oder gar nicht beachtet. Man spricht in neuerer Zeit zwar viel von einer rheumatischen progressiven Muskelparalyse, allein dem Verlaufe der Erkrankungen der einzelnen Muskelgruppen bei Knochenkrankheiten hat man bis jetzt so viel wie keine Aufmerksamkeit geschenkt, oder die Veränderungen derselben von ruhiger Lage, Verbänden etc. abgeleitet. Stromeyer ist der einzige, der spasmotische Contracturen der Beuger als Reflexerscheinung bei Anschwellungen der Gelenkköpfe erwähnt. Allein diese Veränderungen lassen sich aus den oben angeführten Gründen nicht als krampfhaft bezeichnen.

Bei allen Knochenkrankheiten, seien sie ursprünglich traumatischer oder organischer Natur, zeigen sich von dem Momente des Auftretens an krankhafte Veränderungen der vitalen Erscheinungen in den diese Knochen deckenden Muskeln, mögen dieselben von dieser Stelle entspringen, über dieselbe hinüberlaufen, oder sich daran inseriren. Wir finden diese Erscheinungen sowohl bei Luxationen und Knochenbrüchen, wie bei Entzündungen und deren Folgen, oder Entwickelung von Neoplasmen in den Knochen. Und zwar ist diese Erscheinung so constant, dafs bei oberflächlicher Untersuchung oder bei nicht bedeutenden Formveränderungen der Knochen häufig zuerst die Veränderung in einzelnen Muskeln oder Muskelgruppen dem Patienten und Arzte auffällt, ehe anderweitige, während des Lebens wahrnehmbare Symptome der Knochenkrankheit auftreten. Sie können sich central verschieden weit fortsetzen. Belege zu dieser Behauptung stehen mir sehr zahlreiche aus meiner

Erfahrung zu Gebot. Die Sache weiter als in Bezug auf die ankylotische Stellung hier auszuführen, würde uns zu weit von unserem Ziele entfernen.

Wir finden, um analoge Erscheinungen an anderen Stellen des Körpers nachzuweisen und uns auf die entzündlichen Krankheiten zu beschränken, so bei Krankheiten des Oberkiefers, die Muskeln der kranken Seite des Gesichtes erlahmt, die der gesunden contrahirt. Bei Spondylitis die Strecker der Wirbelsäule gelähmt, die Beuger contrahirt. Beim Panaritium lassen sich stets die Erlahmungen der Extensoren der Finger und Contractionen der Beuger nachweisen.

Bei den ankylotischen Stellungen des Unterschenkels im Kniegelenk finden wir dieselbe Lähmung des vierköpfigen Kniekappenmuskels, während die an der Beugeseite des Gelenkes liegenden Muskeln sich in dem Zustande der Verkürzung befinden. Diese Veränderung der Muskeln gründet sich ebenso wie in den vorgemerkten Fällen auf Erkrankungen der Knochen, und sie als Ursache der Winkelstellung aufführen zu wollen, hieſse hiernach den Effect der Krankheit zur Ursache machen. Würde man diese Muskelverhältnisse als Reflexerscheinung darstellen, so müſste man auch eine reflectirte Lähmung annehmen. Die Thatsache ist ganz unzweifelhaft, allein wir können bei dem jetzigen Stand der pathologischen Nervenphysiologie keine weitere Erklärung davon geben.

Wenn wir in dem Vorhergehenden den Muskelverkürzungen keinen hervorbringenden Einfluſs auf die Winkelstellung zugewiesen haben, so folgt hieraus keineswegs, daſs die verkürzten Muskeln nicht die ankylotische Stellung unterhalten, oder daſs sie kein Hinderniſs der Streckung seien. Auch sind wir weit entfernt, zu behaupten, daſs es keine Krankheiten der Muskeln gäbe, durch welche primär die Bewegungen in den Gelenken beschränkt werden. Die rheumatischen, arthritischen und metallurgischen und die aus centralen Innervationsursachen entstehenden Contracturen könnten ja als Gegenbeweis aufgeführt werden. Es handelte sich nur darum, nachzuweisen, dafs die Muskelveränderungen in vielen Fällen secundäre Folgen der Erkrankungen der Knochen sind, und wir sind gewifs in vollem Rechte, sie da als secundäre Veränderungen zu betrachten, wo wir irgend krankhafte Schwellungen der Knochen nachweisen können. Ohne daher die Möglichkeit einer Winkelstellung durch krankhafte Affectionen der Muskeln, Bänder und Kapseln in einzelnen Fällen negiren zu wollen, glauben wir durch eine genaue klinische Beobachtung zu dem Schlusse berechtigt zu sein, dafs die fast allgemein in einem supponirten Allgemeinleiden, einer Dyskrasie, als verschieden angenommenen Gelenkkrankheiten des Kniees, welche mit ankylotischen Stellungen begleitet sind, ein und denselben anatomischen Character haben, und in von den Knochen selbst ausgehenden Krankheiten bestehen. So konnte ich bei meinen Beobachtungen über die Entwickelung des sogenannten Tumor albus genu, als dessen Ausgangspunkte man bekannter Mafsen aufser den Knochen die Bänder, Weichtheile und Kapsel ansieht, stets das untere Ende des Femurs als ursprünglichen Sitz der Krankheiten nachweisen. Ich mufs daher die in einem Handbuche der anatomischen Chirurgie S. 665 den Studirenden gebotene Behauptung, dafs bei Kniegelenkentzündungen Knochenauftreibungen etwas eminent Seltenes wären, als durchaus unrichtig zurückweisen und Herrn Roser rathen, eine Troikarsonde zu seinen Untersuchungen anzuwenden, um Knochenauftreibungen von Exsudaten unterscheiden zu lernen, wenn ihn die unten angegebenen Mafse nicht überzeugen sollten. Indessen ist es nicht Roser allein, sondern auch Bonnet, der annimmt, dafs an dem Knie die Weichtheile häufiger, als die Knochen erkranken.

In einer früheren Periode, als man noch die Knochen als etwas Todtes, Starres, als einen abgelagerten Stoff betrachtete, mufste man die Gelenkentzündungen als vorzugsweise von den Weichtheilen und der Gelenkkapsel ausgehend ansehen. In der gegenwärtigen Periode aber, wo man einen eben so raschen Stoffwechsel in den Knochen erkannt hat, wie in den Weichtheilen, wo man bei Leichenöffnungen sich nicht mehr darauf beschränken sollte, bei der Untersuchung der Gelenke mit den krankhaften Veränderungen der Knorpelfläche und der Weichtheile zufrieden zu sein, und man die Knochen nicht allein durch äufseres Anschauen, sondern nach Dimensionen und Durchschnitten untersuchen mufs, wird man den Hauptausgangspunkt der meisten Gelenkleiden in den spongiösen Gelenkenden finden. In der That sprechen anatomische und physiologische Gründe, wie der histologische Bau, die Hauptmetamorphose an diesen Stellen während der Wachsthumsperiode und die in dieser Periode grofse Häufigkeit der Krankheiten der Gelenke sehr zu Gunsten dieser Ansicht, welche ich nur zu häufig durch klinische Beobachtungen bestätigt gefunden habe. In den bei weitem meisten Fällen, welche mir von Hüft-, Knie- und Sprunggelenkleiden vorgestellt und von mir exact untersucht wurden, habe ich primäre Affectionen der Knochen durch mehr Erscheinungen und Gründe nachweisen können, als es mir gelang, Erkrankungen der Gelenkhöhle selbst darzuthun. Und zwar waren am häufigsten die von den genannten Gelenken central gelegenen Knochen, an der Hüfte die Beckenknochen, am Knie der Kopf des Oberschenkelbeines und am Sprunggelenk das untere Ende der Tibia erkrankt, obgleich auch Fälle vorkamen, in denen die peripherisch gelegenen Knochenenden der Gelenke zuerst afficirt waren. Es haben vorurtheilsfreie klinische Beobachtungen hier einen ungleich gröfseren Werth, als die Sectionen, da dieselben höchst selten und wohl nur durch einen Glückszufall an Gelenken angestellt werden, bei denen nicht durch Jahre langes Bestehen nur die consecutiven Veränderungen bestanden, während die primären bereits eine rückschreitende Metamorphose eingegangen hatten. So lassen sich wenigstens die Sectionsberichte deuten, bei denen es heifst, dafs die Knochen gesund, die Weichtheile aber speckig entartet waren, oder wobei man die Knorpel exulcerirt fand.

Die Schwellung eines Röhrenknochens tritt in der Mehrzahl der Fälle sehr allmälig auf. In einzelnen sah ich jedoch die Längenzunahme und peripherische Schwellung so rasch erscheinen, dafs es bei der Härte des Knochengewebes fast unmöglich schien, dafs ein Knochen in vier und zwanzig Stunden einen solchen Umfang erreichen konnte. Wir haben oben die anatomischen Veränderungen aufgeführt, welche Knochenvergröfserungen hervorbringen können, und werden weiter unten die einzelnen Erkrankungen des Kniees durchlaufen, bei welchen Winkelstellungen vorkommen. Es bleiben uns hier in Kürze die Erscheinungen der Knochenschwellung zu resümiren.

Resüme der primären Erscheinungen.

Die Krankheiten des Femurs, welche mit einer Volumenzunahme seines unteren, und seltener die der Tibia, welche mit einer Vergröfserung des oberen Endes begleitet sind, bringen als Symptom eine winkelförmige Stellung des Unterschenkels hervor, welche sich zunächst darauf gründet, dafs die innerhalb der Insertionsstellen der seitlichen Bänder liegenden Knochentheile in der Länge vergröfsert sind, und daher die Knochen diejenige Stellung einnehmen, in der jene Insertionsstellen sich am meisten annähern. Da dieses Verhältnifs mit der Beugung bis zu einem spitzen Winkel zunimmt, so vermehrt sich auch mit der Schwellung der Knochen die Winkelstellung. Da jedoch das innere Seitenband und die vorderen Kapseltheile durch die Schwellung des Knochens selbst entfaltet werden, so können diese schon der allzuspitzen Winkelbeugung hierdurch ein Hindernifs in den Weg legen. Der oft sehr heftige Schmerz, welchen die Kranken in acuten Fällen an der vorderen und namentlich an der inneren Seite empfinden, gründet sich vorzugsweise auf die heftige Spannung, welche das innere Seitenband erleidet, da es nicht so nachgeben kann, als das äufsere. Auch mögen die Zerrungen der durch die Vergröfserung der Knochen gedehnten Kreuzbänder mit dazu wirken.

Da der innere Condylus des Oberschenkels sich bedeutender vergröfsert, als der äufsere, so ist hierdurch einmal die Rotation des Unterschenkels nach aufsen und Abduction, sodann bei weiterer Vergröfserung ein Verdrängen der Kniescheibe aus ihrer Rinne, die seitliche Subluxation der Kniescheibe auf den äufseren Condylus bedingt. Bei Winkelstellungen wegen alleinigem vergröfsertem Tibialende beobachtet man diese Rotation und Abduction nicht.

Aufser der erwähnten Spannung der Haltungsbänder, der Zusammenfaltung des hinteren Theils und der Ausdehnung des vorderen Theils der Kapsel, stülpt sich der vergröfserte Knochen in die Kniekappe ein und dieselbe befindet sich daher je nach der Schwellung des Knochens in der gröfsten Längen- und Breitenausdehnung. Die dabei vorhandene Lähmung des vierköpfigen Muskels läfst sich jedoch nicht aus der Dehnung allein erklären, da sie häufig das erste Symptom eines Knochenleidens ist und bemerkt wird, wo eine Knochenausdehnung kaum wahrgenommen werden kann. Dagegen liegt der Verkürzung der Kniekappenkantenmuskeln ursprünglich nichts anderes zu Grunde, als dafs ihre Insertionspunkte sich durch die Lageveränderungen der Knochen näher rücken, gerade so, wie es bei violenten Luxationen der Fall ist.

Secundäre Erscheinungen bei der ankylotischen Stellung.

An diese primären Erscheinungen der ankylotischen Stellung in Folge von Knochenkrankheiten reihen sich sodann secundäre an, unter denen man die der Knochen und der Gelenkhöhle von denen der umgebenden Weichtheile und des ganzen Gliedes unterscheiden kann.

Die Knochenschwellung kann fortbestehen oder abnehmen, ohne dafs dieses einen Einflufs auf die Winkelstellung zu üben braucht. Nimmt sie ab, bevor secundäre Veränderungen eintreten, so kann auch sehr bald mit ihrer Abnahme die Winkelstellung schwinden. Sind hingegen bereits secundäre Veränderungen aufgetreten, so wird die Winkelstellung auch nach der Abnahme des Knochenvolumens fortbestehen. Nur unter ganz besonderen Verhältnissen tritt trotz dem Fortbestehen der Knochenschwellung eine Streckung wieder ein.

Secundäre Veränderungen der Knochen.

Die secundären Veränderungen der Knochen beziehen sich einmal auf die Propagation der Knochenkrankheit nach der Diaphyse des Knochens, dem benachbarten Unterschenkel und vorzugsweise der Gelenkhöhle oder der Knorpelfläche des Oberschenkels, sodann bestehen sie in weiterer Entwickelung der Krankheit und dadurch bedingter Zertrümmerung der Knochenform und des Knochenbaues. Die Lostrennung der Epiphyse von der Diaphyse, die Durchbohrung der Weichtheile durch das obere Trennungsfragment, die Perforationen der Fisteln nach aufsen und nach dem Gelenke hin, die Exulcerationen, Eindrückungen, Abschleifungen und fibrösen und knöchernen Verwachsungen der Contactflächen, die Verfettigung der Markhöhle des Knochens, die Verdünnung oder Sclerosirung des eigentlichen Knochengewebes und endlich Neubildungen auf der äufseren Oberfläche des Knochens sind secundäre Veränderungen der angegebenen Art.

Secundäre Veränderungen der Weichtheile.

Die secundären Veränderungen der Weichtheile sind vorzugsweise Schrumpfung und Degenerationen des Gewebes sowohl des an der Streckseite des Gelenkes liegenden gelähmten vierköpfigen Muskels, als der an der Beugeseite verkürzten. Mit dem Verschwinden der Muskelfaser tritt aufser der Bildung oft sehr starker Bandmassen ein Verfettigungsprocefs auf, welcher sich zunächst durch Ablagerungen gröfserer Fettmassen in der Kniekehle, später aber durch Verwandlung aller Gewebe in eine speckige Masse characterisirt. Aufser diesen kommen sodann Perforationen der Weichtheile durch Fisteln oder durch den Knochen selbst vor. Die Fisteln werden gewöhnlich als Oeffnungen, welche in das Gelenk führen, angesehen. Alle, welche ich jedoch beobachtet habe, führten in das untere Ende des Oberschenkelknochens, und nur in zwei Fällen konnte ich dieselben an der vorderen Seite durch das Gelenk hindurch zum Knochen verfolgen.

Secundäre Veränderungen der kranken Extremität.

Man liest in den verschiedenen Büchern, dafs ein ankylotisches Bein kleiner bleibe, weil es nicht gebraucht werde und daher nicht fortwachse, dafs es im Wachsthum stehen bleibe. Diese Erklärungsweise findet darin schon ihre Widerlegung, dafs das Volumen des kranken Beines stets die Gröfse übertrifft, welche es beim Entstehen der Krankheit hatte, so dafs, wenn man einen Kranken von 16 Jahren beobachtet, bei dem sich die Krankheit vielleicht im sechsten entwickelte, das kranke Bein nie die Gröfse behält, wie bei einem Kinde dieses Alters. Sodann ist aber die Gröfsenabnahme, wie wir oben gezeigt haben, in den drei Hauptgliederungen der Extremität, dem Oberschenkel, Unterschenkel und Fufs, nicht proportional, im Gegentheil finden wir den Oberschenkel in der Mehrzahl der Fälle verlängert und schon hierin den Beweis, dafs vielen ankylotischen Stellungen des Unterschenkels eine Knochenkrankheit des Oberschenkels zu Grunde liegt, da wir nicht annehmen können, dafs der Oberschenkel sich nach dem Eintritt der Ankylose verlängere. In den seltenen Fällen aber, wo der Oberschenkel wirklich verkürzt ist, finden wir eine solche peripherische Abnahme und Formveränderung seines unteren Endes, dafs wir durchaus nicht zweifeln können, dafs auch die Längenabnahme durch die bei rückschreitenden Knochenkrankheiten vorkommende Verschrumpfung bedingt ist. Der Umfang des Oberschenkels hängt ebenfalls von dem durch die Knochenkrankheit veränderten Volumen der Knochen und Weichtheile ab.

Am constantesten ist, wie wir bemerkt haben, die Längen- und Peripherieabnahme des Unterschenkels, weniger constant die des Fufses. Sie kommt auch dann vor, wenn die Ankylose sich nach vollendetem Wachsthum des Skeletts ausbildet, so dafs ein wirkliches Verschrumpfen oder Zurückwachsen dieser Gliederung statt findet. Es kommt diese Oligotrophie ebenso an dem peripherischen Theile solcher ankylotischen Gliedmafsen vor, welche mit auf die Welt gebracht wurden.

Als nächste Ursache derselben müssen wir die durch die ankylotische Stellung bedingte permanente Einknickung der Arteria poplitaea ansehen, wodurch offenbar das Lumen derselben kleiner wird. Schon bei der normalen Beugung des Kniees wird der Puls der Arteria tibialis postica fühlbar kleiner und verschwindet bei forcirter Beugung, eben so wie der Puls der Arteria radialis bei forcirter Beugung des Vorderarms. Es mag bei der krankhaften ankylotischen Stellung eines Theils der Winkel der Arterie selbst, andern Theils die Compression derselben durch die gespannte Fascie der Wadenmuskeln, oder endlich Verengerungen derselben, welche durch Exsudate entstehen, in erheblicher Weise auf den Kreislauf eingreifen und eine wesentliche Veränderung der Druckkraft und Geschwindigkeit des durchströmenden Blutes herbeiführen, indem ein Theil der Druckhöhe zur Ueberwältigung des durch die Krümmung entstehenden Widerstandes verloren geht, andern Theils das Blut bei gleicher Druckkraft schneller zwar, aber in geringerer Quantität durch die verengte Röhre hindurchströmt.

Secundäre Veränderungen der gesunden Extremität.

Im Gegensatze hierzu kann man die Volumenzunahme der gesunden Extremitäten in den Fällen, in welchen der Kranke sich mit Hülfe von künstlichen Mitteln fortbewegt, von der beanspruchten gröfseren Thätigkeit, der beständigen Belastung und längeren Streckung ableiten. Da beim Integritätszustande der unteren Extremitäten dieselben symmetrisch gestellt sind, so hat eine jede derselben die Hälfte des Körpergewichts beim Stehen zu tragen, beim Gehen dagegen wechseln beide in der Belastung ab, und die Extremitäten werden in ihren verschiedenen Gelenken abwechselnd gestreckt und gebeugt. Beim Gehen mit einem winkelförmig gestellten Bein hat dagegen die gesunde Extremität die ganze oder doch den gröfseren Theil der ganzen Last des Rumpfes zu tragen, und beim Fortschreiten mit Krücken führt die Extremität in dem Kniegelenk keine so bedeutende Excursion aus, wie im normalen Zustande, da die Nothwendigkeit der Kniebeugung nicht vorhanden ist. Man findet daher nicht selten eine gröfsere Streckungsfähigkeit im Kniegelenk der gesunden Extremität, indem die permanente Belastung die die gröfsere Streckung hemmenden Weichtheile offenbar ausgedehnt hat, und die Extremität bildet alsdann nach vorn eine kleine Curve,

Wollen wir daher für diese angeführte Volumenzunahme die gröfsere Beanspruchung der Extremität als Ursache ansehen, so dürfen wir jedoch dabei nicht übersehen, dafs durch die zeitweise längere Streckung derselben die Arterie auch längere Zeit gestreckt verläuft und die den rückfliefsenden Blutstrom unterstützende Beugung der Extremität hier seltener auftritt. Es tritt daher in einer solchen Extremität dasselbe Verhältnifs der Blutcirculation auf, wie wir es bei Leuten finden, welche längere Zeit durch ihre Beschäftigung genöthigt sind, zu stehen, z.B. Schlosser etc., deren Beine in der Regel sehr kräftig entwickelt sind.

Kniekrankheiten, bei denen die Ankylose als Symptom auftritt.

Wir haben endlich hier die verschiedenen Krankheitsformen aufzuführen, bei denen die Ankylose als Symptom vorkommt.

Die ankylotischen Stellungen des Unterschenkels im Kniegelenk kommen angeboren vor oder entwickeln sich nach der Geburt. Es ist keine Altersstufe vor der Möglichkeit des Eintritts dieser Krankheit gesichert, vorzugsweise ist jedoch das kindliche Alter dasjenige, in dem sich am meisten Krankheiten des Kniegelenks entwickeln, welche mit Winkelstellungen des Unterschenkels in demselben begleitet sind.

Angeborene Ankylose.

Die angeborenen ankylotischen Stellungen des Unterschenkels sind sehr selten und kommen vielleicht nie rein für sich vor, sondern nur in Gesellschaft mit anderen Krümmungen der Extremität, Klumpfüfsen etc. [1])

[1]) Die in v. Ammon's „angeborenen chirurgischen Krankheiten des Menschen. Berlin 1842“ S. 115 u. 116 des Textes und Tafel XXVII als angeborene Luxationen mitgetheilten Fälle von ankylotischen Stellungen des Unterschenkels im Kniegelenk lassen bei der Kürze der Mittheilung und nach Anschauung der Abbildungen Zweifel über die congenitale Entstehung. Es sind dieses vier von Herrn Doctor Adelmann in Würzburg mitgetheilte Fälle. — An-

Ohne in die Genese dieser congenitalen Krankheiten weiter einzugehen, läfst sich bei den reinen Ankylosen des Kniegelenks, aufser den zwei modernen Ansichten Cruveilhier's und Guérin's, von denen der erstere bekanntermafsen die Ursache solcher Difformitäten in der im Mutterleibe eingehaltenen fötalen Lage, der letztere in Störungen der Innervation in Folge von Krankheiten der Centraltheile des Nervensystems findet, noch eine dritte aufstellen. Man könnte ebenso eine anomale Gröfse des unteren Endes des Femurs, des Gelenkes, als mechanischen Grund der Verkrümmung nachweisen, da wohl die Hypothese eben so haltbar und näher liegend ist, dafs entweder durch eine Hypertrophie oder Krankheit des präformirten Knorpels diese Vergröfserung zu Stande kommen kann.

Luxationen und Knochenbrüche.

Unter den nach der Geburt auftretenden Krankheiten, bei denen ankylotische Stellungen vorkommen, nennen wir zunächst Luxationen und Knochenbrüche. Die Luxationen des Kniees sind so selten, dafs ich mich nur erinnere, einen Fall einer veralteten Luxation, die der Tibia nach hinten, gesehen zu haben. Der Unterschenkel bildete mit dem Oberschenkel einen nach vorn offenen Winkel, indem die Gehfläche des Oberschenkels auf der vorderen Kante der oberen Fläche der Tibia ruhte. Die Kniescheibe war mit ihrem Bande von dem Knochen weit abgezogen und konnte seitlich bewegt werden. Die hintere Kante der oberen Fläche der Tibia fühlte man hinten zwischen den beiden MM. gastrocnemiis vorgedrängt, während diese seitlich geschoben waren. Die Arteria poplitaea gewahrte man auf der erwähnten hinteren Kante pulsirend. Der Fall kam bei einem 50jährigen Bettler vor, sollte 18 Jahre bestanden

geborene Contracturen beider Kniee eines 1½ Jahre alten Kindes mit gleichzeitiger Hydrorhachis erwähnt Froriep (chirurgische Kupfertafel CCCXLVI).

haben und durch Ueberfahren entstanden sein. Da ich ihn auf der Strafse fand, so konnte ich den Fall nicht genauer, als ich angegeben habe, untersuchen. In solchen Fällen hemmen zunächst die Knochenvorsprünge zugleich mit den gespannten Muskeln und Bändern die Einrichtung, und die Belastung mufste offenbar diesen Winkel vergröfsern. Der Kranke ging mit Hülfe eines Stockes, setzte die ganze Fufsfläche auf; das Hüft- und Fufsgelenk waren extendirt.

Die Knochenbrüche der unteren Extremitäten können aus verschiedenen Gründen Veranlassung zu ankylotischen Stellungen im Kniegelenk geben.

Wie wir oben hervorgehoben haben, verwechselt man vorzugsweise Mangel der Mobilität in einem Gelenke mit der ankylotischen Stellung. Diese kann allerdings eine zufällige Combination jener sein, und stört alsdann den Gebrauch des Gliedes mehr, als wenn die Gelenksteifigkeit ohne Winkelstellung im Knie vorkommt. Daher man auch die praktische Regel gegeben hat, da, wo der Eintritt einer Gelenksteifigkeit nach Knochenbrüchen zu befürchten sei, der unteren Extremität die gerade Stellung zu geben, während man dem Arm einen gewissen Grad der Beugung giebt. Mehr oder weniger treten Gelenksteifigkeiten bei allen Knochenbrüchen auf, und es wird keinem geübten Beobachter entgehen, dafs dieselben sich nicht allein an der mit dem Knochenbruch behafteten Gliederung, sondern mehr oder weniger an allen Gelenken der verletzten Extremität zeigen. Man hat diese Steifheit der Gelenke von der Immobilität, welche zur Heilung von Knochenbrüchen gefordert wird, abgeleitet und auch pathologische Veränderungen der Gelenke angenommen, welche durch dieselbe entstehen und hierdurch die Beweglichkeit hemmen oder beschränken sollen. So ist die Lehre von J. L. Petit, dafs durch die Ruhe sich die Synovia verdicke und die Bewegungsfähigkeit in einem Gelenke hierdurch gehemmt werde, noch in die neuesten Handbücher der Chirurgie übergegangen. Heister (Institut. chirurg. Amstelodami. 1750. P. I) unterschied diese s. g. Ankylose, welche durch Verdickung der Synovia entstehen sollte, als falsche Ankylose und erachtete sie als leicht heilbar im Gegensatze zu einer unheilbaren, wahren, welche durch Erguſs des Knochensaftes in die Gelenkhöhle bei Knochenbrüchen effectuirt würde. Boyer führt die Fakirs in Indien, welche aus Buſse Jahre lang in derselben Stellung verharren, als Beweise auf, daſs durch eine ruhige Lage eine Gelenksteifigkeit (Ankylose) entstehen könne, und giebt schon weitere Veränderungen an, welche das Gelenk durch permanente Ruhe erleide. Bleibe das Gelenk längere Zeit ruhig, so nehme die Quantität der Synovia ab und werde in geringerer Quantität abgesondert, die Gelenkflächen, ihrer sie schlüpfrig machenden Flüssigkeit beraubt, verlören ihre Glätte und glitten nicht mehr mit jener Leichtigkeit über einander hinweg. Die Bänder und Sehnen behielten nur die Länge der Lage, in welcher sie sich befinden, und erlangten eine Steifigkeit, welche sie hinderte, sich den Bewegungen zu fügen. Die unthätigen Muskeln verlören ihr Zusammenziehungsvermögen und verkürzten sich. Der Mangel an Bewegung und die Verzögerung des Kreislaufes bringe eine teigartige Anschwellung aller Weichtheile hervor.

Die Ansichten von Kühnholz, J. Chopart, Velpeau, Cruveilhier, Malgaigne und Samuel Cooper stimmen im Ganzen damit überein. Auch sie sehen die Ruhe als die Ursache dieser Veränderungen an, und Teissier (Gaz. méd. 1841, Nr. 39 u. 40) bemühte sich nachzuweisen, daſs die absolute Immobilität der Gelenke, auſser einer einfachen Starrheit, die in Atrophie und Retraction der Muskeln und Verlust der Extensibilität der Bänder bestehe, einen Ergufs von Blut und Serum aufser- und innerhalb der Gelenke, Injectionen der Synovialmembran und Alterationen der Knorpel, Trockenheit, Rauhheit, Auftreibung, Erweichung, Erosionen, Verdünnung und Schwund herbeiführe.

Dafs die Immobilität gewisse Veränderungen an den Extremitäten hervorbringt, wohin namentlich die Starrheit der Bänder, Lähmung der Muskeln, Trockenheit der Gelenke gehört, ist wohl keine Frage, da die tägliche Beobachtung lehrt, wie eine öftere Uebung der Extremitäten dieselben leicht beweglich und ein geringer Gebrauch steifer macht, und wie die am Morgen oft steifen und schwer beweglichen Glieder nach dem Gebrauche, wie man sich ja schon in der Sprache ausdrückt, gelenkiger werden. Es ist auch eine richtige physiologische Ansicht, dafs nicht allein die Absonderung der Synovia durch die Bewegung begünstigt wird, indem bei derselben der gegenseitige Druck der mit der Synovialmembran bekleideten Flächen wechselt und die hierdurch entstehenden luftleeren Räume sich mit Synovia füllen, so weit es der äufsere Druck zuläfst, sondern dieselbe auch wesentlich auf den Kreislauf in dem Gefäfssystem eines Gelenkes und einer ganzen Extremität influencirt. Allein die Beobachtungen Teissier's haben nicht die Bedeutung, welche er für sie beansprucht, da dieselben an Extremitäten gemacht sind, woran Knochenbrüche vorhanden waren, an denen bekanntlich, wie die Beobachtung lehrt, Störungen des Kreislaufes und der Innervation vorkommen, welche ebensowohl direct die angegebenen Veränderungen der Gelenke hervorbringen können, ohne deshalb die absolute Ruhe als Ursache zu beanspruchen.

Knochenbrüche können auf verschiedene Weise die Veranlassung zu ankylotischen Stellungen im Kniegelenk geben wenn sie sich am Ober- oder Unterschenkel vorfinden. Einmal ist es allerdings die absichtlich oder unabsichtlich gewählte Lage des Kniees im Winkel, welche die Bedingung, und die durch die ruhige Lage, durch das oben erwähnte Erkranken des Muskelsystems bei Knochenkrankheiten oder durch Schwellung der Knochen selbst veranlafste Rigidität und Lähmung der Muskeln und Bänder, welche die nächste Ursache der Unmöglichkeit einer Streckung nach der Heilung abgiebt. Es können aber durch diese Verhältnisse allein keine directen Verwachsungen der in einem Gelenke sich berührenden Flächen durch Knochen oder fibroplastisches Gewebe bedingt sein, noch äufserlich sich Knochenbrücken entwickeln, sondern es ist diese Verwachsung Folge solcher Knochenbrüche in der Nähe der Contactflächen, bei denen entweder die Knorpelflächen mit verletzt sind, oder die Aufhebung der Continuität des Knochens ihnen so nahe liegt, dafs ihre Nutrition sich nothwendiger Weise verändern mufs, oder endlich die Befestigungsmittel der Gelenke, an der Heilung Theil nehmen, daher sich Knochenbrücken in dem den Gelenkbändern zunächst liegenden Bindegewebe bilden. Diese letztere Erscheinung gehört daher der Narbenbildung bei Knochenbrüchen an.

Ein anderer Grund der ankylotischen Stellungen der Knochen in dem Kniegelenk oder der Verkrümmung des Kniegelenks kann bei der Heilung der Knochenbrüche darin sich finden, dafs dieselben in der Mitte des Unterschenkels nicht in gerader Richtung, sondern unter einem Winkel geheilt werden. Wir sahen diese perverse Heilung häufig nach Anwendung der Malgaigne'schen Schraube selbst auf der chirurgischen Abtheilung ihres Erfinders entstehen. Wir können deshalb und aus mehreren anderen Gründen diesem Apparate nicht den Beifall zollen, mit dem er von einzelnen deutschen klinischen Lehrern fast angebetet wird. Ohne hier weiter in eine Kritik derselben einzugehen, müssen wir doch bemerken, dafs, da die Stachel die Knochenfragmente nur an einem Punkte fixirt, die Bewegung des Kranken mit dem Oberkörper nothwendig Bewegungen im Bruche zur Folge haben mufs, die neben der Unbequemlichkeit für den Kranken, dafs er durch diese Stachel mit seinem gebrochenen Bein auf die Unterlage gefesselt ist, häufig winkelförmige Heilung in geringerer oder gröfserer Scala herbeiführt. Indessen haben wir solche in der Richtung pervers geheilte Knochenbrüche auch nach anderen nicht zweckmäfsigen Lagerungen entstehen sehen. Durch solche von der geraden Richtung abweichende Knochen werden nothwendig die Gelenkflächen derselben aus ihrer Horizontalebene gerückt, und die obere Gelenkfläche der Tibia hat alsdann nicht mehr die Richtung, dafs sich der Kopf des unteren Endes des Femurs unter normalen Druckverhältnissen auf derselben bewegen kann. So sah ich bei einem Schiffer, dessen gebrochener Unterschenkel mit einem Winkel nach aufsen geheilt war, eine Winkelstellung im Knie nach innen und eine Unbeweglichkeit im Kniegelenk, die offenbar dadurch bedingt war, dafs die äufsere Gelenkfläche durch die Abweichung des oberen Bruchstückes tiefer stand, als die innere, und daher stärker belastet wurde. Diese Abweichungen der Gelenke von ihren Ebenen sind analog denen, wie sie bei rhachitischen Verkrümmungen der Knochen vorkommen; da sie jedoch hierbei allmäliger entstehen und complementär in den verschiedenen Gelenken auftreten, so accommodirt sich der Bewegungsapparat gleichzeitig und die Bewegungen in den Gelenken sind alsdann nicht so beschränkt, wie es bei den Abweichungen dieser Ebenen nach perverser Heilung von Knochenbrüchen der Fall ist.

Weifse Kniegeschwulst.

Unter den organischen Krankheiten, bei denen ankylotische Stellungen als Symptom vorkommen, ist diejenige

Gelenkentzündung, welche man mit dem Namen Tumor albus bezeichnet hat, die häufigste. Man hat diesen Namen mannigfach angefochten, da er allerdings nur ein nicht einmal stets constantes Symptom dieser Krankheit bezeichnet, allein da derselbe so sehr eingebürgert ist, da er im Grund wenigstens einen specielleren Begriff in sich faſst, als die vage Bezeichnung Gelenkentzündung, so ist kein Grund vorhanden, ihn durch diesen Namen verdrängen zu wollen. Die Krankheit entsteht meist im kindlichen Alter, in welchem das Wachsthum und die Entwickelung der Knochen an der Grenze der Epiphyse und Diaphyse besonders thätig ist, und es ist der am Skelett gröſste schwammige Knochen, das untere Ende des Femurs, vor allem dazu disponirt. Unter allen mir vorgekommenen Fällen habe ich nur einen beobachtet, bei dem die Krankheit von dem oberen Ende der Tibia ausging. Die Krankheit hat einen verschiedenen Character, je nachdem der Verlauf chronisch oder acut ist. Jahrelange chronische Fälle können plötzlich einen acuten Character annehmen.

Hat sie einen chronischen Verlauf, so entsteht sie häufig ganz schmerzlos. Die Eltern suchen die Hülfe des Arztes, weil das Kind das Bein nachschleift und nicht strecken kann. Das Kind geht auf dem Vorderfuſs. Das Knie kann vollkommen gebeugt, aber nur bis zu einem stumpfen Winkel gestreckt werden. Man kann auch anfänglich durch Druck das Knie strecken, bei Nachlaſs desselben nimmt es seine frühere Stellung wieder ein. Untersucht man das Contractionsvermögen der verschiedenen Muskelgruppen, so findet man die an der vorderen Seite des Oberschenkels liegenden Kniekappenmuskeln gelähmt und schlaff, während die Beuger ihr Contractions- und Ausdehnungsvermögen besitzen. Man wird unwillkürlich zu der Vermuthung geführt, daſs die Krankheit eine Muskellähmung aus centraler

Ursache sei. Untersucht man jedoch jetzt das Gelenkende des Oberschenkels durch die Mensuration, so findet man jetzt schon den Umfang und die ganze Länge desselben vergröfsert.

Dieser Zustand kann Jahre lang fortbestehen, und das Kind schleppt sich mit oder ohne Stock auf dem kranken Beine fort. Die nächsten Folgen dieser Belastung des nicht vollkommen gestreckten Beines sind, dafs der Oberschenkelkopf nach innen vortritt, indem die äufseren Gelenkflächen sich inniger berühren und eine Winkelstellung nach aufsen mit Rotation des Fufses nach aufsen auftritt. Der nach innen vortretende und angeschwollene Condylus internus drängt gegen das innere Seitenband und spannt und zerrt dasselbe. Die Kinder klagen daher an dieser Stelle während der Belastung und bei Druck über Schmerz, und die natürlichen Folgen sind Formveränderungen der Gelenkflächen, welche abgeschliffen werden, und nicht selten bildet sich ein neuer Knochenrand an der vorderen Kante der Tibia. Bei höheren Graden geht das Kind auf dem inneren Fufsrande oder dem Ballen, und manchmal bilden sich complementäre Krümmungen des Beckens und der Wirbelsäule aus. Höchst selten kommt es bei diesen chronisch verlaufenden Fällen zur Fistelbildung.

Zu verschiedenen Zeiten kann nun die Schwellung des unteren Endes des Oberschenkels in dem Grade zunehmen, dafs die seitlichen Bänder relativ zu kurz werden und es sich daher mehr oder weniger vollkommen in den vorderen Theil der Kapsel einstülpt und hierdurch der Unterschenkel mehr oder weniger gebeugt wird. In den höchsten Fällen ist die Schwellung so bedeutend, dafs die Beugung den höchsten normalen Grad überschreitet und die Ferse den Hinterbacken des Kindes berührt. In weniger bedeutenden Fällen bildet das Bein einen rechten, einen spitzen oder stumpfen Winkel. Tritt die Schwellung plötzlich auf, so ist die Winkelstellung sogleich auch eine sehr bedeutende. Tritt sie dagegen allmälig ein und namentlich dann, wenn schon lange vorher die Krankheit als chronische Form vorhanden war, so ist die Winkelstellung bei oft bedeutender Schwellung des Knochens nicht so bedeutend.

Die weitere Folge der Schwellung des Knochens ist die bedeutende Spannung der Kniekappe. Die Kniescheibe ist bei spitzer Stellung in den Sulsus intercondyloideus eingesunken und die über die Köpfe gespannten MM. vasti, cruralis und rectus sind mit den Fascien in dem höchsten Grade ausgedehnt. Verständige Kinder geben das Gefühl des gegen die Weichtheile andrängenden Kopfes als einen heftigen Druck an und suchen durch Gegendruck, indem sie den Kopf mit den Händen umfassen, sich Linderung zu verschaffen. Der heftige Druck bewirkt häufig eine Blutleere der Haut und hierdurch, dafs die weifse gespannte Fascie mit den entleerten, platten bläulichen Venen durchschimmert und zu dem von Wiseman zuerst gebrauchten Namen White swelling, weifse Kniegeschwulst, Veranlassung gegeben hat. Die Kniekantenmuskeln befinden sich in dem Zustande der Retraction, können sich jedoch noch contrahiren, so weit es die gespannte Kniekappe zuläfst. Ihre häufige spasmotische Contraction ist eine zweite Ursache des Schmerzes.

Dieser Zustand des Kniees kann sich verschieden verändern, je nachdem die Knochenkrankheit verläuft. An genauen pathologischen anatomischen Untersuchungen aus dieser frühen Periode fehlt es sehr. Bleibt der Knochen von demselben Umfang, so können sich die Weichtheile durch die permanente Expansion an die Dehnung gewöhnen; schneidet man seitlich bis auf den Knochen ein, wie ich es in einem Falle gethan habe, so kann man sich davon überzeugen, dafs die Geschwulst durch den expandirten Knochen verursacht wird, und die Spannung wird durch den Blutverlust ebenso, wie durch warme Cataplasmen, vermindert. Oeffnet sich ein Knochenabscefs nach aufsen, bildet sich eine Fistel, so läfst der Druck ebenfalls nach. Erfolgt ein ausgedehnter necrotischer Procefs, so kann der getrennte Sequester die Weichtheile durchbohren. Zerstört die Krankheit den Matrix des Knorpels, so erfolgen Loslösungen etc. desselben. Schreitet die Knochenschwellung ohne Fistelbildung zurück, so kann, obwohl dieses sehr selten der Fall ist, die Winkelstellung verschwinden oder wenigstens sich verringern. Ist dagegen eine Fistelbildung eingetreten, so wird nie eine spontane Streckung erfolgen, da bis zur Heilung dieser die Retraction der Weichtheile und vielleicht auch die secundäre Veränderung der Knorpel dieses unmöglich macht.

Die häufigsten ankylotischen Stellungen des Unterschenkels, welche man zu beobachten Gelegenheit hat, sind Symptome dieser Knochenkrankheit, und entstehen ursprünglich dadurch, dafs die seitlichen und gekreuzten Bänder relativ zu kurz gegen die Längenmesser ihrer innerhalb ihrer Insertionsstellen liegenden krankhaft geschwollenen Knochentheile sind, und die Knochen sich daher so stellen, wie die Spannung derselben am unbedeutendsten ist.

Die im Vorhergehenden beschriebene Krankheitsform entwickelt sich in dem kindlichen Alter vom 2—14. Lebensjahre. Man hat sie unter dem Namen der scrofulösen Kniegelenkentzündung, Caries, oder Tuberculose, beschrieben. Sie kommt häufig, ohne dafs andere scrofulöse Symptome, Haut- oder Drüsenscrofeln etc., vorhanden waren, vor, und ich möchte die entferntere Ursache dieser bei der ärmeren Klasse so sehr häufigen Krankheit weniger in der Art ihrer

Nahrungsmittel, als in der nicht gehörigen Hautkultur, Temperatur- und Feuchtigkeitseinflüssen der Wohnungen suchen.

In dem Jünglings- und Mannesalter sind die Krankheiten im Inneren der Knochen seltener, und es tritt hier häufiger diejenige Gelenkentzündung auf, welche man als rheumatische zu bezeichnen pflegt. Abgesehen von der Affection der Gelenke durch Rheumatismus vagus, kann man dem Sitze nach zwei Formen rheumatischer Gelenkentzündungen unterscheiden, einmal diejenige, welche mehr die über das Gelenk hinüberlaufenden Fascien befällt, und welche in der Regel acut unter der Form einer Phlegmone auftritt. Diese gewöhnlich in Eiterung übergehende Entzündung bringt keine Winkelstellung hervor. Die zweite Art ist die, welche das Periost der Knochenenden und die fibröse Kapsel des Gelenkes occupirt (Arthrophlogosis fibrosa); sie hat in der Mehrzahl der Fälle einen chronischen Verlauf und geht zuweilen aus dem Rheumatismus vagus hervor. Ihre Ausgänge sind Exsudate um das Gelenk herum, secundäre Affectionen der Synovialmembran und Verschwärungen der Knorpel, welche im Gegensatze zu der bei der scrofulösen Knochenaffection vorkommenden centralen Knorpelperforationen von der Peripherie der Insertionsstellen der Kapsel ausgehen. Der Knochen selbst erleidet eine Verdickung dadurch, dafs peripherische Knochenschichten abgelagert werden, welche entweder zerfliefsen, necrosiren, oder sclerosiren. Verläuft die Krankheit dagegen acut, so kann es zur Necrose einer gröfseren oder kleineren Parthie des ganzen Knochens kommen.

Rheumatische Gelenkentzündung.

Die ankylotische Stellung kann bei dieser Krankheit durch verschiedene mechanische Gründe bedingt sein; einmal kann im Beginn der Krankheit bei aus der Nachbarschaft entspringender Affection der Synovialmembran dieselbe in ihrem hinteren Theile die Expansion verlieren, sodann können die Bänder schrumpfen und endlich dieselben im weiteren Verlauf durch die Vergröfserung der Knochen zu kurz werden. Diese letztere Ursache der Winkelstellung ist bei necrotischen Processen des Femurs und der Tibia vorhanden, wenn Winkelstellungen bei derselben vorkommen.

So sehr selten oder wohl nie spontane Streckung bei der weifsen Kniegeschwulst vorkommen, so scheint hier durch die Schwere des Gliedes dieselbe unter gewissen Umständen ermöglicht zu werden. Bei einem 36 Jahre alten Manne aus Marburg, bei dem ich zwölf Zoll der Continuität des Femurs, wegen bestehender peripherischer Caries und Necrose, resecirte, befand sich ein Knochengeschwür an der Insertionsstelle der gekreuzten Bänder und hatte diedieselben losgetrennt. In Folge davon hatte der gebeugte Unterschenkel sich spontan gestreckt. An dem durchsägten sclerosirten Knochen konnte man sechs Schichten allmälig neugebildeter Knochenmasse unterscheiden. — Eine eben solche spontane Streckung, wohl aus derselben Ursache, war bei einem 17jährigen Gymnasiasten erfolgt, der mehrere Jahre an einer rheumatischen Entzündung des linken Kniees gelitten hatte. Ich entfernte ihm einen 3″ langen und 1½″ breiten Sequester aus der Kniekehle, welcher seiner Form nach dem hinteren Theil dieses Knochens angehörte. Obgleich die mehrere Jahre bestandenen Fisteln darnach heilten, behielt das Knie doch, so lange ich den Patienten beobachtete, eine ungewöhnliche Beweglichkeit. — Auf der anderen Seite sind es wieder Ankylosen dieser Art, welche wegen der Verkürzung der Theile auf der Beugeseite und der Verwachsung der Kniescheibe in der Fossa intercondyloidea der künstlichen Streckung die meisten Hindernisse bieten.

Arthritische Gelenk-entzündung.

Bei den arthritischen Contracturen, chronic rheumatic arthritii, Adams und Schmitt Arthrite chronique sèche der Franzosen, entzündliche Osteoporose, welche bekannter Maſsen an dem Knie am häufigsten vorkommen, entwickelt sich die ankylotische Stellung sehr allmälig und steht in genauem Verhältniſs mit der Veränderung der Knochen. Die Krankheit beginnt mit Lockerung des Knochengewebes und dadurch bedingter Anschwellung des Gelenkendes des Femurs gewöhnlich an beiden Knieen zugleich, wodurch dieselben sich zunächst in die Gelenkkapsel einstülpen und die Bänder relativ zu kurz werden. Die weiteren Veränderungen des Knochengerüstes werden theilweise durch die alsdann nachfolgende Schrumpfung und Zusammenziehung der Bänder veranlaſst. Denn die bedeutenden Abplattungen der Gelenkflächen können nur dadurch erklärt werden, daſs die in ihrer Textur veränderten Berührungsflächen durch die schrumpfenden und hierdurch sich verkürzenden Bänder an einander gepreſst, eingedrückt und bei verringerter Belastung und beschränkter Excursion gegenseitig abgerieben werden. Mit der Knochenneubildung an dem Rande der hierdurch vergröſserten Gelenkflächen kommt es alsdann auch zur Ablagerung von Kalksalzen in schaliger, körniger, stachelförmiger Form in den Gelenkbändern, welche sich namentlich an den Insertionsstellen derselben in reichlichem Maſse incrustiren. Die Streckung solcher Kniee ist nur anfänglich, wenn die Knochen noch erweicht, die Bänder noch nicht so sehr geschrumpft sind, durch allmälige Extension möglich. In späterer Periode kann man dieselben zwar gewaltsam gerade richten, allein wegen der Abplattung und Formveränderungen der Berührungsflächen stellen sich sehr bald Recidive ein, wenn es überhaupt möglich war, bei der

Erkrankung beider Extremitäten dieselbe fähig zu machen, allein die Belastung zu übernehmen.

Abscesse, Hydatiden, Krebsgeschwülste, Aneurysma des unteren Endes des Femurs.

Alle Neubildungen in dem unteren Gelenkende des Femurs, wie Abscesse, Hydatiden, Krebsgeschwülste, Aneurysma, bringen durch die Vergröfserung dieses Knochentheils relative Verkürzung der Bänder und hierdurch Winkelstellungen hervor. Wir finden zwar in den Beschreibungen selten etwas über die Stellung des Unterschenkels aufnotirt, und höchstens angegeben, dafs der Unterschenkel atrophisch gewesen sei; allein alle Fälle der Art, welche ich in meiner Praxis beobachtete, sowie Alles, was ich darüber in pathologischen Cabinetten gesehen, begründen diese Angabe. Der Fall eines Osteoaneurysma's des unteren Endes des rechten Oberschenkels, den M. S. Carnochan in dem Januarheft der New-Yorker Medical Gazette beschreibt (Illustrirte medicinische Zeitg. Bd. III, H. 1, S. 41), ist in dieser Beziehung von dem gröfsten Interesse. Die vorhandene ankylotische Stellung schwand mit dem Zusammensinken der Knochengeschwulst nach Unterbindung der Arteria profunda und stellte sich mit dem Recidiv wieder ein.

Metastatische Entzündungen.

Gewisse metastatische Entzündungen des Kniees nach Ausschlagskrankheiten, in Folge von Wochenbettkrankheiten, Trippermetastasen etc., scheinen nach meinen Erfahrungen in Entzündungen der Synovialmembran zu bestehen, wohin auch der acute Rheumatismus zu zählen ist. Die Winkelstellung ist bei ihnen keine bedeutende, wenn nicht secundäre Affectionen des Knochens erfolgen, was sehr leicht geschehen kann, da sehr bald der fibröse Gelenkapparat mitleidet. Die Stellung gründet sich auf Unausdehnbarkeit der Kapsel in ihrem hinteren Theil, und eine spontane Streckung erfolgt daher in der Regel nach Heilung des Uebels.

Krankheiten der Weichtheile der Kniekehle.

Im Gegensatze zu den im Vorhergehenden beschriebenen Krankheiten bringen die der Weichtheile höchst selten ankylotische Stellungen des Unterschenkels im Kniegelenk hervor. Und während bei jenen die winkelförmige Stellung abhängig ist von pathologischen Veränderungen einzelner erkrankter Systeme, also ein Krankheitssymptom bildet, tritt sie hier erst in Folge der Heilung, als Vernarbungssymptom, auf.

Am häufigsten entwickelt sie sich in Folge von Verbrennungen der hinteren Seite des Beines und kann den Grad erreichen, dafs die Ferse unmittelbar den Hinterbacken berührt. Eigenthümlich scheint diesen in Folge von Brandnarben entstandenen ankylotischen Stellungen, wenn sie längere Zeit bestanden haben, der Verlauf der Gefäfse und Nerven zu sein, welche bei ihrer Umbeugung vom Oberschenkel zum Unterschenkel den Weg ihres normalen Verlaufs verkürzen. So sah ich bei einem 18jährigen Mädchen, welches sich im sechsten Jahre durch Uebergiefsen mit siedendem Wasser verbrannt hatte, den Uebergang der Gefäfse und Nerven vom Oberschenkel zum Unterschenkel an der Grenze des unteren Viertheils jenes treten, statt dafs die Umbeugung sonst in der Kniekehle erfolgt. Nachdem die Haut und die Kniekappenkantenmuskeln getrennt waren, konnte das Bein deshalb nur wenig gestreckt werden, und erst durch einen sehr vorsichtig angewandten Extensionsapparat gelang die Streckung nach einem halben Jahre vollständig, da die Gelenkflächen nicht verwachsen waren. Es ist wohl anzunehmen, dafs, da auch bei der normalen Beugung der Gefäfsfascikel von dem Gelenke entfernter liegt, als bei der Streckung, auch bei den ankylotischen Stellungen aus anderen Gründen diese Entfernung nur in bei weitem geringerem Grade statt findet.

Der mechanische Grund der ankylotischen Stellung nach Brandnarben liegt zunächst in der Narbe der Haut, die im Verhältnifs zur eigenthümlichen Elasticität und Ductilität des übrigen Hautgebildes starr und unnachgiebig wird. Es ist aber eine physiologische und pathologische Erscheinung der Weichtheile der Extremitäten, dafs mit der Verkürzung oder Verlängerung eines Systems einer Seite auch die übrigen Systeme sich verkürzen und der Lage accommodiren, so dafs bei Verkürzungen der Haut kein Muskel seine normale Länge behalten wird. Wenn die Haut verkürzt ist, so tritt mit der Verkürzung und der oft knorpelartigen Härte ihrer Narbe eine Verkürzung aller übrigen Systeme, der Fascie, Muskeln und Bänder der Beugeseite auf, deren Unnachgiebigkeit, auch nach der Entfernung der ersteren Ursache, so bedeutend wird, dafs sie für sich die Streckung hemmen. Dasselbe Verhältnifs findet bei den Vernarbungsprocessen aller übrigen Wunden der Weichtheile der Beugeseite statt, mögen dieselben nach traumatischen Verletzungen oder organischen Krankheiten auftreten und in den Fascien, den Muskeln oder dem Fett haltenden Bindegewebe ihren Sitz haben.

Geschwülste der Kniekehle.

Geschwülste der Kniekehle bedingen an und für sich keine ankylotische Stellung, mögen dieselben fest sein oder eine Flüssigkeit enthalten, da sie bei ihrer allmäligen Vergröfserung sich zwischen den hinten gelegenen Weichtheilen durchdrängen. So beobachtete ich noch ganz kürzlich eine sehr bedeutende Wassersucht des an den Insertionsstellen der MM. semimembranosus und gastrocnemius internus gelegenen gemeinschaftlichen Schleimbeutels, an Muskeln also, welche bei der Beugung wesentlich beansprucht werden. Die Geschwulst hatte die Gröfse eines Kindskopfes, und eine vollkommene Streckung war allerdings mit dem Gefühl der Spannung möglich. Durch Jodinjectionen wurde die Kranke geheilt.

VI. Ueber Prognose und Behandlung.

Die Behandlung der ankylotisch gestellten unteren Extremitäten hat zunächst die Frage zu stellen, was sie leisten will und was sie zu leisten im Stande ist. Es werden sich aus dieser Betrachtung die prognostischen Momente sodann von selbst herausstellen. — Es wäre gewifs ein sehr schöner Erfolg, wenn man allen Unglücklichen, welche durch diese Krankheit des freien Gebrauchs einer Extremität beraubt sind, eine vollkommen wohlgebildete wiedergeben und die Form und Function eines solchen Kniegelenks wieder ganz zur Norm zurückführen könnte. Allein es gelten die Fälle, wo dieses möglich ist, als Ausnahme unter vielen Tausenden. In der Mehrzahl der Fälle sind wir nur im Stande, eine etwas bewegliche Stelze zu schaffen, welche zwar den Rumpf ohne künstliche Mittel stützen kann, zu allen übrigen Functionen aber untauglich ist. Selbst bei diesen giebt es wieder einzelne, wo, mögen wir auch eine Methode der Streckung anwenden wollen, welche es sei, eine vollkommene Streckung ohne Resection der Gelenkenden eine Unmöglichkeit ist. Was wir leisten können.

Fordern wir daher von der Kunst nicht mehr, als sie zu leisten vermag. Gewifs ist es schon sehr viel, einem Menschen das Vermögen wieder zu geben, dafs er sich ohne künstliche Hülfe fortbewegen kann, und brüsten wir uns nicht damit, das geleistet zu haben, was ein physiologischer Unsinn ist. So wie wir bei anderen Operationen bei plastischen nur unvollkommene Theile an die Stelle der vollkommen gebildeten setzen, so bleibt auch das Bein, dessen Knie wir gestreckt haben, mehr oder weniger unvollkommen, und erreicht nie gleichzeitig die Form, Festigkeit und Mobilität eines normalen.

Der Grad der Brauchbarkeit richtet sich zunächst nach der geringeren und gröſseren Störung des architectonischen Baues und namentlich der Knochenenden, welche nach der Streckung zurückbleibt. Der normalen Form und Function nähern sich am meisten diejenigen restituirten Gelenke, bei denen die ankylotische Stellung durch eine Krankheit des Kopfes der Tibia veranlaſst war. Es scheint der Grund davon darin zu liegen, daſs die Gelenkflächen der Tibia mehr plan sind und nicht die ganze obere Fläche derselben beanspruchen; daſs, wenn sie auch secundär durch die Krankheit des Knochens verändert werden, bei der Kleinheit ihres Contactes sie sich doch auf der Gelenkfläche des Femurs hin und her schieben können, und endlich die Kniekappenmuskeln in solchen Fällen nur gelähmt sind, ohne weitere Veränderungen eingegangen zu haben. Wir finden nach der Heilung solcher Ankylosen nicht allein die beim Gehen nothwendige Beugung und Streckung wiederkehrend, sondern sehen das Glied auch bei seinen übrigen Functionen, dem Aufstehen, Treppensteigen etc., thätig. Herr Sanitätsrath Berends führt in seinem vorletzten Bericht einen solchen Fall an, wo eine Ankylose des Kniegelenks, welche in Folge von Necrose des Unterschenkels entstanden war, in seinem Institute so vollkommen geheilt wurde, daſs alle Bewegungen des Kniees wieder ausgeführt werden konnten. Ohne den Verdiensten dieses Mannes zu nahe treten zu wollen, sehen wir in diesem Falle, dem wir sechs aus unserer eigenen Erfahrung an die Seite stellen können, nach den oben gegebenen Erörterungen nichts Absonderliches.

Ist dagegen die ankylotische Stellung Folge einer durch Krankheit veranlaſsten Vergröſserung des Gelenkendes des Femurs, so sind die Aussichten auf die Restitution des Gelenkes, auf die Möglichkeit einer Bewegung der ganzen Gelenkfläche in der ganzen Ausdehnung der normalen Excursionssphäre, nach der Streckung viel geringer, ja in der Mehrzahl der Fälle gar keine vorhanden. Als unerläſsliche Bedingung der Möglichkeit einer Bewegung der Gelenkflächen in ihrer ganzen Ausdehnung ist die Unversehrtheit derselben anzusehen. Es kann diese bei der einfachen Vergröſserung und Verkleinerung des Gelenkendes vorhanden sein. Meistentheils sind jedoch Unebenheiten und Ungleichheiten der Condylen da, welche, auch ohne der Veränderungen der übrigen das Gelenk constituirenden Theile, der Verwachsung der Kniescheibe und Kapsel, der Rigidität der Bänder, der Lähmung und Desorganisation der Muskeln und Fascien, zu gedenken, eine zum functionellen Gebrauch des Gliedes nothwendige Excursion nicht gestatten. In diesen Fällen müssen wir uns mit der Geraderichtung des Beines begnügen und können zufrieden sein, wenn es uns glückt, eine solche Mobilität auf der Region der Gehflächen zu erlangen, die ein weniger auffallendes Gehen, als das mit steifem Knie, gestattet. Ja in vielen Fällen ist es sogar nachtheilig, mehr als diese zu erstreben, da durch nicht umsichtig angestellte Versuche, die normale Excursionssphäre durch Bewegungen herzustellen, die für die Belastung nothwendige Festigkeit verloren geht und sich alsdann neue Winkelstellungen und anormale Bewegungen entwickeln.

Ist die Winkelstellung nur durch Affectionen der Weichtheile bedingt gewesen, was, wie wir wiederholt gesagt haben, höchst selten der Fall ist, so reicht die Rehabilitation derselben, die Herstellung der normalen Länge, der Elasticität der Bänder, Kapseln und Fascien, und das Contractionsvermögen der Muskeln hin, das Knie zu allen functionellen Bewegungen der Extremität tauglich zu machen.

Streckung ankylotischer Beine.

Die Behandlung ankylotisch gestellter Beine zerfällt in zwei Acte, einmal in Geraderichten der Extremität und sodann in den Versuch der Herstellung der Mobilität im Kniegelenk. Wir wenden uns zu dem ersten Acte, der Geraderichtung der im Winkel gestellten Extremität, und es reiht sich hieran die Frage, was für Ursachen vorhanden sein können, welche die Geraderichtung verhindern und welche daher beseitigt werden müssen, um eine solche Stellung des Unterschenkels herbeizuführen, dafs die Längenaxe desselben mit der des Oberschenkels keinen Winkel, sondern eine gerade Linie bildet.

Ist die ankylotische Stellung einmal effectuirt, so treten gewisse Veränderungen ein, die, mag die Ursache jener sein, welche sie wolle, sich stets analog sind, und von denen man daher nicht die eine oder die andere herausreifsen und als causa efficiens ansehen darf.

Diese Veränderungen betreffen die an der Beugeseite und an der Streckseite liegenden Weichtheile und das Gelenk selbst. Jene sind Verkürzungen aller an der Beugeseite liegenden Muskeln, Fascien und Bänder, welche die Extension nicht gestatten, diese Ausdehnungen in der Länge und Breite der die Kniekappe constituirenden Theile und Verwachsungen derselben mit der unteren Fläche des Gelenkendes des Oberschenkels, wodurch alsdann ein Verdrängen derselben von dem Platze, welchen die obere Fläche der Tibia einnehmen mufs, um mit dem Oberschenkel eine gerade Linie zu bilden, nicht möglich ist. Die Veränderungen in dem Gelenke sind Vergröfserungen des Gelenkkopfes, Abplattungen der Contactflächen, Erhabenheiten und Verwachsungen derselben, wodurch die Flächen sich nicht auf einander bewegen können und Hindernisse der Streckung abgeben. Die Veränderungen der Weichtheile kann man durch den Gesichts- und Gefühlssinn erkennen, die Veränderungen der Contactflächen gestatten dieses nicht, und es ist schwer, ja in einzelnen Fällen ganz unmöglich, mit Gewifsheit eine Diagnose zu stellen. Die Natur, Dauer und Verhältnisse der vorhergegangenen Krankheit müssen mit einer genauen Untersuchung der Knochenenden hier den Ausschlag geben.

Man hat nun behauptet und behauptet jetzt noch fast allgemein, dafs man keine Streckung eines Kniees unternehmen solle, bevor acute Processe, Entzündung oder Caries des Kniees etc., vollständig längere Zeit geschwunden sind und die Gesundheit im Allgemeinen sich gebessert habe. Man warnt vor voreiligen Versuchen und behauptet, dafs selten ein günstiges Resultat erzielt, ja stets die Entzündung von neuem angefacht werde, dafs man höchstens nur vorsichtig Apparate anlegen dürfe, welche die Zunahme der ankylotischen Stellung verhindern. Wir brauchen hier keine Citate aufzuführen. Man kann ein jedes Handbuch der Chirurgie, Wernher, Chelius etc., aufschlagen, und wird dasselbe geschrieben finden. Um so gefährlicher mag es sein, den Lehrsatz aufzustellen, dafs die mit der unten erwähnten Vorsicht zeitig unternommene Kniestreckung das kürzeste und sicherste Mittel ist, Knochenkrankheiten der Gelenkenden zu heilen. Wir sind weit entfernt, der reichen Erfahrung dieser Herren zu nahe zu treten, allein wir finden in der Medicin viele Dogmen von Buch zu Buch fortgeschrieben, denen, wie dieser, keine Thatsachen zu Grunde liegen. In dem Anfange unserer Praxis haben wir uns abgemüht, durch die unendliche Zahl der empfohlenen Mittel weifse Kniegeschwülste zu heilen. Wir waren nie glücklich damit. Die Kinder blieben Jahre lang an das Bett gefesselt, die Krankheit schritt zur Amputation fort. Heute ist es unsere erste Sorge, das Bein in gestreckte Richtung zu bringen. Die Kinder verlassen in vier bis sechs Wochen das Bett, und wenn auch alsdann die Krankheit selbst nicht geheilt ist, wenn einzelne Fälle vorkommen, wo die Krankheit fortschreiten kann, so ist doch hiermit in der Mehrzahl der Fälle ein Rückschreiten des Krankheitsprocesses eingeleitet.

Man kann zwei verschiedene Methoden unterscheiden, welche man zur Streckung ankylotischer Kniee angewandt hat:

1) die progressive Streckung,

2) die plötzliche Streckung.

Hülfsoperationen. Sowohl bei der allmäligen oder progressiven, wie bei der gewaltsamen oder forcirten Streckung hat man einzelne Operationen unternommen, um die Streckung möglich oder wenigstens leichter ausführbar zu machen. Diese bestanden einmal in Durchschneidung verschiedener sich spannender Weichtheile, welche theils an der Beugeseite, theils an der Streckseite liegen, sodann aber in Operationen an dem Knochen selbst. — Die Weichtheile, welche durchschnitten worden sind, waren, abgesehen von der Durchschneidung neugebildeter Stränge, Sehnen der Kniekappenkantenmuskeln, Sehnen der MM. biceps, semitendinosus, gracilis und sartorius; in der Kniekehle der M. semimembranosus und die Achillessehne als Sehne der MM. gastrocnemii; die gemeinschaftliche Sehne des vierköpfigen Kappenmuskels; sodann Fascientheile, das Ligamentum iliotibiale und das äufsere Seitenband.

Die Operationen, welche an dem Knochensystem ausgeführt wurden, um eine Streckung zu ermöglichen, sind einmal die Lostrennung der verwachsenen Kniescheibe und sodann die Resection der Gelenkenden.

Sehnenschnitte. Der Gedanke, die an der Beugeseite des Gelenkes liegenden verkürzten Weichtheile einzuschneiden, um dadurch die Streckung zu erleichtern, mufste sehr nahe liegen. Bei Brandnarben der Haut, in Folge deren der Unterschenkel mit dem Oberschenkel verwachsen ist, läfst sich keine Art der Streckung anwenden, ohne dafs wir die Narbe vorher durch- oder ausschneiden. Schon Michaelis in Marburg heilte mit Durchschneiden der Haut und Einschneiden der Flechsen oder Muskeln ein seit sechs Jahren durch scrofulöse Entzündung ankylotisches Knie, so dafs es seine natürliche Gestalt, hinreichende Stärke und Beweglichkeit wieder bekam, um seine Function zu erfüllen. (Salzburger med.-chir. Zeitung 1810, B. I, S. 383.) Die subcutane Durchschneidung der Sehnen und Muskeln, welche von Dupuytren und Delpech zuerst geübt, von Stromeyer ausgebildet und zum Princip erhoben wurde, bietet so viele Vortheile und Erfolge, wenn man sie richtig ausführt, dafs sie sicherlich nie wieder verdrängt werden wird. In neuerer Zeit hat man zwar dieselbe für unnöthig und selbst nachtheilig bei den Kniestreckungen angesehen. M. H. Chase heilte durch Maschinenextension sieben ankylotische Kniee ohne Durchschneidung der Sehnen, die er daher für alle Fälle verwirft. (Americ. Journ. of the med. sc. Oct. 1841; Gaz. méd. 1842, p. 361.) Lorinser sieht den Sehnenschnitt als eine sehr eingreifende Operation an und scheint wenig praktische Erfahrungen über denselben gemacht zu haben, wenn er S. 15 seines Werkes (Ueber die Behandlung und Heilung der Contracturen im Knie- und Hüftgelenke. Wien 1849) sagt, dafs sie die Reconvalescenz unnöthig verlängere, und eine durch die Tenotomie verlängerte Sehne ihrer Function nie mehr so vorstehen könne, wie eine Sehne, deren Integrität bei der Behandlung geschont wurde. Dafs er in einem Falle (S. 8 u. 9) durch die Durchschneidung einer mit der Haut durch Narben verwachsenen Sehne des M. biceps nur einen Erfolg der Streckung von 2''' bekam und bei der Unzweckmäfsigkeit seines Extensionsverfahrens eine eiternde Wunde produciren mufste, wird natürlich keinen Chirurgen bestimmen, die Durchschneidung der Sehnen allgemein zu verwerfen. Wenn gleichwohl diese Krankengeschichte keine Furcht vor dem Sehnenschnitt hervorgebracht hat, so haben die übrigen Erfahrungen Lórinser's, so wie Langenbeck's Untersuchungen, dafs man verkürzte Muskeln in der Chloroformnarcose zu ihrer normalen Länge ohne Zerreifsung extendiren kann, viele Chirurgen bestimmt, den Sehnenschnitt als etwas Ueberflüssiges und Unnöthiges zu betrachten, und man fängt in neuerer Zeit an, denselben weniger zu üben. Wir werden bei der Betrachtung der gewaltsamen Streckung auf die Ansichten Langenbeck's nochmals zurückkommen. Bei der allmäligen Streckung, wenn sie nach dem von uns unten beschriebenen Verfahren ausgeübt wird, erleichtert die subcutane Durchschneidung die Streckung auf eine bedeutende Weise, und wenn es zuweilen der Fall ist, dafs wir unmittelbar nach der Durchschneidung oft nur eine nach Linien zu bestimmende Streckung wahrnehmen, so finden wir doch oft nach vier und zwanzig Stunden eine Streckung von mehreren Zollen, welche wir ohne dieselbe in so kurzer Zeit nicht erreicht haben würden.

Technik des Sehnenschnittes.

Im Allgemeinen weicht das technische Verfahren, welches ich bei der subcutanen Durchschneidung der Sehnen anwende, von dem von Dieffenbach angegebenen nicht ab. Ich bediene mich dazu eines schmalen, nach Art der älteren Federmesser schwach gekrümmten Mioloms von nur 2^{mm} Breite und mit starkem Rücken versehen, das ich der Sehne so nahe wie möglich einsteche, um unter dieselbe gelangen zu können. Tiefer liegende Sehnen werden von innen nach aufsen, über der Haut vorspringende von aufsen nach innen durchschnitten und demgemäfs die Klinge des Messers zuerst mit einer Seite vor oder hinter der Sehne vorbeigeführt, ehe man die Schneide gegen dieselbe wendet. Finde ich, dafs nach der ersten Durchschneidung, was mir jedoch nie vorgekommen ist, einzelne Sehnenfasern undurchschnitten sind, oder, was häufig vorkommt, einzelne Bündel der Sehnenscheide sich spannen, so werden diese durch wiederholtes Eingehen mit dem Messer durchschnitten. Man vermeidet dadurch, dafs man sich der Sehne so nahe wie möglich hält, eine Verletzung benachbarter Nerven und Blutgefäfse. Wird das Messer aus der Stichwunde herausgezogen, so setzt man unmittelbar den Zeigefinger der linken Hand auf die durch die Durchschneidung entstandene Lücke und die Stichwunde. Man legt jetzt eine der Gröfse der Lücke entsprechende, mit Brandwein befeuchtete Compresse auf die Operationsstelle und befestigt dieselbe durch die ganze Peripherie des Gliedes umgebende Heftpflasterstreifen. Die ganze Extremität pflege ich alsdann von der Fufsspitze bis zur Hüfte mit einer Zirkelbinde zu umgeben, um Zuckungen des durchschnittenen Muskels zu verhüten. Nach zwei Tagen wird die Compresse entfernt, die Einwickelung der Extremität jedoch aus weiter unten zu erörternden Gründen beibehalten. Durch diese Behandlung habe ich stets eine Vereinigung der Sehnenenden erzielt und in keinem Falle eine Eiterung der Stichwunde beobachtet, obgleich ich das Glied immer unmittelbar auf den Extensionsapparat legte.

Man hat die Regel angegeben, dafs man bei der Durchscheidung der Sehnen die Sehnenscheide schonen solle, allein es ist dieses nicht möglich, und diese Vorsicht besteht mehr in der Phantasie, als in der Wirklichkeit, und wäre überhaupt nur bei Sehnen anwendbar, welche der Haut sehr nahe liegen. Indessen mufs man sich vor unnöthigen Zerstörungen des die Sehnen umgebenden Bindegewebes hüten. Wo man diese Vorsicht mit dem im

Vorhergehenden erwähnten Druck auf die Peripherie des Gliedes und Feststellung desselben, damit der durchschnittene Muskel keine Luft in die durch die Durchschneidung gebildete Lücke pumpen kann, anwendet, wird man stets Eiterung verhüten und die Regeneration der Sehne erreichen.

Durchschneidung der Kniekantenmuskeln.

Am häufigsten sind die Kniekantenmuskeln durchschnitten worden. An der inneren Seite betraf diese Operation vorzugsweise den M. gracilis und semitendinosus, welche wegen ihrer langen Sehnen eine gröfsere Starrheit bei der Contractur zeigen, als der mehr fleischige M. sartorius. An der äufseren Seite wurde für sich oder gemeinschaftlich mit jenen die Sehne des M. biceps durchschnitten, dessen nahe Nachbarschaft mit dem M. peronaeus im gebeugten Zustand einige Umsicht fordert. Die Verletzung dieses Nerven kann indessen leicht vermieden werden, da nicht sowohl sein Verlauf durch das Gefühl äufserlich zu erkennen ist, sondern er sich auch durch den geringeren Widerstand bei Druck als Nerv characterisirt. — Innere und äufsere Kniekantenmuskeln hindern, wenn sie verkürzt sind, nicht allein die Streckung des Unterschenkels, sondern wirken auch, da sie im verkürzten Zustand die Seiten der Kniekappe nach hinten ziehen, die zur Streckung nothwendige Formveränderung derselben, und wenn man zu eigensinnig ist, dieselben nicht zu durchschneiden, bewirken sie, dafs das Ende des Oberschenkels nicht hinreichend nach hinten sich bewegen kann, oder eine Subluxation der Tibia eintritt. Vorzugsweise ist die Durchschneidung des M. biceps bei gleichzeitig äufserem Winkel nothwendig, indem derselbe alsdann durch seine beständige Contraction bei einem solchen difformen Bein stets mehr als die inneren Kniekantenmuskeln verkürzt ist.

Der Streif der Fascia lata, welcher an der äufseren Seite sich an eine Protuberanz der Tibia ansetzt, die eigentliche Sehne des M. tensor fasciae latae bildet und auch Ligamentum iliotibiale genannt wird, ändert seine Lagerung im Verhältnifs zum unteren Ende des Oberschenkels, indem er bei der Streckung vor der Protuberanz des äufseren Condylus, bei der Beugung aber hinter derselben verläuft. Bei Contracturen kann dieser Theil der Fascie mit der unterliegenden Kapsel verwachsen und hierdurch diese zur Streckung nothwendige Dislocation nicht möglich sein. Indem die oberflächlichen Faserzüge dieses Theils der Fascie das Kniescheibenband bei gebeugtem Knie umgehen, um zur anderen Seite zu gelangen und mit Faserzügen des inneren Fascientheils sich vereinigen, pressen sie dieses Band und das unter ihm liegende Fettpolster gegen das Gelenk an und bewirken ein stärkeres Vortreten der Kniescheibe bei Streckversuchen, indem sie eine Art Schlinge bilden und hierdurch die Streckung hemmen. Dieser Theil der Fascie ist auch die Ursache, dafs man nach vollendeter Streckung die Kniekappe zuweilen beutelartig an der vorderen Seite hängend findet, und seine Contractur ist auch wohl die Ursache des Unvermögens, die Streckung zu effectuiren, wenn eine Beugung durch längeres Liegen in einer Stellung einen Winkel bewirkt. In diesen Fällen können die Muskeln nicht auf das System der Fascien influenciren, da diesem die eigenthümliche Elasticität abgeht. Eine Durchschneidung dieses Bandes habe ich in einem Falle einer bedeutenden Contractur mit sichtbarem Erfolge, d. h. mit leichterer Streckung, unternommen. In den bei weitem meisten Fällen ist jedoch ein solcher operativer Eingriff nicht nöthig.

Durchschneidung des Ligamentum iliotibiale.

An dem vorderen Theil der Kniekappe hat man zwei Operationen zur Trennung der verwachsenen Kniescheibe ausgeführt. Einmal hat man die Sehne der Muskeln der

Operationen, um die Kniescheibe mobil zu machen.

Kniescheibe durchschnitten, um den Widerstand bei der gewaltsamen Beugung zur Losreifsung derselben zu verringern, sodann aber hat man die Kniescheibe direct losgestemmt.

Abgesehen davon, dafs eine innige Verschmelzung der Kniescheibe eine seltene Erscheinung und dafs sie alsdann zuweilen so vollkommen ist, dafs dieselbe mit dem Oberschenkel einen Knochen bildet und nicht abgerissen werden kann, kommt es zunächst darauf an, an welcher Stelle dieselbe durch ihre Verwachsung die Streckung hemmen kann. Am vollkommensten verwächst die Kniescheibe in dem Sulcus intercondyloideus, da sie hier, wie wir in unseren Untersuchungen über Anatomie und Mechanik des Kniegelenks S. 10 gezeigt haben, den ausgedehntesten Contact mit den unter ihr liegenden Theilen hat. An dieser Stelle bildet sie auch das gröfste Hindernifs für die Streckung, denn sie liegt alsdann genau an der unteren Fläche des Oberschenkels und nimmt die zwei inneren Dritttheile der Breite der Gehfläche des äufseren Condylus und ungefähr ein Fünftheil der Breite des inneren Condylus ein. Ist die Kniescheibe mit dem vorderen oder senkrechten Theil der Rolle verwachsen oder seitlich dislocirt, so hemmt sie die Streckung durchaus nicht, und endlich in den Fällen, wo sie an dem horizontalen Theil ihren Befestigungspunkt findet, kann sie nur dann ein Hindernifs abgeben, wenn die hinter diesem Knochentheil liegenden Regionen durch Abplattung etc. verändert sind; die Tibia findet sonst noch Raum hinter derselben. — Die Verwachsung in dem Sulcus intercondyloideus ist sehr selten und kommt nur bei rheumatischen Entzündungen des Gelenkes vor, indem in den Fällen, wo die zu dieser Lagerung der Kniescheibe nothwendige spitze Winkelstellung bei Schwellungen des Kopfes des Oberschenkels entsteht, dieser selbst dadurch das Einsinken der Kniescheibe in den Sulcus hindert. Wir finden daher in den Fällen von ankylotischen Stellungen bei weifsen Kniegeschwülsten die Kniescheibe auch dann auf der Rolle ruhend, wenn durch die Knochenschwellung des Oberschenkels eine spitze Winkelbeugung bedingt ist, vorausgesetzt, dafs durch die Form derselben keine seitliche Dislocation verursacht ist.

Durchschneidung der Sehnen der Kniescheibenmuskeln.

Palasciano durchschneidet nun aufser den Kniekantenmuskeln die Sehne der Kniescheibenmuskeln dicht über der Insertion als Vorbereitungsact der gewaltsamen Streckung, weil er dachte, dafs, wenn die Kniescheibe durch die Muskeln nicht festgehalten würde, sie dem Zuge des Kniescheibenbandes bei der Verwachsung derselben folgen würde. Dieses Verfahren übte er im Jahre 1847 auf die Weise aus, dafs er nach Durchstechung der Haut 4—5 Millimeter über der Kniescheibe über den Muskel ein Miotom einschob und von aufsen nach innen den vierköpfigen Muskel theilte. Er führte das Messer so lange in die Tiefe, bis er auf den Knochen stiefs. Bonnet, welcher sowohl in der Gazette médicale 1849, wie in den Mémoires de la Société de chirurgie de Paris 1853, troisième Fascicule, und endlich in seinem neuesten Werke Traité de thérapeutiques des maladies articulaires, Paris 1853, seine Methode und seine Erfahrungen niederlegte, glaubt, dafs Palasciano unmöglich bei seinem Verfahren eine complete Durchschneidung ausführen könne und er durch den langen Stichkanal den Lufteintritt befördere. Er macht daher, um namentlich die seitlich zur Kniescheibe tretenden Muskelfasern zu durchschneiden, zwei Einstiche zu den Seiten dieses Knochens und zwei Durchschnitte, welche sich in der Mitte kreuzen. — Da es jedoch die Faserzüge der MM. rectus und cruralis und weniger die der MM. vasti sind, welche das Herabtreten der Kniescheibe hemmen, da ferner das Bonnet'sche Verfahren offenbar die Gefahr hat, dafs da, wo sich die beiden Einschnitte kreuzen sollen, häufig einzelne Fasern unzerschnitten bleiben, oder, wenn sie alle zerschnitten werden, leicht eine allzu ausgedehnte Unterminirung erfolgen mufs, und bei beiden Verfahren die Verletzung der Gelenkkapsel nicht vermieden werden kann, so müssen wir dem ursprünglichen Verfahren von Palasciano doch den Vorzug vor dem doppelten Stichkanal Bonnet's einräumen. Allein, wie wir oben gezeigt haben, ist eine Dislocation der Kniescheibe zur Erlangung einer Streckung nur dann nothwendig, wenn dieselbe in den Sulcus intercondyloideus eingelagert ist, und in diesem Falle kann eine stärkere Beugung des Unterschenkels keine weitere Locomotion bewirken, da die Kniescheibe die hintere Grenze ihrer Excursion erreicht hat.

Losstemmung der Kniescheibe. Das Verfahren von Schuh (Wiener medic. Wochenschrift 1853), die Kniescheibe durch eine Operation loszustemmen, wurde von ihm in zwei Fällen angewandt, in denen er glaubte, dafs die Kniescheibe die Streckung hindere, indem er ein Anstofsen der Tibia gegen dieselbe zu bemerken wähnte. Er giebt dabei den Ort, wo die Kniescheibe verwachsen war, anatomisch nicht an, und es scheint mir fast zweifelhaft, ob der Widerstand, den er wahrgenommen hat, in Wirklichkeit von einem Anstofsen der Tibialfläche an die Kniescheibe herrührte, da der Raum zwischen dem vorderen Rande der Tibialfläche und dem unteren Ende der Kniescheibe sehr grofs ist, und hier das dickste, 33^{mm} hohe Fettpolster liegt, welches jedenfalls, auch wenn es in Folge der Krankheit etwas geschwunden sein sollte, ein directes Anstofsen verhüten würde. Abgesehen jedoch davon, dafs die Lostrennung bei sehr inniger Vereinigung und namentlich dann, wenn sie in dem Sulcus intercondyloideus statt finden sollte, ein schwieriges technisches Verfahren und ein tiefes Eingreifen in das

Knochengewebe fordert, eignet es sich mehr für die Praxis eines Hospitals, als für die eines praktischen Arztes, da die in beiden Fällen sechs Monate dauernde Eiterung eine genaue Beaufsichtigung des Patienten fordert, und es daher in Frage steht, ob man sich nicht in den Fällen, wo die Kniescheibe die Streckung wirklich hindert, mit der unvollendeten Streckung, wie ich sie unten in zwei Fällen mitgetheilt habe, besser begnügt, als den Patienten allen den Gefahren, welche eine solche Eiterung in sich faſst, auszusetzen, namentlich da die Kniescheibe stets wieder verwächst.

Durchschneidung des M. semimembranosus.

Die Durchschneidung des M. semimembranosus ist wohl seltener vorgenommen worden, als sie als geschehen aufgeführt wird. Der Muskel, dessen Insertion sehr ausgebreitet an dem hinteren Rande der oberen Fläche der Tibia sich vorfindet, liegt so tief, daſs er bei der Beugung durch die innere Kniekehlenwand vollkommen gedeckt wird. Bei der ankylotischen Stellung des Unterschenkels verläuft er zuweilen, wegen Verrückung seiner Tibialinsertion durch die Rotation und Abduction dieses Knochens, der Mittellinie der Kniekehle näher und nähert sich dadurch dem Nerven- und Gefäſsfascikel der Kniekehle. Insofern er auf die Configuration des hinteren Kapseltheils und auf die Fixation der Tibia wesentlich influencirt, ist seine künstliche Verlängerung durch Durchschneidung seiner starken unteren Sehne von dem wesentlichsten Einfluſs auf die Streckung. Allein da der Muskel noch eine zweite, im Verhältniſs seiner Länge bedeutende Sehne besitzt, so ist auch von der Dehnung desselben so viel zu erwarten, daſs man die schwierige und wegen der Möglichkeit einer Verletzung der Kniekehlennerven und Gefäſse allerdings nicht ungefährliche Durchschneidung umgehen kann. Ich habe die Durchschneidung der Sehne dieses Muskels nur in einzelnen

Fällen vorgenommen und bin dabei auf folgende Weise zu Werke gegangen. Die Kniekantenmuskeln waren acht Tage vorher durchschnitten worden und die Wände der Kniekehle daher nicht so vorspringend. Ich legte die Gefühlsfläche des Zeige- und Mittelfingers meiner linken Hand auf den Gefäfsfascikel, so dafs ich denselben niederdrückte und die starkgespannte Sehne gegen die Nägel dieser beiden Finger andrängte. Das feine Miotom wurde platt auf den Nagel meines Zeigefingers unter die Sehne eingeschoben, die Schneide alsdann gegen die Sehne gewendet und diese durchschnitten, indem ich den Daumen der rechten Hand als Gegendruck so lange wirken liefs, bis ich die Schneide unter der Haut fühlte. Durch dieses Verfahren wird die Sehne aus dem gleichen Niveau mit dem Gefäfs- und Nervenfascikel verrückt und die Gefahr der Verletzung dieser Theile verhindert.

Durchschneidung der Achillessehne.

Man findet häufig eine Verkürzung der Muskeln, welche mit der Achillessehne in Verbindung stehen, und die sich dadurch characterisirt, dafs der Fufs im Sprunggelenk entweder gar nicht oder nur unvollkommen gebeugt werden kann. Die Beugung im Sprunggelenk ist im ersteren Falle nur dann möglich, wenn die Winkelstellung im Knie etwas vermehrt wird. Vorzugsweise findet man diese Contractur in dem Muskelsystem der Achillessehne, wenn das Bein theilweise belastet war und daher durch diesen Muskelcomplex die weitere Neigung des Unterschenkels nach vorn verhütet wurde. Da die Ursprünge der MM. gastrocnemii sich auf den Ursprüngen der MM. solei auflagern, ihre Insertionspunkte sich aber in dem hinteren Theil der Kapsel fächerförmig ausbreiten, so wird auch eine Contractur dieses Systems eine Unmöglichkeit der Entfaltung dieses Kapseltheils nach sich ziehen. Eine Durchschneidung der Achillessehne hat mir in mehreren Fällen der Art die Streckung des Kniees wesentlich erleichtert. Der Technicismus dieser Sehnendurchschneidung ist so oft abgehandelt, dafs wir ihn hier weiter nicht erwähnen.

Durchschneidung des äufseren Seitenbandes.

Endlich hat, wenn ich nicht irre, Phillips zuerst das äufsere Seitenband durchschnitten, und da die Insertionspunkte desselben bei der Beugung näher aneinander liegen, als bei der Streckung, so ist die Durchschneidung physiologisch hinreichend gerechtfertigt, allein in der Mehrzahl der Fälle gelingt es, die Verlängerung desselben durch Dehnung zu erreichen. Ich bin nur einmal genöthigt gewesen, dasselbe zu durchschneiden. Da das Band so entfernt von der Kapsel liegt, dafs es oben an 5 mm von ihr absteht, nach unten sich aber bis zu 8 mm entfernt, so ist die Gefahr der Verletzung der Gelenkhöhle bei seiner Durchschneidung nicht grofs. Jedoch wird man immerhin wohlthun, bei der Durchschneidung sich der unteren statt der oberen Insertion näher zu halten. Bei sehr bedeutendem äufserem Winkel befördert sie wesentlich die Streckung.

Resection der Knochen.

Bei der vollständigen Verbindung des Oberschenkels mit dem Unterschenkel durch Knochenmasse giebt es nur ein Mittel, um die Geraderichtung möglich zu machen. Es ist dieses die Ausschneidung eines keilförmigen Stückes aus dem Winkel der verwachsenen Knochen. Der Ort der Operation ist der Kopf des Oberschenkels, da derselbe den vorderen Theil des Winkels bildet. Man kann auf keine andere Weise mit Sicherheit die Continuität an dieser Stelle aufheben, selbst der Versuch, den Knochen alsdann zu zerbrechen, ist schon deshalb eine Unmöglichkeit, weil an der Verbindungsstelle das Knochengewebe am dichtesten und festesten ist. Indessen kommt diese Art der knöchernen Verbindung sehr selten vor, und wohl noch seltener ist die Operation der Resection nur allein wegen der Stellung ausgeführt worden. Die meisten Resectionen wurden wegen Caries des Gelenkes selbst oder der Knochen vollführt und die ungünstigen Resultate derselben beruhen wohl darauf, dafs gerade die Knochenkrankheit sich über einen gröfseren Theil des einen oder anderen Knochens ausdehnte. In der neuesten Zusammenstellung der Resectionen des Kniegelenks von Günther (Lehre von den blutigen Operationen am menschlichen Körper, S. 118), die jedoch nicht vollständig ist, hatten von sechs und vierzig Resectionen des Kniegelenks nur elf ein günstiges Resultat, allein es findet sich darunter kein einziger Fall, bei dem rein wegen ankylotischer Stellung die Resection ausgeführt wurde. Drei solcher von Günther nicht aufgeführten Fälle sind folgende:

Barton operirte am 27. Mai 1835 den Dr. Seemann Daas, der im neunten Jahre eine Suppurativentzündung überstanden hatte, in Folge deren eine vollständige Verknöcherung unter einem rechten Winkel stattfand. Er bildete einen zungenförmigen Lappen, der quer über die Convexität des Kniees herüberlief und mit seiner Basis an der äufseren Seite der Weichtheile in Verbindung stand. Aus dem Knochen wurde oberhalb der Kniescheibe ein Keil so ausgesägt, dafs die hinterste Lamelle nicht mit durchschnitten wurde und diese alsdann durch geringe Beugung gebrochen. Die Streckung wurde allmälig vorgenommen, und nach zwei Monaten war die Wunde vernarbt. Während zwei Monaten ging der Patient noch in einem Sicherungsverband und konnte das in geringer Winkelstellung geheilte Bein später vollkommen gebrauchen. (Froriep's chirurg. Abbild. Tafel CCCXCIX.)

Gibson in Philadelphia operirte am 17. November 1841 eine unter spitzem Winkel bestehende complete Ankylose des Kniegelenks an einem 17 Jahre alten Subject, indem er oberhalb der Patella zwei Einschnitte machte und aus dem Femur ein keilförmiges Stück ausschnitt, dessen nach vorn gerichtete Basis $2\frac{1}{2}$ Zoll betrug. Um die Arterie nicht zu verletzen, wurden die Schnitte nicht ganz durch den Knochen geführt, sondern einige Linien desselben unverletzt gelassen und alsdann entzwei gebrochen, indem man das Bein gerade richtete. Die Vereinigung der Knochen trat nach zwei Monaten ein. Das Bein ward einen Zoll kürzer und vollkommen brauchbar. (Americ. Journ. 1842, Juli.)

Dr. Heuser in Hombrechtcion (Schweizerische Zeitsch. f. Medic. 1853, H. 1, S. 136) machte die Resection des Kniegelenks wegen einer sechs Jahre lang bestehenden Ankylose. Der Kranke, ein 42jähriger Zimmermann und Dachdecker, hatte in Folge einer Kniewunde eine länger dauernde Kniegelenkentzündung überstanden, in Folge deren Gelenkknorpel und Bänder gänzlich zerstört und Patella, Tibia und Fibula mit dem Femur unter einem rechten Winkel so verwachsen waren, dafs keine Beweglichkeit vorhanden und die Anwendung der Tenotomie und von Maschinen durchaus erfolglos war. Der Winkel wurde durch einen Querschnitt auf der Patella entblöfst und nach Zurückpräparirung der Weichtheile der Oberschenkel zuerst über der Patella durchsägt und sodann ein Sägeschnitt unter der Patella so durch den Knochen geführt, dafs ein Keilstück entfernt war. Erst nach Abtragung abermaliger Stücke konnte das Bein vollkommen gestreckt werden. Die Ferse stand $\frac{3}{4}''$ höher, nach neun Wochen betrug die Verkürzung einen Zoll, und schon sechs Wochen nach der Operation konnte das Bein belastet werden.

Ich selbst habe im Beginne meiner chirurgischen Thätigkeit als Assistent der chirurgischen Klinik in Marburg im Jahre 1847 auf ähnliche Weise ein keilförmiges Stück aus dem Gelenkende des Oberschenkels bei einer seit 15 Jahren bestehenden ankylotischen Synostose des Kniegelenks eines 25 Jahre alten Schneiders ausgesägt, allein obgleich die Wunde ohne gefährliche Erscheinungen in acht Wochen heilte, erzielte ich keine vollkommene Streckung, sondern nur eine Vergröfserung des Winkels, so dafs der Patient doch ohne künstliche Mittel gehen konnte.

Das Verfahren, wie es in dem zuletzt erzählten Falle ausgeführt wurde, ist wohl das zweckmäfsigste. Der Hautschnitt mufs auf der erhabensten Stelle des Winkels geführt und so weit zu beiden Seiten nach hinten fortgesetzt werden, dafs die Knochen vorn und seitlich vollkommen umgangen sind. Bei bedeutendem Ueberflufs an Haut oder bei Narben derselben thut man wohl am besten, ein Stück Haut mit auszuschneiden. Es ist besser, den oberen Sägeschnitt zuerst durch den Knochen mit einer feinen kleinen Bogensäge horizontal hindurch zu führen und sodann den Keil so zu bilden, dafs der Durchschnitt an dem unteren Knochentheil ebenfalls horizontal wird. Die Verletzung des Gefäfs- und Nervenfascikels ist nicht sehr zu fürchten, weil diese Gebilde bei der Beugung entfernter vom Knochen gelegen sind, als bei gestreckter Lage, wo sie demselben vollkommen dicht anliegen. Die Unmöglichkeit, den Unterschenkel wegen der Verkürzung der Weichtheile nicht sogleich vollkommen zu strecken, erlaubt es nicht, eine unmittelbare Vereinigung zu versuchen, es sei denn, dafs man, um diese Streckung möglich zu machen, die Kniekappenkantenmuskeln durchschneidet. Heuser nahm so lange Knochen weg, bis die Streckung möglich war, ein Verfahren, welches wegen unnöthiger Verkürzung des Beines nicht zu loben ist. Man legt das Bein sodann auf den unten bei der allmäligen Streckung beschriebenen Apparat und später in die Rinne. Die Anwendung der Malgaigne'schen Schraube halte ich für verwerflich.

1) Von der gewaltsamen Streckung.

An diese Vorbereitungsoperationen reiht sich die gewaltsame Streckung an, da sie durch Zerreifsung die mitgetheilten blutigen Operationen zu umgehen sucht. Die gewaltsame Mobilmachung steifer Gelenke ist keineswegs ein neues Verfahren. Amussat berichtete der Academie der Medicin, dafs ein Chirurg zu Paris das ankylotische Knie eines jungen Mädchens gewaltsam streckte und dabei ein Krachen in demselben hörte. Das junge Mädchen starb in Folge der Operation. (Archiv. gén. de médec. T. XXV, p. 569.) In vielen Gegenden Deutschlands gab und giebt es Schäfer und Schinder, welche sich dadurch einen Ruf erworben haben, dafs sie nicht allein schief geheilte Knochenbrüche wieder entzwei brachen, sondern auch steif geheilte Gelenke gewaltsam streckten oder mobil machten.[1])

Zur Zeit meiner ersten Anwesenheit in Paris im Jahre 1839 trat Louvrier, ein junger Arzt von Pontarlier (Doubs), mit einem neuen Verfahren der Streckung des ankylotischen Unterschenkels im Knie auf, wodurch er glaubte, diese Difformität rascher und weniger beschwerlich

[1]) Hier an dem Rhein war es ein Schäfer Pies, welcher sich in dem Einrichten luxirter. Knochen, Zerbrechen schief geheilter Brüche und Zerreifsen der Gelenke solchen Ruf erworben hat, dafs das Volk diese Technicismen mit dem Ausdruck piefsen, einen jeden Arzt, der Knochenbrüche einrichtet, einen Pies nennt, und verlangt, dafs es bei dem ersten Verband einen bestimmten Schmerz als Zeichen der Einrichtung der Knochen habe. Im entgegengesetzten Falle glaubt man, dafs der Knochen nicht gehörig eingerichtet sei und dafs er daher gepiefst werden müsse. Auf die Abkömmlinge dieses Mannes, gröfstentheils Medico-Chirurgen, ist dieser Ruf theilweise übergegangen, jedoch wird behauptet, dafs sie an Geschicklichkeit dem Vater nicht gleichkommen.

zu heilen, als dieses durch die progressive Extension der Fall wäre. Er hatte mit vielen Hindernissen zu kämpfen, ehe es ihm gelang, sein der Academie vorgelegtes Verfahren practisch anwenden zu können, und wenn seine Anhänger die Sache als etwas sehr Grofsartiges dahinstellten, so betrachteten seine Gegner sie als eine sehr schmerzhafte Tortur. Ich habe ihn in einem Falle operiren sehen, und ich mufs gestehen, dafs ich damals von dem schnellen Verschwinden des allerdings im Momente der Streckung sehr heftigen Schmerzes, der vollkommenen Streckung und den nachfolgenden geringen üblen Ereignissen überrascht worden bin.

Man kann nicht in Abrede stellen, dafs Louvrier mit vieler Umsicht verfuhr, seine peripherische Compression, der Schutz der Knochen durch Schienen etc. mufsten der Ausdehnung der Weichtheile förderlich sein und die einzig mögliche Bewegung auf die Contactflächen des Kniees concentriren. Allein da die durch den Apparat bewirkte Bewegung der Knochen gegen einander nur in einer Streckung nach Art eines Winkelgelenkes bestand, diese Art der Bewegungen der Contactflächen in dem Knie jedoch nur in der hinteren Region, an den Drehköpfen des Oberschenkels, statt hatte, die rückschreitende Bewegung des Gelenkendes des Oberschenkels dabei ganz aufser Acht gelassen wurde, so mufste natürlich diese Art der Streckung eine Subluxation des Unterschenkels herbeiführen, ohne die Rotation wie die Abduction desselben zu beseitigen.

Louvrier's Verfahren und Resultate.

Das Verfahren Louvrier's behufs der schnellen Kniestreckung war folgendes: Er umgab zunächst das Knie sehr fest mit einer leinenen Binde, die, indem sie zum Theil am Oberschenkel hinauf- und am Unterschenkel herabstieg, den spasmotischen Contractionen der Muskeln entgegen wirken sollte. Den übrigen Theil des Unterschenkels umhüllte er mit einer dicken Lage von Baumwolle, die er durch eine zweite Binde befestigte und die den Zweck hatte, diesen Theil des Kniees gegen den unmittelbaren Druck der Maschine zu schützen. — Die vorderen und hinteren Flächen des Ober- und Unterschenkels wurden sodann mit Rinnen aus dickem Leder umgeben, welche durch Schnallen befestigt waren und den Druck des Apparates auf die Weichtheile verhüteten. An den Fufs wurde ein Strumpf und über diesen ein dicker lederner Pantoffel gezogen, der am Absatze durch Schnallen an den Schienen des Unterschenkels befestigt war. An der unteren Fläche des Absatzes befand sich eine starke Schraube, deren Ende durch ein Loch durchbrochen war. — Der Kranke wird auf eine Tafel so gesetzt, dafs sein Rücken sich gegen eine Wand stützt und seine Beine auf dem Tische ruhen. Die kranke Extremität wird in den Apparat gelegt. Dieser besteht aus einem Kasten in der Form eines langen Parallelogramms, dessen obere, vordere und untere Wand entfernt ist, so dafs er eine vollkommene Rinne darstellt, die aus einem ebenen Boden und zwei rechtwinkelig damit verbundenen Seitenwänden besteht. Am unteren Ende befindet sich eine horizontale Welle, die durch eine Kurbel in Bewegung gesetzt werden kann. Auf diese Rolle windet sich ein federspuldicker Strick, dessen anderes Ende an der Schraube des Absatzes befestigt ist und zur Extension dient.

Nachdem dies geschehen ist, wird eine breite lederne Rinne, welche von der Mitte des Oberschenkels bis zu der des Unterschenkels reicht und die aus zwei dieser entsprechenden Stücken besteht, die an beiden Condylen des Femurs durch Charniere verbunden sind, auf das Knie aufgelegt. Diese Kniekappe ist an den vier Enden des Kniees mit vier eisernen Stäben versehen, die senkrecht aufsteigen und einen metallenen Rahmen tragen, unter dem ein ledernes Kissen befestigt ist, das direct auf der vorderen Fläche des Kniees ruht. Dieses Kissen und Gestell wirken direct auf das Knie. Um dieses Resultat zu erlangen, ist ein sehr fester Strick an dem Rahmen aus Metall befestigt, steigt senkrecht herab, geht um eine Rolle und nimmt alsdann eine horizontale Richtung, indem er zu jener oben erwähnten Welle verläuft.

Um das Resultat der Streckung zu erhalten, dreht der Operateur die Welle mittelst der Curbel. Die beiden Stricke rollen sich auf dieselbe auf, der eine zieht an dem Fufs, der andere drückt stark auf das Knie. Der Kranke stöfst einen schwachen Schrei aus und in fünfzehn bis dreifsig Secunden ist das Glied in seine gerade Stellung gebracht. Der Schmerz ist lebhaft, jedoch von kurzer Dauer. — In Fällen, bei denen die Muskeln vor der Operation retrahirt waren, liefs Louvrier das kranke Glied eine halbe Minute lang in dem Streckapparat, ehe er ihn wegnahm. Nach Entfernung des Apparates stellt sich sogleich die Beugung, jedoch in einem geringeren Grade, als vor der Streckung, wieder ein, indessen konnte er alsdann hinreichend ausgedehnte Beugung und Extension machen. Anfangs pflegte Louvrier seine Operirten unmittelbar nach der Streckung ins Bad zu setzen, später stand er von diesem Verfahren ab. Er bedeckte das Knie mit einer in narcotischer Solution getränkten Compresse und wendete eine Holzschiene auf dasselbe an, um ihm allmälig seine gerade Richtung wieder zu geben. Nach zehn Tagen, zuweilen früher, zuweilen später, applicirte er eiserne Schienen, die von einem Pantoffel bis zur Mitte des Oberschenkels reichten, wo sie durch ein breites Band befestigt waren, ein zweiter Riemen befestigte diese Schienen an dem Unterschenkel, während ein dritter vor dem Knie herging und dasselbe nach hinten drängte. — Im günstigsten Falle fängt der Kranke am fünfzehnten Tage an zu gehen und bedient sich zuerst der Krücken und sodann eines Stockes.

Die Anlegung des Apparates ist im Allgemeinen schmerzlos, doch lange dauernd. Einige Individuen empfanden Schmerz durch den Druck des Apparates an einzelnen Stellen. — Die Operation ist kurz, aber äufserst schmerzhaft; Veränderung der Gesichtszüge, Blässe, Schweifs, Schreie zeigen deutlich die Heftigkeit des Leidens. — Der Zustand, welcher nachfolgt, ist nicht bei allen derselbe. Im allgemeinen bestand ein heftiger Schmerz während der ersten 24—48 Stunden, bei einigen nur 1—2 Stunden; bei einem hörte er sogleich nach Abnahme des Apparates auf und der Patient ging vom Operationstisch in sein Bett.

Die secundären Erscheinungen anlangend, so erlitten drei Individuen von zweiundzwanzig eine heftige Verletzung des Kniees, dem Anscheine nach kam nichts Aehnliches bei den übrigen vor. Vier und zwanzig Stunden nachher zeigte sich geringe Röthe oder Geschwulst, bei einem Kranken entwickelte sich eine hinreichend lebhafte inflammatorische Reaction mit phlegmonöser Auftreibung der ganzen Extremität, die mehrere Tage anhielt, aber sich endlich zertheilte. Bei allen übrigen waren die Folgen der Operation so einfach als möglich, bei einigen zeigten sich zuweilen leichte, zuweilen bedeutendere Ecchymosen. Aber nie traten nervöse oder entzündliche Erscheinungen, Abscesse, Gangräne, noch allgemeine Reaction auf.

Die Configuration des Kniees war bei keinem einzigen wohlgeformt. Es ist dieses von mehreren, von der Operation unabhängigen Ursachen abhängig. Die Rotation und Aufsenneigung des Unterschenkels macht die Operation nicht verschwinden. Bei der gröfsten Zahl fand sich eine Luxation nach hinten, abhängig von der Verwachsung der Kniescheibe oder der Atrophie des hinteren Theils der Condylen.

Die Wiederkehr des Winkels war beinahe bei allen vorhanden von 5—10°, 15, 20 und 25° bei dreien.

Die Function des Gliedes retablirt sich nur äufserst langsam, bis zu dem Berichte der Academie in einer sehr unvollkommenen Form. Kein einziger Kranker zeigt willkürliche Bewegung in dem Kniegelenk. Einer kann wegen heftiger Schmerzen sich noch nicht auf das Bein stützen, andere können nur mit Krücken oder Stöcken gehen. Ein einziger geht ohne Stock und Apparat, allein das Bein ist noch sehr krumm, er setzt zwar die ganze Planta pedis auf die Erde, hinkt aber noch sehr bedeutend.

Die drei Fälle Louvrier's, welche ungünstig verliefen, waren folgende:

40jährige syphilitische Frau, mit einer spitzen Kniecontractur, abhängig von Retraction der Muskeln ohne Alteration des Kniees. Beugung war noch vorhanden. Bei der Operation heftiger Schmerz in der Kniekehle, Zerreifsung der Haut und Fascie; der Nerv. poplitaeus externus und die Sehne des M. biceps liegen entblöfst in der Kniekehle. Heftige Entzündung mit Luxation des Unterschenkels nach hinten und oben, brandige Perforation vor der Kniescheibe durch Druck, Abscefs in der Kniekehle, Phlebitis, Tod an Pyämie.

Der zweite Kranke hatte seit 14 Jahren eine in Folge von Tumor albus entstandene Ankylose im Winkel von 100°. Die Knochen waren vollkommen verwachsen. Bei der Operation liefs sich ein lautes Geräusch wie ein Peitschenknall hören. Der Kranke empfand lebhaften Schmerz und war eine ziemlich lange Zeit von sich. Am anderen Morgen war der Fufs kalt, die Arterien pulsirten nicht, es trat Gangräne bis zur Mitte des Unterschenkels ein, der sich begränzte. Bérard zweifelte nicht, dafs die A. poplitea zerrissen sei.

Die dritte Beobachtung betrifft ein junges Mädchen mit einem eiternden Tumor albus. Die Beugung ist unter einem rechten Winkel. Es befindet sich noch eine bedeutende Beweglichkeit im Gelenk. Die Streckung wurde nicht vollendet, da die Maschine fehlerhaft war, und die Schiene, welche die Streckung vollenden sollte, brachte durch Druck einen Brandschorf hervor, nach dessen Abstofsung sich ein Comminutivbruch des Femurs zeigte. Die Eiterung breitete sich längs des ganzen Oberschenkels aus. Die Kranke starb sechs Wochen nach der Operation, ohne dafs die Section ausgeführt wurde.

Später ist folgender Sectionsbefund berichtet:

Eine Frau, welche von Louvrier im October 1839 operirt wurde, litt an einer seit sechs Jahren bestandenen Ankylose des rechten Kniees unter einem rechten Winkel. Kniescheibe, Unterschenkel und Oberschenkel waren verschmolzen, aber keine Krankheit bestand. Die Operation wurde ausgeführt und hatte eine Luxation zur Folge, ohne vollkommene Streckung und mit Verkürzung um einige Zoll, so dafs die Patientin nur mit den Zehenspitzen den Fufsboden erreichte. Nach Anlegung eines Kleisterverbandes und Krücken konnte sie gehen. Ohne Kleisterverband war dies nicht möglich. Am 20. Januar 1840 starb die Frau in Folge einer Pleuresie. — Muskeln, Arterien und Venen zeigen keine Anomalie. Das obere Ende der Tibia steht hinter dem Femur, die Luxation wird begrenzt durch die Insertion der Zwillingsmuskeln, die aufgehoben sind und sie umgeben; in Folge dessen war Pferdefufs entstanden. Die Seitenbänder und das Kniescheibenband sind unversehrt, das hintere Kreuzband ist in die Länge gezogen nach hinten, das vordere ist nicht zu finden. Die Tibia ist an ihrem oberen Ende sehr difform, sie bildet nach vorn eine schräge Fläche mit einer Ecke, in der der Femur liegt. Der äufsere Condylus ist sehr dünn, der innere etwas dicker. Die Tibia hatte auf der unteren Fläche des Femurs keinen Platz und mufste daher nach hinten luxiren.

Würden alle übrigen Kranken sich in einem günstigen Zustande befunden haben, so würde man ein günstiges Urtheil über das Verfahren Louvrier's fällen können. Es war daher auch das Urtheil des Berichterstatters Berard über dasselbe ungünstig. Indem er die Anwendung der Maschine als ingeniös bezeichnet, hebt er mit Recht hervor, dafs man die Wirkung ihrer Application auf die Knochen und Weichtheile nicht voraussagen kann, dafs sie allerdings bei allen Ankylosen, welcher Art sie auch seien, eine Streckung bewirke, allein da sie bei der kleinen Anzahl, wo Unfälle eintraten, Veranlassung zu Lebensgefahr gab, da bei keinem der Operirten vollständige Streckung, noch Bewegungsfähigkeit eintrat, und der Gang der Meisten, obgleich ein besserer, als vor der Operation, doch sehr beschwerlich war und Unterstützungsmittel forderte, so schlofs er mit Recht, dafs die Louvrier'sche Methode den anderen Behandlungsweisen mit und ohne Sehnendurchschneidung nachstehe.

Wir haben in dem Vorhergehenden diese Behandlungsweise so ausführlich mittheilen können, da uns über dieselbe nicht nur das vollständige Material, sondern auch eine von den ersten Pariser Chirurgen gegebene Kritik vorlag, was bei keinem der nachfolgenden Verfahren der Fall ist. Ebenso haben wir alle Unglücksfälle und ungünstigen Ausgänge, wie sie die Gaz. méd. mittheilte, vorgeführt, da es die einzigen Sectionsbefunde sind, welche über gewaltsame Streckung vorliegen.

Im Allgemeinen hat die Methode Louvrier's nicht viele Nachahmer gefunden. Wenn bei der Discussion in der Academie sie einige sehr heftige Gegner fand, so trat Velpeau theilweise auf die Seite Louvrier's, indem er angab, dafs er bereits im Dict. de méd. en vingt cinq volumes 1836, Artikel Ankylose, die schnelle Streckung mittelst einer complicirten Maschine vorgeschlagen habe. Bei beweglicher Kniescheibe und einfacher falscher Ankylose zieht er die subcutane Durchschneidung der Muskeln und die allmälige Extension durch Maschinen vor. Bei wahrer Ankylose besteht die Wahl, nichts zu thun, ein keilförmiges Stück auszuschneiden, oder die gewaltsame Streckung zu unternehmen. Uebrigens kann man mit dem unten beschriebenen Schraubenapparat, wie wohl mit einer jeden Streckmaschine, die schnelle Extension bewirken.

Im Deutschland hat sich Stromeyer am derbsten und entschiedensten gegen dieses Verfahren ausgesprochen, wenn er in seinem Handbuch der Chirurgie S. 519 sagt, die Versuche, die Verwachsung der Knochen zu zerbrechen, seien ganz gewissenlos, und die französische Chirurgie habe sich wahrhaft entehrt durch die öftere Nachahmung der Methode Louvrier's, wobei mancher Patient sein Glied verloren und keiner ein brauchbares Glied erworben habe.

Dieffenbach's Verfahren und Erfolge.

Die gewaltsame Streckung im Winkel gestellter Kniee durch die Hand des Operateurs und der Assistenten nach Durchschneidung der Beugesehnen wurde zuerst von Dieffenbach geübt. Der Kranke wird auf den Bauch auf einen mit einer dicken Matrazze belegten Tisch so gelegt, dafs der Winkel des Kniees genau auf dem Rand derselben liegt. Der Operateur durchschneidet nun nach gehöriger Fixirung des Körpers und Beines des Patienten die in der Kniekehle am meisten sich spannenden Sehnen einzeln und zwar von aufsen nach innen subcutan durch, indem das Bein immer mehr angezogen wird. Eine sehr gute Empfehlung ist es sodann, ein Handtuch mit seiner Mitte in die Kniekehle zu legen und durch Assistenten zu beiden Seiten bei den jetzt folgenden Streckungen und Beugungen stark anziehen zu lassen. Dasselbe verhindert nicht allein, wie Dieffenbach S. 808 seiner operativen Chirurgie sagt, die Zerreifsung der Haut und den Blutaustritt, sondern vor Allem wohl den Lufteintritt in die bei diesen Bewegungen als Sauginstrumente wirkenden Stichkanäle. Der Operateur fafst nun selbst den Unterschenkel und streckt und beugt denselben abwechselnd. Besonders werden die falschen Adhäsionen durch starkes Ueberbiegen nach der Flexionsseite getrennt. Nach möglichster Streckung werden noch etwaige sich spannende Sehnen oder Fascientheile vorsichtig durchschnitten. — Nach Vollendung der Operation werden die Wunden mit Charpie und feuchten Compressen bedeckt, das ganze Bein von der Ferse bis zum Hüftgelenk mit wollenen Binden eingewickelt und alsdann in eine mit Flanell ausgepolsterte Blechrinne, welche handbreit bis zu den Knöcheln nach unten und handbreit bis zum Gefäfse reicht, gelegt. Er empfiehlt besonders, die Kniekehle so auszupolstern, dafs ein Druck statt findet, da die Haut hier absteht. Den Verband soll man nicht ohne Noth lüften. Die spätere Nachbehandlung bezweckt die fortwährende Streckung des Gliedes. Erst nach Monaten soll man die Flexion des Gliedes durch Krummstellen der Maschine einleiten. Bei knöcherner Verbindung soll die Operation nur an jugendlichen Individuen unternommen werden und nach der Durchschneidung der Sehnen das Glied gewaltsam gekrümmt, und erst, nachdem die Gefahr der Eiterung verschwunden ist, allmälig gestreckt werden.

Die Mittheilungen Dieffenbach's über seine nach diesem Schema ausgeführten Operationen sind zu subjectiv gehalten, als dafs sich daraus ein Urtheil oder eine Vergleichung mit dem vorhergehenden Louvrier'schen Verfahren abstrahiren läfst. Er giebt S. 812 seiner operativen Chirurgie an, dafs er die Operation der Verkrümmung des

Kniegelenks weit über gegen zweihundertmal unternommen habe, dafs unter dieser Zahl nur zwei Kranke von scrofulöser Constitution an erschöpfender Eiterung starben, einer amputirt werden mufste, dafs bei einigen das Glied nicht vollkommen gestreckt wurde, aber dieselben mit erhöhter Sohle gehen konnten. Einige behielten steife Glieder, bei anderen stellte sich ein bedeutender Grad von Beweglichkeit im Gelenke später ein. Ich selbst habe in einem Falle (siehe unten) dieses Verfahren mit günstigem Erfolge und ohne die mindeste Gefahr geübt.

Palasciano's und Bonnet's Verfahren.

Das Verfahren von Palasciano und Bonnet ist nur darin von dem im vorhergehenden beschriebenen Dieffenbach'schen verschieden, dafs, da sie die verwachsene Kniescheibe als Hindernifs der Streckung ansehen, sie die Sehne der Muskeln derselben dicht über derselben durchschneiden und alsdann die Beugung vornehmen, wobei die Kniescheibe dem Zuge ihres Bandes folgen soll. Wir haben oben bereits darauf aufmerksam gemacht, dafs die Kniescheibe nur in den Fällen bei übrigens unversehrten Gelenkflächen des Oberschenkels der Streckung hinderlich ist, als sie in dem Sulcus intercondyloideus oder wenigstens am Uebergang des horizontalen Theils der Rolle zu diesem liegt. In dem letzteren Falle kann aber, da die Kniescheibe das Ende ihrer Locomotion nach hinten erreicht hat, der Zug des Kniescheibenbandes nicht mehr auf die Ortsbewegung derselben einwirken, und im ersteren Falle würde dieselbe so gering sein, dafs bei fester Verwachsung das Kniescheibenband sich eher um die erforderliche Länge dehnen würde, bevor der Knochen dem Zuge folgt. Ist sie aber auf der Rolle, gleichviel an welchem Theile, verwachsen, so würde das Herabziehen der Kniescheibe bis in den Sulcus intercondyloideus der nachfolgenden Streckung eher hinderlich als förderlich sein, da sie alsdann durch die Tibia wieder zurückgedrängt werden müfste, um den nöthigen Raum für die Placirung der Gelenkflächen dieses Knochens zu gewinnen. — Bonnet will sodann die Beugung und Streckung so lange fortsetzen, bis das Glied eine ganz gerade Richtung hat. In denjenigen Fällen, wo die Contactflächen unverändert sind, mag ihm dies gelingen; wo aber eine Ungleichheit der Gelenkflächen durch Schwellung eines Kopfes oder durch Abreibung etc. vorhanden ist, ist dasselbe unmöglich. Er giebt daher auch zu, dafs man nur in den Fällen, wo die Abweichung von der geraden Linie 30—40° betrug, das Bein sogleich in eine Rinne legen könne, wo sich aber das Bein einem rechten Winkel nähert, würden sehr bedeutende Schmerzen eintreten, und man müsse alsdann einen an der Kniekehle artikulirenden Apparat anwenden.

Die Resultate Palasciano's sind nicht in meine Hände gelangt. Sechs Beobachtungen Bonnet's finden sich in den Mémoires de la société de chirurgie de Paris 1853, troisième fascicule. 1) Eine 36 Jahre alte Dame, Bestehen der Krankheit 10 Monat mit Luxation nach hinten und aufsen. Vier Jahre nachher konnte die Patientin ohne Stock gehen, das Knie war steif. — 2) Ein fünfundzwanzig Jahre altes Mädchen wurde von Bouchacourt im 7. Monat einer unter einem rechten Winkel bestehenden Ankylose operirt. Die Streckung war nach drei Wochen vollendet. Nach anderthalb Monat war die Ankylose wieder da, jedoch konnte die Kranke ohne Unterstützungsmittel gehen. — 3) Ein 48jähriger Kranker wurde im 15. Monat der Krankheit operirt. Die Verkürzung betrug 30 Centimeter. Am Ende der Behandlung betrug die Verkürzung 4 C-M. — 4) Ein 32jähriger Kranker, zehn Monate nach einer Verletzung des Kniees, geht mit Hülfe eines Schutzapparates drei Monate nach der Operation. — 5) Ein neunzehnjähriges

Mädchen hatte in Folge einer vor zwei Jahren entstandenen Entzündung eine spitzwinkelige Ankylose ohne die mindeste Beweglichkeit im Knie. Nach der Streckung wird das Bein in denselben Winkel wie vorher gebracht und am vierten Tage nach Schwinden einer gelinden Anschwellung wurde die allmälige Extension begonnen. Fünf Wochen nach der Operation verliefs die Patientin das maison de santé. Sie konnte jedoch nur mit einem Schutzapparat gehen. Ohne denselben konnte sie sich nicht aufrecht halten. — 6) Ein neunzehnjähriger junger Mann hatte eine Ankylose des Kniees seit vier Jahren, nach einer seit zehn Jahren bestandenen Kniekrankheit. Er konnte fünf Wochen nach der Operation mit dem Schutzapparate gehen.

Ueberblicken wir diese sechs Fälle, deren Zahl allerdings gering ist, um ein genügendes Urtheil zu fällen, und sehen wir davon ab, dafs bei keinem einzigen die Durchschneidung der Kniescheibensehne unterblieb, obgleich nicht angegeben ist, dafs die Kniescheibe der Streckung im Wege stand, so ist nicht in Abrede zu stellen, dafs die Sache ohne Gefahr ist. Selbst in einem siebenten Falle, bei einem jungen Manne, bei dem die Operation fünf Wochen ausgeführt war und sich eine Tuberculose der Lungen und des Darms entwickelte, in deren Folge er starb, zeigte das gestreckte Knie keine auf diese Krankheit bezügliche Veränderungen. Kein einziger Kranker konnte jedoch zur Zeit seiner Entlassung ohne Schutzapparat gehen, und beachten wir, dafs nach diesen Manövern der Streckung und Beugung das Bein erst wieder in den bestandenen Beugewinkel gebracht und alsdann die Streckung begonnen wurde, so dient dieses Verfahren mehr dazu, die durch das Messer nicht erreichbaren Bänder und Verbindungen zu zerreifsen, als eine plötzliche Streckung herbeizuführen.

Bernhard Langenbeck's Verfahren.

Bernhard Langenbeck trat im Jahre 1850 in seinem academischen Programm (Commentatio de contractura et ancylosi genu nova methoda violentae extensionis ope curandis. Berolini 1850) gegen die früheren Behandlungsweisen der Contracturen auf, indem er behauptete, dafs man durch allmälige Maschinenextension selbst nach Muskeldurchschneidung Kniecontracturen nicht vollständig heilen könne, dafs das Verfahren von Dieffenbach die Gefahr des Lufteintritts und in Folge dessen Vereiterung nach sich ziehe, und dafs man bei der Maschinenstreckung Louvrier's den Effect nicht hinreichend sicher beurtheilen könne. Er vollführte die gewaltsame Streckung durch Menschenkräfte bei durch Chloroform betäubten Kranken, indem er aufstellte, dafs auch organisch verkürzte Muskeln im Chloroformrausche sich verlängern lassen, ohne zu zerreifsen. Obgleich nun diese blofse Ausdehnung der Muskelbäuche ohne Zerreifsung ebenso wie bei Louvrier's Verfahren wahrscheinlich, jedoch noch nicht durch hinreichende Sectionen oder Experimente erwiesen ist, so ist es doch mit Gewifsheit anzunehmen, dafs die gedehnten Muskeln sich nach dem Erwachen aus dem Chloroformrausche vermöge ihrer Elasticität auf ihre frühere Länge verkürzen, woraus die oft so heftigen Schmerzen zu erklären sind, welche diesem Verfahren nachfolgen, und man dann genöthigt ist, die früheren Stellungsverhältnisse der Knochen herzustellen. (Fall 4.) Es kann aber nicht bestritten werden, dafs wir bei Anwendung des Chloroformrausches zur Zerreifsung der Bänder, Fascien und vielleicht auch der hinteren Kapselwandtheile, auf welche die Chloroformnarcose natürlich nicht einwirkt, nicht die Kräfte nöthig haben, wie wir sie bei gewaltsamer Streckung ohne dieselbe bedürfen. Jedenfalls können die bei den Langenbeckschen Fällen gehörten Geräusche ebensowohl auf den Schall der Zerreifsung dieser Theile bezogen werden, als dafs man stets eine Verwachsung der Contactflächen annimmt.

Im Allgemeinen ist das technische Verfahren Langenbeck's dem von Dieffenbach gleich, und dem gegen die Dieffenbach'sche Methode gemachten Einwurf des Lufteintritts in die Wunden wurde, wie wir oben erwähnt haben, auch von diesem durch ein während der gewaltsamen Streckung in die Kniekehle gelegtes Handtuch vorgebeugt. Es wird dabei mit der nöthigen Umsicht verfahren und namentlich Einrisse der Haut durch Unterbrechungen der gewaltsamen Extension und Erneuerung der Sitzung nach einiger Zeit vermieden. Der bestehenden oder während der Operation eintretenden Luxation der Tibia nach hinten wird durch einen Druck auf den oberen Theil dieses Knochens vorgebeugt.

Die Resultate seiner Behandlung befinden sich einmal in dem angegebenen Programm, so wie in einer unter der Leitung seines Assistenten Wagener geschriebenen Dissertation von Philipp Frank (de contractura et ancylosi articulationis genu et coxae. Berolini 1853). In der erstgenannten Abhandlung finden wir fünf Fälle aufgeführt, welche nach der angegebenen Methode gestreckt wurden. Im ersten Falle, einem Kinde von vier Jahren, soll 14 Tage nach der Streckung einer mit bedeutender Knochenschwellung in Folge von Tumor albus bestandenen Contractur, fast die vollständige Bewegung im Kniegelenk vorhanden gewesen sein, alle übrigen hatten steife Kniee. — In einem Falle (2) folgte eine Neuralgie, in einem andern (4) eine starke Entzündung, und die Streckung unter Chloroformnarcose mufste wiederholt werden. Einer trat vier Wochen, ein anderer drei Monate aus der Behandlung, bei den zwei anderen ist die Zeitdauer nicht angegeben. — Unter den von Frank mitgetheilten dreizehn Fällen zeichnet sich vorzugsweise der erste aus, wo bei Contracturen beider Kniee durch dreimalige, zu verschiedenen Zeiten unternommene violente Extensionen nach einem Jahre eine solche Veränderung herbeigeführt wurde, dafs der Kranke das eine Knie so krümmen konnte, dafs es ihm möglich war, Treppen zu steigen, während bei dem anderen eine Luxation bestand. — In dem zweiten Falle einer gewaltsamen Streckung im Januar 1852, einer Winkelstellung von 85°, traten so heftige Schmerzen in der Epiphyse der Tibia auf, dafs die Knochen in die frühere Winkelstellung gebracht werden mufsten; auch bei der zweiten Streckung im April mufste ebenfalls wieder zurückgestellt werden. Die Heilung forderte vier Monate, der Kranke bedurfte eines Stockes. — Auch der dritte Fall erforderte die Herstellung eines Winkels; Blutsugillationen um das Knie, Oedem des Fufsrückens und Anästhesie des M. saphenus, Schmerzen in der Epiphyse der Tibia waren Folge der Streckung. Der Kranke konnte nach drei Monaten mit Hülfe einer Maschine gehen. — Der vierte Fall enthält die Heilung einer nach einem Knochenabscefs des Oberschenkels zurückgebliebenen Fistel nach der gewaltsamen Streckung im Zeitraum von vier Monaten. — Die Heilung des fünften Falles durch zweimalige gewaltsame Extension dauerte fünf Monate. Das Knie konnte bis zum rechten Winkel gebeugt werden. — Der sechste Fall heilte in zwei Monaten. — Der siebente heilte in fünf Wochen. — Der achte umfafst die Heilung eines Kniees, das sich, nachdem es durch Maschinen gestreckt war, wieder gekrümmt hatte. Nach einem Monat konnte die Kranke mit einer Maschine und einem Stocke gehen. Der Gebrauch der Seebäder stellte die Patientin so her, dafs sie diese entbehren konnte. Das Knie war steif. — Der neunte Fall umfafst die Streckung der durch Arthritis contrahirten Kniee einer Dame, bei der nach vier Wochen die Kur vollendet war. Zwei Jahre nachher ging sie ohne alle Unterstützungsmittel. — Der zehnte Fall enthält die Streckung einer seit 13 Jahren bestandenen Ankylose mit vielen Narben. Die gewaltsame Streckung wird zweimal wiederholt. Der Kranke geht mit einem Apparat. — Der elfte Fall enthält die Krankengeschichte einer nach einer Gonorrhoe entstandenen Contractur, wo neben der Anwendung localer und allgemeiner Mittel zu wiederholten Malen die gewaltsame Streckung des unter einem Winkel von 140° gebeugten Unterschenkels unternommen wurde und nach dreiviertel Jahren die Herstellung erfolgte. — Der zwölfte Fall umfaſst die gewaltsame Streckung eines bei rheumatischer Entzündung vollkommen gebeugten Kniees, an dem man alsdann das Glüheisen anwandte. — Der dreizehnte Fall ist ein unglücklich abgelaufener; er umfaſst die Geschichte einer Necrose des oberen Endes der Tibia, welche sich $1\frac{1}{2}$ Jahre früher entwickelt hatte und wo neben der rechtwinkeligen ankylotischen Stellung zwei Fisteln, welche zu dem necrotischen Knochen führten, bestanden. Eine Hämorrhagie, Brand und Eitererguſs in das Gelenk mit heftigem Fieber machten am 7. Tage die Amputation nothwendig, der der Kranke am nächsten Tage unterlag. Bei der Section zeigte sich der äuſsere erweichte Condylus des Femurs gebrochen und das Fragment hing der Tibia fest an.

Beachten wir diese uns vorliegenden Fälle, wobei wir natürlich von allen übrigen nicht objectiv veröffentlichten absehen müssen, so ist nicht in Abrede zu stellen, daſs Langenbeck seinem Verfahren eine Ausdehnung der Anwendung gegeben hat, wie bisher kein anderer Chirurg. Wir finden in den vorher aufgeführten Fällen die gewaltsame Extension bei acuten und chronischen Gelenkentzündungen, bei arthritischen Contracturen, bei Fisteln und

Necrose ausgeführt. Wir können jedoch nicht verkennen, wie gefährlich ein solches Verfahren auf die chirurgische Praxis influenciren mufs, wenn es einem praktischen Wundarzt einfallen sollte, diese Experimente zu wiederholen. Auf der anderen Seite ist es anzuerkennen, wie er in vielen Fällen glänzende Erfolge erzielt hat, obwohl nicht in Abrede zu stellen ist, dafs man bei mehreren der länger dauernden Kuren dasselbe Resultat in demselben Zeitraume durch allmälige Extension erlangen kann.

Resultat der gewaltsamen Streckung.

Fassen wir nach den vorstehenden Thatsachen das Resultat der gewaltsamen Streckung zusammen, so ist es gewifs, dafs durch dieselbe, mag sie mittelst Maschinen oder Menschenkräften effectuirt werden, mögen die Muskeln unberührt gelassen, oder ihre Sehnen durchschnitten, oder durch Chloroformrausch dehnbarer gemacht werden, eine Streckung bewirkt werden kann, welche sich auf Zerreifsung der die Streckung hindernden, verkürzten, nicht dehnbaren Theile der Bänder, Fascien, Kapsel und verwachsenen Knochen und Dehnung der verkürzten dehnbaren Theile, der Haut, des Bindegewebes, der Muskelbäuche, Gefäfse und Nerven gründet.

Ob von den verschiedenen Arten, das Muskelsystem zu behandeln, das eine oder andere Verfahren den Vorzug verdient, läfst sich bis jetzt nicht bestimmen, weil weder ein besonderer Nachtheil noch Vortheil bei den nach den verschiedenen Verfahren behandelten Fällen in die Augen springend ist. — Die Elasticität der dehnbaren Theile gestattet in der Mehrzahl der Fälle die Streckung; allein man mufs dabei zweierlei bedenken, einmal, dafs es Fälle giebt, bei denen dieselbe verloren gegangen ist und die gewaltsame Streckung alsdann Zerreifsungen von Theilen zur Folge hat, deren Verletzung Nachtheile bringt, wie die Fälle von Zerreifsungen der Haut, Gefäfse und Nerven zeigen, worauf wenigstens die Symptome einzelner Fälle Louvrier's und Langenbeck's hindeuten; sodann aber, dafs mit dem Nachlafs der streckenden Gewalt und dem Erwachen aus dem Chloroformschlaf die vermöge ihrer Elasticität gedehnten Theile sich bestreben, sich wieder auf ihre frühere Länge zusammen zu ziehen, so dafs, wenn dieses gehindert wird, heftige Schmerzen entstehen, und dafs daher diese elastischen Theile nicht durch eine gewaltsame Streckung verlängert werden können.

In Bezug auf die Theile, welche zerrissen werden, ist es keine Frage, dafs Bänder, Kapseln und Neubildungen fibröser Stränge dies Verfahren leicht und ohne Gefahr ertragen, dafs aber der Zustand der Knochenenden dabei wohl zu beachten ist, indem, wenn dieselben erweicht oder nur weicher wie ihre Verbindungsmittel sind, leicht gröfsere oder kleinere Theile von denselben abgesprengt werden, Fälle, welche nach den unglücklich verlaufenen Louvrier's und Langenbeck's den Tod zur Folge haben können. Besonders will ich hier daran nochmals erinnern, dafs, wenn die Knochen partiell durch Knochenmasse vereinigt sind, die verbindende Masse gewöhnlich dicht und fester ist, als das im Knochen selbst liegende Gewebe, und die Trennung daher nicht in jenem, sondern in diesem erfolgt. Auch noch ein anderer, jedoch minder gefährlicher Punkt, der von der Beschaffenheit der Contactflächen der Knochen abhängig ist, macht die schnelle Streckung zu keinem Hauptact der Geraderichtung: es ist dieses die Ungleichheit und Schiefheit der Contactflächen bei sehr vielen ankylotischen Stellungen, wodurch die Knochen, wenn sie in gerader Richtung auf einander gestellt werden, nicht in dieser Richtung verharren können, ohne dafs sie festgehalten werden und die Gleichheit der Contactflächen durch Druck herbeigeführt wird.

Nach alle dem müssen wir die gewaltsame Streckung mehr als eine Hülfsoperation, als einen Voract der Streckung ansehen, wodurch wir Theile, welche sich allmälig nur sehr langsam oder gar nicht durch Maschinen dehnen lassen, zerreifsen. Wir werden, wenn wir uns veranlafst finden, diesen Act als Hülfsact einer Streckung auszuführen, auch dabei auf die Weise verfahren, dafs wir im Chloroformrausche die sich spannenden Theile durch forcirte Beugung und Streckung sprengen, sodann aber das Glied in denselben Beugezustand bringen, von dem wir bei der gewaltsamen Streckung ausgingen und erst nach Ablauf der möglichen Reaction die Streckung durch die eigene Belastung fortsetzen.

---

2) Von der allmäligen Streckung.

Wenn bei der forcirten Streckung Fälle vorgekommen sind, welche solche gefährliche Folgen hatten, dafs dadurch das Glied oder gar das Leben eingebüfst wurde, so ist dieses bei der allmäligen Streckung nicht der Fall. Man hat die Streckung durch Maschinengewalt für unzureichend, langdauernd und äufserst schmerzhaft gehalten, und es ist daher jetzt Sitte, diese Art der Behandlung vorzugsweise den orthopädischen Instituten zuzuweisen, allein die nachfolgenden Resultate werden nicht allein zeigen, dafs in den meisten Fällen die allmälige Streckung in wenig längerer Zeit sicherer und mit weniger Gefahr, vielleicht auch mit weniger Schmerzen ausgeführt werden kann, als dieses bei der forcirten Streckung der Fall ist, sondern auch, dafs die praktischen Aerzte, denen es wirklich um die Heilung ihres Patienten zu thun ist, durch ein einfaches Verfahren mit wohlfeilem Apparate das erreichen können, was in orthopädischen Instituten oder Hospitälern mittelst oft sehr kostspieliger Apparate vollendet wird. Es mufs um so mehr der Zweck meiner Schrift sein, mein Verfahren in die eigentliche Praxis einzuführen, da die ankylotische Stellung in Folge von Krankheiten der unteren Extremitäten am Kniegelenk sehr häufig und vorzugsweise bei demjenigen Theil der menschlichen Gesellschaft vorkommt, welche ihre Extremitäten vor Allem zu ihrer Existenz gebrauchen, nämlich bei der arbeitenden Klasse. Es würde voreilig von mir sein, wenn ich nicht annehmen wollte, dafs es Fälle gebe; bei denen dies Verfahren nicht ausreicht, allein nach einer in so kurzer Zeit so reichlich gemachten Erfahrung ist mir nicht ein Fall vorgekommen, in dem ich nicht eine wesentliche Verbesserung solcher Unglücklichen herbeigeführt hätte, und dafs es auch von Anderen geschehen kann, beweist, dafs meine Methode von hiesigen Aerzten und Wundärzten mit demselben Erfolge in einzelnen Fällen nachgeahmt wurde.

Die Streckung durch Maschinengewalt ist ein altes Verfahren, und es ist nur der Unzweckmäfsigkeit der Apparate und dem Verfahren zuzuschreiben, dafs dasselbe bei einem grofsen Theil der Aerzte in Miskredit gekommen ist. Man hat aber auch aufser Maschinen verschiedene andere Technicismen angewandt, um ankylotisch gestellte Kniee gerade zu richten. Es gehört hierher das Reiben und Schampuen, von dem Shaw versichert, dafs er günstige Erfolge davon gesehen habe. Ebenso hat man passive und active Bewegungen und in neuerer Zeit die sogenannten duplicirten Bewegungen verwendet, um steife und ankylotisch gestellte Kniee gerade zu machen. Diese Mittel sowohl, wie die ganze Schaar warmer Mineralbäder, scheinen mehr darauf zu wirken, die Rigidität der Bänder und Lähmung der Muskeln zu heilen, als eine gerade Stellung der

Knochen zu effectuiren. Ein sehr gebräuchliches Mittel ist es ferner, das Knie stärker bei horizontaler Lage zu belasten. Der Kranke setzt zu diesem Behufe seine Ferse auf einen Stuhl; ein schmaler offener Sack wird über das Knie gelegt, dessen Enden man mit Sand beschwert und gleichzeitige erweichende Dämpfe anwendet. Pitha soll den Sandsack mit gutem Erfolge anwenden. — Auf gleichem Principe beruht der von Jalade-Lafond angegebene Streckstuhl (Recherches pratiques sur les principales difformités du corps humain et sur les moyens d'y remédier. Paris 1829, 4.). Indem der Unterschenkel durch eine Fersenkappe mittelst einer Curbel gestreckt, das Knie aber durch eine Kniekappe herabgezogen wird, wird auf beide Gelenkflächen gewirkt, und es hat dieser Apparat nur den Uebelstand, dafs an dem unteren Theil des oberen Endes der Tibia sich kein Gegendruck befindet, um eine Verschiebung der Gelenkflächen gegen einander zu bewirken. So wie der Apparat construirt ist, bewirkt er nur eine Charnierbewegung in dem Gelenke, und in den Fällen, wo eine Ungleichheit der Contactflächen existirt, wird dieses Verfahren, wie die vorerwähnte Belastung des Kniees durch einen Sandsack, wohl eine Streckung herbeiführen, die durch die Ungleichheiten der Berührungsflächen bedingten Abweichungen von der geraden Linie aber nicht ausgleichen.

Maschinen zur Kniestreckung sind sehr zahlreich angegeben worden, und ein jeder Orthopäde hat seine eigene, wie jeder Geburtshelfer seine eigene Geburtszange empfiehlt. Jedoch lassen sich an allen gewisse Gebrechen nachweisen, die das Ertragen derselben unmöglich machen und die wir hier der Reihe nach abhandeln und alsdann eine Ansicht unseres Verfahrens der allmäligen Kniestreckung geben wollen.

Mängel der Extensions-apparate.

An vielen Streckmaschinen ist der Patient auf eine Weise gefesselt, dafs er nicht im Stande ist, einigermafsen freie Bewegungen mit seinem Körper auszuführen. Es betrifft dieses alle jene Maschinen, welche ein Grundbrett zur Unterlage haben, und bei deren Anwendung der Patient an die Maschine und diese nicht an ihn befestigt wird. Er ist daher stets genöthigt, nicht allein im Bett zu bleiben, sondern auch eine permanente Rückenlage zu beobachten. Die Maschinen von Louvrier, Roser etc. haben diesen Fehler. Die Maschine, welche gut ertragen werden soll, mufs so beschaffen sein, dafs der Kranke nicht allein im Bette eine jede beliebige Lage annehmen, sie nach seiner Ermüdung wechseln, oder selbst auf einem Canapee oder Stuhl sitzen, ja mit Hülfe von Krücken beschränkte Ortsbewegungen vornehmen kann. Die von Chelius besonders empfohlene Maschine von Sträter, so wie Stromeyer's Apparat bieten, bei anderen sogleich zu erwähnenden Nachtheilen, diese Vortheile.

Ein wesentlicher Nachtheil der beiden letzteren, welche sie mit mehreren anderen gemeinschaftlich haben, besteht darin, dafs die Schienen dieser Maschinen, das Oberschenkelbrett und Unterschenkelbrett, nicht in vollkommenem Parallelismus mit der Axe derjenigen Knochen, welche sie gegen einander bewegen sollen, dem Femur und der Tibia, wirken, indem sie zu kurz sind und nicht über die benachbarten Gelenke, das Sprung- und Hüftgelenk, hinüberreichen. Mögen sie auch noch so gut befestigt sein, so wird der obere Endpunkt der Oberschenkel- und der untere Endpunkt der Unterschenkelschiene stets einen stärkeren Druck ausüben, der gegen das Knie hin immer mehr abnimmt. Endigen dieselben in der Mitte oder im oberen Dritttheil des Oberschenkels und an dem Unterschenkel oberhalb des Sprunggelenkes, so wird dieser Druck diejenigen Muskelgruppen treffen, welche gedehnt werden müssen, und hierdurch die oft unerträglichen Schmerzen entstehen. Die Unterschenkelschiene mufs bis zur Ferse und die Oberschenkelschiene bis zum Sitzknorren reichen, und wenn sie im Verlauf der Streckung, wie es oft nach weiter unten folgender Mittheilung der Fall ist, zu kurz werden, so müssen dieselben verlängert werden. Die Maschine von Lorinser hat diese gute Eigenschaft, ohne dafs er sich derselben bewufst war. Ihr dankt er wohl vorzugsweise seine günstigen Erfolge. Nachgebendes Material, wie Leder, zu Schienen anzuwenden, wie es bei Schuh's Apparat der Fall ist, ist durchaus unzweckmäfsig.

Der dritte Punkt, der bei Anwendung von Maschinen zu beachten ist, ist die Art der Befestigung derselben an dem Gliede. Durch die Befestigung mittelst Riemen ist stets eine gewisse Strangulation des Gliedes gegeben, die sich um so mehr steigern wird, je weiter man extendirt. Eine Strangulation führt aber an einer Extremität nicht allein Schmerzen, sondern Gefahr herbei, während eine gleichmäfsige Compression der ganzen Extremität bis zu einem erstaunenswerthen Grade ertragen wird. Man thut daher wohl, ehe man die Maschine an dem Glied befestigt, eine Compression der Extremität von dem Fufse bis zur Inguinalgegend durch festes Einwickeln mit einer Zirkelbinde vorzunehmen, weil man dadurch zwar nicht die nothwendige Strangulation gänzlich aufheben, wohl aber bedeutend vermindern wird. Ich habe auch zuweilen das Glied zuerst mit Watte bewickelt und alsdann mit einer Zirkelbinde comprimirt. Es hat dieses Verfahren jedoch mehr Bezug auf Temperatur- und Feuchtigkeitsverhältnisse der Atmosphäre, als dafs dadurch die Befestigung der Maschine leichter ertragen wird. Ich habe zuweilen diese Compression unterlassen, aber alsdann gefunden, dafs die

Streckung mehr Beschwerden machte. Durch breite lederne Riemen, welche vom Sprunggelenk bis zur Hüfte ohne Unterbrechung das Bein an die Schienen befestigen, wird die Compression ebenfalls gleichmäfsig, und sie machen den Apparat gewissermafsen zu einem äufseren Skelett. Einzelne querüber laufende Riemen, wenn sie auch noch so gut gepolstert sind, müssen, wenn sie fest angelegt werden, Strangulationen der vorn liegenden Weichtheile bewirken, und wenn sie locker angelegt werden, nützen sie nichts.

Die Schiene des Oberschenkels ist gewöhnlich durch ein Charnier mit der des Unterschenkels verbunden, und beide Schienen, welche, bei winkelförmiger Stellung des Unterschenkels angelegt, einen Winkel bilden, werden durch eine Triebschraube allmälig gerade geschraubt. In Bezug auf die Mechanik dieses Actes sind nun gewöhnlich zwei Punkte an der treibenden Schraube zu tadeln, einmal der Ort ihrer Wirkung und sodann die Art ihrer Befestigung. An vielen Maschinen liegt die Schraube in der Nähe des Kniegelenks. Da die Maschine die kleinste Abstufung bewirken mufs, so bewirkt eine Drehung der Schraube oft eine Locomotion von einem Zoll der Enden der Hebel oder Schienen, und man kommt daher durch diesen Sitz des Triebwerks in Gefahr, dem Patienten entweder durch zu starkes Strecken grofse Schmerzen zu machen, oder das Knie zu wenig zu strecken, wodurch alsdann kein Fortschritt statt findet. — Noch wesentlicher ist es jedoch, dafs die Schraube keine feststehende oder Archimedische Schraube, wie an den Maschinen von Schuh, Louvrier, Sträter, Roser etc. ist, sondern eine einfache geflügelte Schraubenmutter, welche die untere Schiene gegen die obere in gerade Richtung treibt. Bei meinem Apparate läuft diese Schraubenmutter in einer Schraube, welche das Ende eines in der Mitte des oberen Endes der unteren Fläche der Oberschenkelschiene durch ein Charnier befestigten Stabes bildet, der durch einen an der Fersenstelle der Unterschenkelschiene befestigten Ring hindurchläuft und dadurch, dafs sie diesen Ring vorwärts treibt, die Streckung bewirkt. Bei der Anwendung dieses Mechanismus wird man nämlich sehr wesentlich durch die Schwere des Gliedes bei der Streckung unterstützt, ja in den leichteren Fällen ist es diese und die Belastung des Beines durch die Maschine allein, welche die Streckung effectuirt, so dafs die Maschine einzig und allein die Beugung verhütet. Wendet man dagegen eine feststehende Schraube an, so wird nicht allein dieser Effect annullirt, sondern auch gerade dadurch, dafs das Glied in einer Immobilität verharrt, wird die Maschine unerträglich. Dazu kommt endlich noch, dafs bei Anwendung dieser feststehenden Schraube die mögliche Extensionsfähigkeit des Kniees nicht berechnet werden kann.

Für die Praxis ist es von unendlicher Schwierigkeit, sich einen der gewöhnlichen passenden Extensionsapparate dann zu verschaffen, wenn man entfernt von einem geschickten Maschinenfertiger ist. Für die Anfertigung des nachstehend beschriebenen Apparates ist ein Schreiner, Schlosser und Sattler oder Schuhmacher nothwendig, die sich an allen den Orten finden, wo praktische Aerzte oder Wundärzte wohnen. Dazu kommt noch, dafs die von berühmten Orthopäden und Chirurgen angegebenen Streckapparate so enorm theuer sind, dafs sie ein praktischer Arzt oder Patient auf dem Lande nicht erschwingen kann. Ich habe bei academischen Verhältnissen 30—40 Thaler für künstliche Streckapparate ausgegeben, während jetzt mir 2—5 Thaler ausreichend sind, alles, was zur Streckung eines Kniees gehört, anzuschaffen.

Die Maschine *), deren ich mich bediene, um zunächst die Winkelstellung zu beseitigen, besteht aus zwei der Form des Ober- und Unterschenkels nachgebildeten Schienen, welche aus einem festen, nicht springenden Holze so dünn gearbeitet werden, dafs sie möglichst leicht sind, aber doch die Dicke haben, dafs der zur Befestigung der Charniere und Schrauben nöthige Halt nicht verloren geht. Sie müssen als Halbcylinder die Beugeseite bis über ein Dritttheil umfassen und am Oberschenkel von dem Sitzknorren bis zur Kniekehle, am Unterschenkel von dieser bis zur Fufssohle reichen. Es ist gut, wenn die Oberschenkelschiene hinreichend lang ist. Man nimmt daher am besten das Längenmafs auf die Weise, dafs man den Kranken mit dem Rücken horizontal auf einen Tisch legt und die Länge von dieser Fläche bis zur Mitte der Kniekehle mifst. Es ist namentlich im Anfange gut, wenn dieselbe etwas länger ist, da sie alsdann die Locomotion der Tibia nach vorn unterstützt, oder einer Luxation nach hinten entgegenarbeitet, besonders da sie nach dem Vorwärtsschreiten der Tibia auf der Gelenkfläche des Oberschenkels und dem Verschwinden der Kniekehle zu kurz wird. Zuweilen wird sie jedoch nicht so lang ertragen, da sie im Liegen genirt; alsdann vertauscht man sie anfangs mit einer kürzeren, bis die angegebenen Verhältnisse eingetreten sind. Der Reinlichkeit halber mufs sie einen kleinen Ausschnitt an der Seite des Afters haben, der jedoch nicht bis zum Sitzknorren reichen darf. Auch die Länge der Unterschenkelschiene ist bei dem Fortschreiten der Streckung veränderlich, nur ist es hier umgekehrt der Fall. Wie die Oberschenkelschiene zu kurz wird bei dem weiteren Verlauf der Streckung, so wird die Unterschenkelschiene zu lang.

Extensionsapparat.

*) Siehe die Abbildung.

Jedoch bedarf dieser Umstand nur dann einer Berücksichtigung, wenn die Ferse dadurch einen Druck erleiden sollte, dafs sie aus der für sie bestimmten Vertiefung heraustrâte. Ein Fufsbrett zur Stütze des Fufses anzubringen, halte ich für unzweckmäfsig, da der Fufs nicht ermüdet, und es die oft dem Patienten sehr wohlthuende freie Beweglichkeit desselben hindert. — Die Breite und Aushöhlung der Schienen bedarf einiger Aufmerksamkeit; sie dürfen nicht zu breit und nicht zu flach sein. Jedoch darf ihre Tiefe nicht die Hälfte der Gliederungen überschreiten; sind sie zu schmal und zu tief, so können die Weichtheile gequetscht werden. Es ist besser, die Aushöhlung der Wade flacher zu halten, als die der Ferse, damit an jener ein Hauptdruck statt findet.

Beide Schienen sind zunächst an ihrer convexen Seite, da, wo sie in der Kniekehle an einander stofsen, durch ein starkes Charnier sehr fest mit einander verbunden. Es mufs dasselbe sehr gut gearbeitet sein, da, wenn es zu schwach ist, es sich leicht wirft oder verbiegt. Ebenso mufs die Befestigung an die Schienen selbst eine sehr feste sein, da eine Lockerung nicht allein der Streckung nachtheilig ist, sondern auch eine Reparatur während der Streckung eine andere Maschine nothwendig macht, da es sehr schmerzhaft für den Patienten ist, wenn die einmal begonnene Streckung unterbrochen wird.

An der Mitte der convexen Seite der Oberschenkelschiene ist durch ein einfaches, von oben nach unten bewegliches Charnier ein starker eiserner Stab befestigt, dessen Länge den unter seiner Befestigung liegenden Theil der Oberschenkelschiene plus der Länge der Unterschenkelschiene entspricht, oder von seinem Befestigungspunkt bis zur Fufssohle des gestreckt gedachten Beines reicht. Dieser Stab läuft durch einen weiten Ring, der auf einem mindestens einen Zoll langen starken Hals auf der convexesten Stelle der Aushöhlung für die Ferse befestigt ist. Dieser Ring mufs so weit sein, dafs der Stab, welcher eine bedeutende Dicke haben mufs, damit er sich nicht biege, darin spiele, so dafs er sich bei den verschiedenen Stellungen nicht einklemmen kann. Aus einem ähnlichen Grunde mufs der Hals des Ringes hinreichend lang sein, damit die Stange nicht unterhalb desselben an die Schiene streicht. Der Stab ist an seiner unteren Hälfte mit kurzen, aber tiefen Schraubengängen versehen, in der eine gut greifende Schraubenmutter oberhalb des Ringes läuft, um diesen vorwärts zu treiben und dadurch die Streckung zu bewirken. Diese Schraubenmutter hat zwei Flügel, damit man sie leicht herumdrehen kann, die aber ebenfalls so gestellt sein müssen, dafs sie bei keiner Stellung an die Schienen anstofsen.

Diesen Apparat kann man bei vielen Kranken unmittelbar an das, wie oben gesagt, durch eine Zirkelbinde comprimirte Bein anlegen. Bei empfindlichen Patienten läfst man eine dünne, mit Pferdehaaren oder Wolle gefüllte Matratze bereiten, welche von der Länge und Breite der Maschine mit ihren Rändern seitlich und oben und unten übersteht, oder man macht eine Unterlage von Baumwolle. Das obere Ende der Maschine erfordert vor Allem eine Unterpolsterung. Hat man die Maschine vorbereitet, so wird sie auf die Weise applicirt, dafs man den Oberschenkel zuerst auf seiner Schiene befestigt, nachdem man die Schraubenmutter um so viel zurückgeschraubt hat, dafs die Schienen einen spitzeren Winkel bilden, als der des Unterschenkels ist, und man legt nun dieselbe so an das Bein, dafs sie dem Winkel genau entspricht. Ist daher ein bloſser Beugewinkel vorhanden, so wird sie gerade nach hinten gelegt; ist gleichzeitig ein äufserer da, so legt man sie nach hinten und aufsen. Der Fufs kommt hierbei etwas auswärts auf die Fersengrube zu liegen, das obere Ende mehr auf das Darmbein, was nichts zu sagen hat. Die hierdurch entstehenden, Druck verursachenden Ungleichheiten werden durch Auspolstern ausgeglichen. Die gröfste Aufmerksamkeit erfordert sodann die Befestigung. Ich bediene mich hierzu drei breiter, länglich viereckiger Riemen aus Kalbleder, die je nach ihrer Breite mit drei oder vier Schnallen an der einen Seite und an dêr anderen mit eben so viel diesen entsprechenden Gurten versehen sind. Sie müssen so breit sein, dafs sie den Theil der ganzen Peripherie des Gliedes decken, der nicht von der Schiene eingenommen wird, so dafs Gurten und Schnallen auf der Schiene ruhen. Gewöhnlich wende ich drei solcher Riemen an, einen für das Knie als Kniekappe, einen längeren für den Oberschenkel und einen kürzeren für den Unterschenkel. Das Knie mufs zuerst befestigt werden. Bei sehr spitzer Winkelstellung thut man wohl, ein kleines viereckiges Kifschen sogleich zwischen den Winkel der Maschine und Kniekehle zu legen und alsdann zuerst dasselbe mit der Kniekappe auf die Weise zu befestigen, dafs man den mittleren Schnallengurt gerade, die zwei Gurten an den Enden aber sich kreuzend schnallt. Auf diese Weise bildet man für das Knie eine Art Kniekappe. Man schnallt sodann den Riemen für die Oberschenkel an; derselbe mufs von der Kniekappe bis zur Inguinalfalte gehen und kann daher bei der Länge und ungleichen Dicke dieses Gliedes aus zwei getrennten Riemen bestehen. Der Unterschenkel bedarf kaum einer Befestigung. Gewöhnlich lege ich einen Riemen um die Wadengegend.

Man legt alsdann das so auf der Maschine befestigte Glied auf die Schraube nieder; sollte dasselbe umfallen, was im Bette nie der Fall ist, da sich der Stab in die weiche Unterlage eindrückt, so kann man einen Sandsack darunter legen, oder das Bein an einem Strick nach Art einer Schwebe aufhängen. Wenn man das Bein gehoben gehalten hatte und die Schraubenmutter auf die äufserste Grenze bewegt war, so wird man beim Niederlegen jetzt schon eine Streckung dadurch bemerken, dafs der Ring sich von der Schraube fortbewegt. Mag man nun Sehnen durchschnitten haben oder nicht, so wird man am anderen Tage nach dem Anlegen der Maschine ein oft 2—3″ betragendes Fortrücken des Ringes von der Schraubenmutter wahrnehmen, vorausgesetzt, dafs die Gelenkflächen nicht sehr in der Form verändert sind. Es ist dieses Fortrücken des Ringes ein genaues Mafs, um wie weit sich der Unterschenkel durch die eigene Schwere des Gliedes streckt. Bei unveränderten Gelenkflächen schreitet diese (wenn ich mich des Ausdrucks bedienen darf) Selbststreckung bis zu dem Momente fort, wo die Gelenkflächen sich gegen einander verschieben müssen. Die Streckung erfordert bis dahin weiter keine Aufmerksamkeit, als dafs man die Schraube um so viel dem Ringe nachschiebt, als dieser vorrutscht, was gewöhnlich von Seiten des Kranken oder der Angehörigen geschieht. In keinem Falle war ich genöthigt, einen Schraubenschlüssel zum Umdrehen der Schraube zu gebrauchen. Man hat auch bis hierhin nicht nöthig, die Maschine und Einwickelung zu entfernen, es sei denn in den ersten Tagen nach einer statt gehabten Sehnen- oder Muskeldurchschneidung, um sich von dem Fortschreiten der Heilung der Wunden zu überzeugen. Ist jedoch die Charnierbewegung im Unterschenkel vollendet, ist derselbe bis zu einem Winkel von 130° gestreckt, oder sind gleich anfangs der Excursionssphäre fremde Stellungen vorhanden, so ist eine gröfsere Umsicht nöthig. Man mufs alsdann den Druck in der Richtung der nöthigen Verschiebung vermehren. Es ist hierzu keine grofse Gewalt oder neue Schrauben nöthig. Ich erreiche dasselbe, indem ich, je nach Verhältnifs verschiedener Dicke, viereckige wohlgepolsterte Kissen oder nur Compressen von Handbreite in den Durchmesser der nöthigen Verschiebung unter die zu verschiebenden Knochen lege. Bei der einfachen Winkelstellung des Unterschenkels lege ich eins derselben auf das obere Ende der Unterschenkelschiene und ein zweites auf die gröfste Prominenz des Kniees. Indem die Kniekappe jetzt dieses gegen die hintere Seite der Tibia andrängt, mufs durch dieses letztere unter dem unteren Ende des Femurs ein freier Raum entstehen, gegen den sich dieses Knochenende bewegt. Die Kifschen, namentlich das für den Unterschenkel, dürfen nicht zu dick sein, sonst machen sie Schmerzen, und man darf hier sich nicht beeilen, das durch Gewalt zu erreichen, was man allmälig auf schmerzlose Art erreichen kann. War ein äufserer Winkel vorhanden und die Maschine mehr nach aufsen gelegt, so müssen auch dieser Lage entsprechend die Kifschen gelegt werden. Man wird auch dann finden, dafs nach stärkerem Anziehen der Kniekappe die Selbststreckung fortschreitet. Einen Zug an der Tibia anzubringen, um die Berührung der Gelenkflächen zu vermindern (wie auf der Klinik von Baum und in Göttingen zur Zeit der Naturforscherversammlung die Rede war), halte ich für eine Unmöglichkeit. Bei meinem Verfahren vergröfsert das auf der Unterschenkelschiene liegende Kissen die Länge der Oberschenkelschiene, und die Schwere des bei dieser Maschine gleichsam an dem Oberschenkel hängenden Rumpfes, sowie die Kniekappe bewirken die Contraextension. Diese beiden Kräfte effectuiren, dafs der Oberschenkel sich auf dem Unterschenkel allmälig zurückschiebt, wodurch alsdann eine gröfsere Streckung ermöglicht wird.

Nicht immer ist es nöthig, das Bein bis zur vollständigen Streckung auf diesem Apparate liegen zu lassen, oder denselben so lange anzuwenden, bis alle Difformität entfernt ist. Man würde hierdurch unnöthiger Weise die Zeit hinausschieben, dafs der Kranke sich auf sein Bein bereits stützen lernt, denn wenn er sich auf dasselbe schon stützt, kann man doch gegen die verschiedenen Difformitäten noch wirksam einschreiten.

Schutzapparat des gestreckten Kniees.

Der Apparat, dessen ich mich sowohl zum Schutz gegen Recidive, wie gegen noch vorhandene kleinere Difformitäten, gegen Winkelstellungen von 130° oder geringe Luxationen bediene, besteht aus einer Hohlschiene von ganz leichtem Tannenholz, welche von dem Hintern bis zum Fufsboden reicht und so ausgehöhlt ist, dafs sie etwas mehr als die ganze hintere Hälfte des Beines aufnimmt und daher von oben nach unten je nach der Form des Beines schmäler und tiefer wird. Sie ist in ihrer Mitte von oben nach unten vollständig gespalten und auf ihrer inneren Seite durch einen starken Leinwandstreifen wieder zusammengeleimt, so dafs sie sich nach innen zusammenklappt und also einen seitlichen Druck auf das Bein dann ausübt, wenn sie mittelst der beim vorigen Apparat beschriebenen Riemen zusammengeschnallt wird.*) Man kann auch diese Schiene durch eine dünne Matratze oder eine Schicht Baumwollenwatte unterpolstern. Da, wo es jedoch ohne dieselbe ertragen wird, ziehe ich es vor, dieses zu unterlassen, weil ich einen Hauptvorzug dieses Apparates in der Leichtigkeit sehe, die er hat. Man würde ihn sonst auch aus einem Drahtgitter, ähnlich den Schienen von Mayor, construiren können, was den Vortheil darböte, dafs man ihn mehr der Form des Beines anschmiegen könnte. Als einfacher Schutz-

*) Siehe Figur 2, 3 u. 4.

apparat wird derselbe über Strumpf, Schuh oder Stiefel und Unterhose angelegt. Er beginnt alsdann am Oberschenkel unterhalb des Sitzknorrens und erreicht hinter dem Absatz den Fufsboden. Patienten, welche denselben weniger sichtbar zu machen wünschten, färbten die hintere Seite des unteren Theiles schwarz.

Bestehen noch Difformitäten des Gelenkes, so sind dieses entweder noch Winkelstellungen gewöhnlich nach hinten, oder hinten und aufsen, oder Verschiebungen der Knochen gegen einander, am häufigsten Verschiebung der Tibia nach hinten und aufsen. Diesen verschiedenen Uebelständen suche ich durch Unterpolsterung mittelst kleiner viereckiger Kissen zu begegnen. Bei der letzteren Formveränderung, welche gewöhnlich noch mit einem kleinen äufseren Winkel vergesellschaftet ist, lege ich ein solches Kifschen zwischen das Köpfchen der Fibula und die Schiene nach hinten und aufsen und ein zweites nach innen und vorn auf den Condylus internus des Oberschenkels. Ist die Difformität noch bedeutender, so unterstützt man die Wirkung dieser Kifschen dadurch, dafs man auf die entgegengesetzten Punkte des Hebels, welchem sie angehören, ähnliche Kissen legt, also an den Unterschenkel auf den Malleolus internus, an den Oberschenkel an den grofsen Trochanter, wodurch man alsdann den Druck in der Richtung der Abweichung der Knochen vermehrt. Auch bei Neigung zur Luxation der Tibia nach hinten, wende ich in diesem Apparate gerade so wie bei der Streckmaschine zum Druck ein Kissen auf den oberen Theil der hinteren Fläche der Tibia, ein zweites auf den vorderen Theil des unteren Endes des Femurs an. Besteht noch eine Winkelstellung, so mufs man ein dreieckiges Polster in die Kniekehle legen und auch den Druck auf die Spitze des Kniees vermehren und ersteres je nach der allmäligen Streckung verkleinern. Besteht endlich noch ein so bedeutender Beugewinkel, dafs das Knie über den Rändern dieser Klappenschiene vorsteht, ein Zustand, der vorkommt, wenn z. B. die Kniescheibe in dem Sulcus intercondyloideus fest geheftet ist, so mufs man den Wänden der Schiene in der Gegend des Kniees Seitenwände aufsetzen, welche seitlich einen Druck auf dasselbe ausüben können und die Kniekehle des Kniees durch ein starkes Polster ausfüllen. Es können alsdann solche Patienten nicht allein leicht und gut gehen, sondern es ist mir häufig auch gelungen, durch diese nachträgliche Behandlung oft die wesentlichsten Verbesserungen in der Stellung der Knochen zu einander herbeizuführen.

Ich wende diesen Apparat zum Schutz gegen Recidive an, und gebe ihm vor den empfohlenen Kleisterverbänden und eisernen Schienen den Vorzug, weil er das Knie mehr sichert. Kleisterverbände geben, auch wenn sie hinreichend dick und trocken sind, der Belastung nach, und eiserne Apparate sind, wenn sie von dem Sprunggelenk bis zu einem Beckengürtel gehen, zu schwer, wenn sie aber, wie der bei Lorinser abgebildete, blofs von der Mitte des Unterschenkels zu der des Oberschenkels reichen, ein zu geringer Schutz.

Subjective Symptome bei der allmäligen Streckung.

Wir müssen hier endlich die subjectiven Symptome aufführen, welche die allmälige Streckung begleiten. Im allgemeinen mufs ich die schmerzhaften Empfindungen, welche durch die allmälige Streckung hervorgerufen werden, gering nennen, denn wenn auch bei einzelnen Patienten heftigere Schmerzen auftraten und das gesammte Nervensystem mehr ergriffen war, so gab es wiederum Fälle, bei denen eine solche Unempfindlichkeit vorkam, dafs sie die Streckung übermäfsig forcirten und ich genöthigt war, ihrem allzu emsigen Bestreben, ein gerades Bein zu bekommen, Einhalt zu thun. Nur in einem Falle, bei einem sehr empfindlichen Mädchen, traten allgemeine Zuckungen ein, von denen ich jedoch glauben mufs, dafs sie von anderen Verhältnissen als diesen Extensionen abhängig waren. In der Mehrzahl der Fälle traten allerdings Schmerzen mit der Veränderung der Lage der Knochen gegen einander ein, allein selten störten sie die nächtliche Ruhe. Am häufigsten zeigte sich der Schmerz an der Stelle, wo die Knochen gegen einander sich verschoben, an der Reibungsstelle zwischen Femur und Tibia, an der Grenze des Gelenkes; bei bedeutender Schwellung des Condylus internus an diesem selbst, oder bei Lostrennung der fest angeprefsten Kniescheibe unter dieser. Wir konnten diese Schmerzen nie auf bestimmte Nerven beziehen. Sie nahmen durch äufseren Druck zu und hingen offenbar davon ab, dafs kranke Knochentheile durch die Streckung geprefst oder gegen einander gedrückt wurden. In mehreren Fällen war ein deutlich markirter Schmerz an der vorderen Kante der Tibia vorhanden, welcher ziehend und reifsend war und sich von der Insertion des Kniescheibenbandes abwärts erstreckte. Zuweilen zeigte sich auch längs dieser Kante eine leise Röthe; nur in einem Falle war die Tibia in der ganzen Circumferenz bei Druck schmerzhaft, eine Erscheinung, welche nach Einreibungen mit einem narcotischen Oele bald schwand. Diese Schmerzen der Tibia mufste ich von der Spannung der Fascien an der Beugeseite, die, wie ich nachgewiesen habe, sich mehr oder weniger an dieser Stelle kreuzen, um so mehr ableiten, da sich trotz meiner minutiösen Untersuchung in keinem Falle ein Schmerz an der Beugeseite des Oberschenkels zeigte. In einem Falle kam ein heftig ziehender Schmerz längs der Wadenmuskeln vor, der nach Durchschneidung der stark gespannten Achillessehne sogleich schwand.

Das Gefühl der Taubheit stellt sich in der Regel in allen Fällen der allmäligen Extension ein, sowie dieselbe verstärkt wird. Es schwindet erst allmälig, nachdem der Kranke sein Glied wieder belastet. Wechselt man den Verband, so gerathen die Muskeln in sichtbare Zuckungen, so dafs ihre Bäuche über das Niveau der Haut sich erheben. Namentlich findet dieses statt, wenn man keine centrische Compression anwendet. Es können diese Erscheinungen dem Patienten grofse Schmerzen machen, so dafs er den Wunsch äufsert, bald wieder auf der Maschine zu liegen. Die Compression und Extension unterhält einen halbgelähmten Zustand der Muskeln, der unbeschadet ertragen wird. Es scheinen diese Erscheinungen vorzugsweise von den Beugern des Oberschenkels auszugehen, denn läfst man das Bein an dem Fufse stark anziehen und übt einen Druck auf die vordere Fläche des Oberschenkels aus, oder beugt das ganze Bein endlich sehr stark im Hüftgelenk, so läfst diese Erscheinung nach.

Aufser diesen angegebenen Erscheinungen habe ich keine weiteren beobachtet, welche dem Patienten Gefahr oder Nachtheil bringen konnten. Ist das Glied einmal gestreckt und wird belastet, so nimmt im allgemeinen die Nutrition desselben zu. Man bemerkt dieses vorzugsweise an der Zunahme seines Umfanges. Die Nägel, deren Wachsthum während der ankylotischen Stellung vollkommen sistirt ist, fangen wieder an zu wachsen; die Muskeln treten allmälig wieder vor; das verdickte Gelenkende des Oberschenkels nimmt, wie schon Lorinser bemerkt hat, an Umfang ab. Ob weitere Veränderungen in Bezug auf die Dimensionen der Knochen, Verlängerungen der Tibia etc. eintreten, darüber kann ich bis jetzt nur bei den einzelnen Krankengeschichten aufgeführte Facta angeben.

Die wichtigste Aufgabe nach der Streckung ankylotisch gestellter Beine ist die Restitution des Gelenkes. Bei den normalen Bewegungen der Knochen im Kniegelenk findet

Restitution des Gelenkes.

eine so complicirte Bewegung der Contactflächen gegen einander statt, wie wir sie fast an keinem anderen Gelenke kennen. Die Synovialkapsel geht bestimmte Formveränderungen ein, ebenso die eigentlichen Haltungsbänder, die Fascien und der ganze Muskelapparat. Es ist aus dieser Betrachtung einleuchtend, dafs als Bedingung einer eintretenden Mobilität nicht allein das richtige Aufeinanderstellen der Berührungsflächen, sondern die Restitution jener sämmtlich in Folge der ankylotischen Stellung veränderten Theile und Systeme erforderlich ist, dafs daher die Gelenkflächen glatt sein und ihren Knorpelüberzug nicht verloren haben müssen, die Lähmung der Muskeln nicht unheilbar sein darf, und dabei eine Verschiebbarkeit sowohl der Gelenkflächen, wie der das Gelenk umgebenden Weichtheile vorhanden sein mufs, wenn die normale Bewegungsfähigkeit des Ober- und Unterschenkels in dem Gelenke wieder retablirt werden soll. — Waren daher vor der Streckung die Contactflächen der Tibia und des Femurs durch circumscripte kurze Knochen, Knorpel oder Bandmassen verbunden, waren dieselben ungleich, oder zeigten Erhabenheiten oder Vertiefungen, und lag das Berührungsterrain nicht in der normalen Ebene, so ist es sehr die Frage, ob durch eine künstlich effectuirte Bewegung die zur freien Beweglichkeit nothwendige Glätte und Politur der Flächen wieder eintreten, oder wenn sie wirklich eintreten kann, sich zu erhalten im Stande ist. Es fehlt über diesen Punkt auch jede exacte Thatsache, auf welche sich auch nur eine Vermuthung gründen liefse, und so lange diese nicht vorhanden, ist es sicherlich weise, den steifen Zustand eines Gelenkes zu erhalten, als durch unzweckmäfsige Bewegungen den säulenartigen Bau des aufgerichteten Beines zu vernichten.

Ich lasse daher die angegebene Schutzschiene möglichst lange tragen. Ich mufs besonders auf diesen Punkt aufmerksam machen, da die Patienten stets Neigung haben, dieselbe früher abzulegen, als es räthlich ist, und der Arzt ihnen nur zu leicht nachgiebt. Es finden selbst in dieser Schiene kleine regressive und progressive Bewegungen des Oberschenkels auf den Unterschenkel und dieses auf jenen beim Gehen statt, und man braucht durchaus nicht zu fürchten, dafs durch die anscheinende Immobilität allein eine Verwachsung entstehe. Diese kann eintreten, sie ist aber alsdann durch andere Ursachen, welche durch Bewegungen schwerlich beseitigt werden können, bedingt. Erst wenn man sich davon überzeugt hat, dafs durch die Belastung des gestreckten Beines die sich berührenden Flächen applanirt sind, wenn die das Gelenk umgebenden Bänder sich dieser Streckung accommodirt haben, ist es Zeit, die Schiene wegzulassen. Man darf in dieser Periode den Patienten nicht aus den Augen lassen, und mufs, sowie man eine Krümmung bemerkt, welche der normalen nicht entspricht, die Schiene von neuem anlegen. Ich lasse stets den Patienten dieselbe in der Nacht noch eine Zeit lang tragen. Ohne dafs wir weiter etwas thun, tritt durch die Bewegungen beim Gehen eine hinreichende Beweglichkeit der Gehflächen des Femurs auf der Tibia ein, wodurch dieselbe oft in der Weise ohne unser Zuthun ausgeführt werden kann, dafs man nicht einmal ein Nachziehen des gestreckten Beines auf ebenem Boden bemerkt. In der Mehrzahl der Fälle rathe ich, mit diesem Erfolge zufrieden zu sein, und nur in einzelnen ausgewählten Fällen durch passive und duplicirte Bewegungen eine solche Excursion zu erstreben, dafs das Bein unter einem rechten Winkel gebeugt und zum Treppensteigen, Niedersetzen etc. mit functioniren kann.

Liegt der Grund der Immobilität in lockeren Verwachsungen der Kniescheibe, oder in partiellen ligamentösen Verbindungen der Kapsel und Knochen, in Rigidität der Gelenkbänder, oder in Contracturen von Muskeln, so dürfen wir auf eine Restitution der Bewegungen des Gelenkes rechnen, zu der jedoch viel Zeit und Mühe von Seiten des behandelnden Arztes gehört.

Ohne diese Unterscheidung zu machen, geben die meisten Aerzte, welche sich mit der Streckung contrahirter Kniee beschäftigen, an, dafs man das Bein während der Streckung häufig wieder beugen, oder die Maschine von Zeit zu Zeit zurückschrauben soll, damit die Beweglichkeit im Kniegelenk nicht verloren gehe. Abgesehen davon, dafs dieser Vorschlag nur dann Sinn hat, wenn der vorhandene Beugewinkel in der normalen Excursionssphäre liegt, was vollkommen in den seltensten Fällen vorkommt, so glaube ich, dafs dieses Verfahren keineswegs geeignet ist, seinen Zweck zu erfüllen; denn eines Theils macht es, wie ich mich versuchsweise einigemal überzeugt habe, dem Patienten unerträgliche Schmerzen, sodann aber bringt es Gefahr, die Irritation zu vermehren, da früher gespannte Theile, wenn sie relaxirt werden, schneller sich entzünden können und schwerer auszudehnen sind, als wenn die Ausdehnung continuirlich fortgesetzt wird. Ich halte es daher für am zweckmäfsigsten, die Geraderichtung bis auf den äufsersten Punkt fortzusetzen und längere Zeit, Monate, ja halbe Jahre lang, je nach dem individuellen Falle, dieselbe beobachten zu lassen, bevor man Bewegungen in dem Knie machen läfst.

IX. Practische Erfahrungen.

Nicht jede Knieverkrümmung kann auf eine und dieselbe Weise behandelt werden; eine jede erfordert eine specielle individuelle Behandlung, welche nach Art der Winkelstellung, der Beschaffenheit der Gelenkenden, Bänder, Muskeln und Haut, nach ihrer Dauer und der Individualität des Patienten verschieden ist. Man hat daher das practische Verfahren nach Art der Ankylose zu modificiren; allein in der Mehrzahl der Fälle geht erst aus der Unzulänglichkeit der vorher erwähnten Streckung durch die eigene Belastung und Druck hervor, ob eine diesen Kräften nicht nachgebende Verbindung existirt. In den übrigen Fällen kann es von der Art der ankylotischen Stellung abhängig sein, ob es nöthig ist, die Durchschneidung von Muskeln, Sehnen, Bändern vorzunehmen, ob man die Streckung mehr durch die Belastung oder Forcirung der Schraube vollenden, und nach welcher Richtung der Druck statt finden mufs. Bei knöchernen oder sehr innigen kurzbänderigen Verbindungen der Knochen hängt es von der Ausdehnung derselben und in Bezug auf die Kniescheibe aufserdem von dem Orte ab, ob die gewaltsame Extension einen Erfolg haben wird, oder nicht. Da sich jedoch auch hier von vorn herein die Verhältnisse in den wenigsten Fällen erkennen lassen, so ist es auch dann der mifslungene Versuch, eine solche Verbindung zu zerbrechen oder zu zerreifsen, der für ein weiteres eingreifendes Verfahren, die Resection, die Indication abgeben wird, wenn die Ankylose überhaupt alsdann noch Gegenstand der Behandlung werden kann.

In Bezug auf das Verhältnifs der kranken Extremität zum übrigen Organismus sind drei Fälle zu unterscheiden, welche auf die Behandlung von dem wesentlichsten Einflusse sind:

1) Der Kranke ist durch das ankylotische Bein an das Bett gefesselt, er ist gar keiner oder einer sehr beschränkten Ortsbewegung fähig.

2) Der Kranke ist vermittelst künstlicher Mittel (Krücken, Stelzen etc.) im Stande, sich zu bewegen. Das ankylotisch gestellte Bein berührt dabei den Boden nicht, es wird als Anhang vom Rumpfe getragen.

3) Das winkelförmige Bein berührt mit einem gröfseren oder kleineren Theil den Boden. Es wird theilweise belastet, ist aber nicht im Stande, seinen Theil der Last vollständig zu tragen; daher bedient sich der Kranke entweder künstlicher Hülfsmittel (eines Stockes, einer Krücke etc.), oder er belastet dasselbe beim Fortschreiten kürzere Zeit.

I. Kniestreckungen bei Kranken, welche keiner Ortsbewegung fähig waren.

Wenn der Kranke an das Bett gefesselt ist, so dauert die Krankheit, welche die Winkelstellung bewirkte, noch fort, und es ist dieses entweder durch locale oder allgemeine Zustände, oder durch beide zugleich bedingt. Der allgemeine Zustand ist in den Fällen die Ursache, dafs der Kranke sich nicht bewegen kann, wenn das Muskelsystem nicht im Stande ist, die säulenartig aufeinander gestellten Knochen des Skeletts in dieser Stellung zu erhalten und die zur Bewegung des Ganzen durch die Schwere der auf einander gebauten Theile bedingten, bei den Bewegungen nothwendigen Beugungen und Einknickungen zu hemmen und wieder aufzuheben. Der Mensch knickt daher, wie man im gemeinen Leben sagt, zusammen; er ist zu schwach, sich aufrecht zu erhalten. Diese Schwäche ist in dem Muskelsystem bedingt, die entweder in quantitativer Abnahme der Muskelmasse, oder in Mangel der nothwendigen Innervation ihren Grund hat. — Dafs der Kranke sich nicht fortbewegen kann, kann sodann in den localen Verhältnissen des kranken Kniees begründet sein, und es ist alsdann vorzugsweise der Schmerz, welcher die Ortsbewegung hemmt, indem gewissermafsen die locale Hyperästhesie die Innervation der Bewegungsorgane des Körpers beschränkt, daher wir stets beobachten, dafs, je intensiver ein localer Schmerz ist, desto weniger der Mensch im Stande ist, sein Muskelsystem in Thätigkeit zu setzen. Der Schmerz am Knie kann verursacht werden durch Spannung, Zug und Druck und Bewegung, welche erstere Momente wieder hervorruft. So spannt das ausgedehnte Gelenkende des Oberschenkels dic Knickappe und Befestigungsbänder um so mehr, je bedeutender dasselbe geschwollen ist, und es entstehen Dehnungen des Periostes durch allgemeine und locale Schwellungen im Innern des Knochens. Die Pendelschwingungen des Unterschenkels vermehren dieselben, und die an denselben sich inserirenden, noch thätigen Unterschenkelmuskeln suchen daher denselben zu fixiren. Durch eine gehörige Fixation des Kniees wird daher der Schmerz vermindert.

Man hat diese Zustände als Gegenanzeigen der künstlichen Streckung angesehen. In Bezug auf den ersten Punkt ist jedoch von vorn herein anzunehmen, dafs durch die allmälige Uebung des Muskelsystems eine Erstarkung des Körpers entstehen kann, welche sehr wesentlich zur Heilung der localen Krankheit des Kniees beiträgt. In Bezug auf den zweiten Punkt ist ebenso von vorn herein zu bedenken, dafs durch die künstliche Streckung einmal eine Abnahme der Spannung der Kniekappe herbeigeführt und sodann die Ausdehnung der Berührung der Knochen vermehrt wird, wodurch der durch die Belastung verursachte Druck günstig auf die kranken Knochen influenciren kann.

Die Ansicht, dafs man Kniegelenkkrankheiten leichter heilen kann, wenn man das Knie vorher streckt, ist nicht neu, jedoch noch keineswegs allgemein beachtet, viel weniger angenommen worden. Im Gegentheil ist es noch die Ansicht der meisten Chirurgen, dafs die Krankheit des Kniees erst vollkommen beseitigt sein müfste, bevor man zur Streckung desselben schreiten dürfe. Schon im Jahre 1841 theilte Duval der Pariser Academie mit, dafs er winkelförmig gestellte Kniee heile, während die entzündlichen Krankheiten, von denen dieselben bedingt sind, noch bestehen. Er wies schon nach, dafs man bei gebeugtem Unterschenkel vergeblich Mittel, um die Krankheit zu bekämpfen, anwende, und die Entzündung erst dann nachlasse, wenn das Knie gestreckt sei. Er empfahl den Sehnenschnitt, da man durch Maschinenextension allein nicht zum Zwecke komme, und wandte dies Verfahren auch dann an, wenn eiternde Stellen vorhanden waren. Seine Extensionsapparate haben, wie die von Little, die oben angegebenen Mängel (Canstatt's Jahresbericht für 1843, S. 202). Sodann sind es Bonnet, Seutin und Crocq (Traité des tumeurs blanches des articulations, 1854), welche diese Ansicht bei ihrer Behandlung der Gelenkkrankheiten festhalten, und Langenbeck hat, wie wir bereits bemerkten, in mehreren Fällen der verschiedenartigsten Kniegelenkentzündung die gewaltsame Streckung vor der Anwendung anderer Mittel ausgeübt.

In der Praxis wird selten der Arzt zu einer Gelenkentzündung des Kniees gerufen, wo eine üble Stellung des Unterschenkels zum Oberschenkel nicht bereits vorhanden wäre. In vielen Fällen ist dieselbe so gering, dafs es leicht und ohne Schwierigkeit gelingt, dem Bein eine vollkommen gerade Stellung durch Manipulationen zu geben, und es reicht oft alsdann zur Heilung der Krankheit hin, diese gerade Stellung einige Wochen dadurch zu unterhalten, dafs man das Bein in die oben von mir beschriebene Schiene legt. In anderen Fällen dagegen gelingt dieses nicht, ohne bedeutende Schmerzen zu machen, und wir können in diesen Fällen Bonnet nicht beistimmen, dafs man aller Schwierigkeiten und Schmerzen ungeachtet doch die nöthigen Manipulationen, also eine forcirte Streckung vornehmen soll, um die gerade Richtung zu erzwingen. Man kann den Zweck recht gut allmälig erreichen, wie Stromeyer richtig bemerkt. Indessen sprechen unsere Erfahrungen gegen die Ansicht dieses, dafs man durch solche allmälige Verbesserung der Knochenstellung in einem lebhaft entzündeten Gelenke die Entzündung steigere, Eiterung herbeiführe und die Amputation nöthig mache, ja selbst das Leben gefährde. Die Lagerung eines solchen Beines, oder die Anwendung von Schienen aus Pappe und anderem nachgiebigem Material, können in solchen Fällen weder eine Verbesserung der Stellung, noch eine Immobilität des Gliedes herbeiführen, da die willkürlichen und unwillkürlichen Bewegungen des Patienten, das zum Aushalten einer horizontalen Lage nothwendige Wechseln der Lage, die Bewegungen bei der Respiration und bei den verschiedenen excrementellen Verrichtungen, stets in den kranken Gliedern auch Bewegungen erzeugen.

Ist die ankylotische Stellung neu, beträgt der Winkel nicht weniger als 90°, so genügt es, das Knie auf den oben beschriebenen Streckapparat zu legen und dasselbe rein durch die eigene Belastung sich strecken zu lassen. Die verkürzten Muskeln sowohl wie die Bänder sind einer allmäligen Extension fähig, die durch die Hemmung der Thätigkeit der ersteren vollkommen erreicht wird und die Durchschneidung der Sehnen nicht nothwendig macht. Ist dagegen der Winkel ein spitzer, oder besteht die Winkelstellung bereits längere Zeit, d. i. drei bis vier Monate, dann ist es zweckmäfsiger, die Durchschneidung der Kniekantenmuskeln vorzunehmen, ehe man das Bein auf den angegebenen Apparat legt, und man braucht dabei weder die Intensität einer vorhandenen Entzündung, noch etwa vorhandene Fisteln als Gegenanzeigen anzusehen. Schon während der Streckung habe ich local das kranke Knie verschieden behandelt und nach vollendeter Streckung diese Behandlung fortgesetzt. Lag, wie es bei der Mehrzahl der Fälle ist, eine Erkältung zu Grunde, so wickelte ich nicht allein das Knie, sondern auch das ganze Bein mit baumwollener Watte ein. Es scheint die Baumwolle der Haut Fett zu entziehen, oder sie wenigstens des Vermögens, Feuchtigkeit von aufsen aufzunehmen, zu berauben, denn dieselbe wird schon einige Tage nach der Application trocken und runzlich. In vielen Fällen habe ich zertheilende Einreibungen und Pflaster aus Quecksilber- und Kupferpräparaten mit Gummata und Narcotica angewandt, ohne dafs ich dadurch einen wesentlichen Effect gesehen hätte. In der Mehrzahl der Fälle erreichte ich durch Steigerung der Compression mittelst der angegebenen Zirkelbinde, Heftpflasterstreifen oder Kleisterverbände eine Abnahme des Volumens der intumescirten Knochen. Ob die angewandten innerlichen Mittel, der Gebrauch des Leberthrans, Eichelkaffee, Jodpräparate, Chinatinctur mit Sublimat etc. sehr wesentlich zur Heilung beigetragen haben, kann ich nicht entscheiden. Ich gab sie nach guter alter Sitte.

Die nachfolgenden dreizehn Beobachtungen haben alle das Resultat herbeigeführt, dafs die Patienten, welche theils wegen localer Verhältnisse am Knie, theils wegen allgemeiner Zustände durchaus keiner Ortsbewegung fähig waren, ohne künstliche Gehmittel fähig wurden, sich zu bewegen. Wenn ich bei diesen, wie bei den folgenden, die Kur insoweit nicht weiter fortsetzen konnte, dafs es mir gelang, die vollständige Beugungsfähigkeit in dem Gelenke wieder herzustellen, so lag die Schuld nicht an mir, sondern an den Patienten oder deren Angehörigen, die vollkommen damit zufrieden waren, ohne Stock und Krücke gehen zu können.

1) Lina Schubert, 7½ Jahre alt, aus Coblenz, ein zartes Mädchen, welches der Aussage der Mutter nach früher stets gesund war, nie an Schwellungen der Drüsen, Ausschlägen, Augen- und Ohrenleiden oder anderen scrofulösen Krankheiten gelitten hatte, hinkte seit einem Vierteljahre mit dem rechten Beine und konnte dasselbe nicht vollkommen strecken. Drei Wochen, ehe ich das Kind sah, schwoll das Knie bedeutend an und wurde sehr schmerzhaft, so dafs der Hausarzt, Herr Doctor Duhr, zu Rathe gezogen wurde. Derselbe hatte Blutegel, Einreibungen von grauer Salbe, Kreuznacher Salzbäder äufserlich, innerlich Plummersche Pulver und Leberthran angeordnet. Die Geschwulst des Kniees sollte hiernach etwas abgenommen, dagegen die Winkelstellung im Knie sich vermehrt haben, und dieses war die Ursache, dafs der genannte Arzt mich am 13. Juni 1853 zuzog.

Das Kind war aufser dem Bett, jedoch nicht im Stande, auf das kranke Bein zu treten, noch eine Ortsbewegung wegen heftiger Schmerzen, welche vorzugsweise an der vorderen Seite des Kniees vorhanden waren, vorzunehmen. Die Winkelstellung im Knie betrug 110°. Die Rotation des Unterschenkels überschritt nicht die normal mögliche und ein Abductionswinkel nicht zehn Grad. Der Unterschenkel konnte um 10° mehr gebeugt werden, eine weitere Beugung verhütete die über den angeschwollenen Gelenkkopf gespannte Kniekappe. Die Kniescheibe lag auf dem horizontalen Theil der Rolle, der senkrechte Theil derselben war als eine flache Rinne sichtbar. Die Streckung erfolgte durch die Schwere des Gliedes, ohne fühlbare Contraction der s. g. Streckmuskeln. Die Beugemuskeln spannten sich dabei bedeutend und hatten die Seitenwände der Kniekehle tief herunter gezogen. Die Temperatur des Kniees war sehr erhöht, ohne dafs die Farbe desselben verändert war. Der Druck war an der Berührungsfläche der Tibia und des Femurs nicht schmerzhaft. Ein starker Druck auf den Kopf des Femurs brachte heftigen Schmerz hervor. Das Fettpolster unter der Kniescheibe prominirte und gab das täuschende Gefühl einer Fluctuation.

Das ganze Bein wurde in Baumwollenwatte eingehüllt und auf den Streckapparat gelegt, ohne eine Extension zu machen. Innerlich erhielt das Kind Plummer'sche Pulver. Die darauf folgende Nacht hatte es eben so wie die früheren schlaflos zugebracht; jedoch konnte man am nächsten Morgen die Schraube schon um 1 C.-M. weiter stellen. Es erhielt am 14. Juni Vini stibiati ℥ß, Tincturae Opii crocatae ʒj, zweistündlich 10 Tropfen. — Am 15. Juni hatte es die ganze Nacht ohne Schmerzen geschlafen. Das Knie war nicht mehr heifs, die Geschwulst hatte abgenommen. Der Winkel des Kniees hatte sich von 110° bis zu 145° erweitert, so dafs die Schraube mehrere Centimeter weit fortbewegt werden konnte. Von nun an schritt die Streckung ohne Störung und Schmerzen fort. Am 25. schon war das Bein vollkommen gestreckt und konnte in die Rinnschiene gelegt werden. Das Kind konnte sogleich das Bein belasten und in den nächsten Tagen gehen. Ich habe dem Kinde später einen Kleisterverband angelegt, den ich mit Baumwolle unterpolsterte, und diesen in einem Zeitraume von ½ Jahre zweimal erneuert. Die Anschwellung des Kopfes hat nachweisbar in der Quere und Dicke abgenommen, Rotation und Abduction ist vollkommen geschwunden, eine deutliche Beweglichkeit ist zwischen Tibia und Femur bemerkbar, eine weitere Ausdehnung derselben wird durch die Unnachgiebigkeit des an der vorderen Seite des Femurs liegenden Muskelapparates gehemmt.

Die Eltern des Kindes waren vollkommen mit dem Erfolge zufrieden; das Kind ist mir seit dieser Zeit, wie viele andere, nicht wieder gebracht worden, daher es nicht an mir liegt, weitere Manipulationen und Mittel zur Restitution des Gelenkes verabsäumt zu haben.

Die nachfolgenden Mafse sind am ersten Tage der Beobachtung und am Tage seines letzten Besuches genommen, ohne dafs bei der letzten Messung die erste beachtet wurde.

	I		II	
Messung	am 13. Juni 1853		am 15. December 1853	
Alter:	sieben Jahre sechs Monat		acht Jahre	
Allgemeine Körperlänge	1070mm		1140mm	
		Wachsthum 70mm		
Länge des Femurs	rechts 293mm	links 270mm	rechts 305mm	links 295mm
Länge des Schienbeins	„ 215 „	„ 235 „	„ 235 „	„ 240 „
Länge des Fufses	„ 115 „	„ 125 „	„ 160 „	„ 170 „

Die vorliegenden Mafse zeigen eine Verlängerung des kranken Femurs um 23mm, eine Verkürzung des Schienbeins der kranken Seite um 20^{mm} und des Fufses um 10^{mm} bei einer Winkelstellung von 110°. Bei einem allgemeinen Wachsthum von 70^{mm} innerhalb sechs Monaten nahm der gesunde Femur um 25^{mm}, der kranke nur um 12^{mm} zu, so dafs er immer noch 10^{mm} länger war, als der gesunde. Das Schienbein der gesunden Extremität verlängerte sich in diesem Zeitraum um 5^{mm}, während das des kranken um 20^{mm} zunahm, so dafs sein Wachsthum 15^{mm} mehr betrug. Das Wachsthum beider Füfse blieb sich gleich. (Das bedeutende Wachsthum des Körpers bei Knochenkrankheiten ist mir in verschiedenen Fällen aufgefallen.)

	I		II	
	rechts	links	rechts	links
Der Querdurchmesser des unteren Gelenkendes des Oberschenkels . . .	80^{mm}	50^{mm}	75^{mm}	70^{mm}
Der gerade Durchmesser des Condylus internus	50 „	35 „	45 „	40 „
des Condylus externus	45 „	33 „	40 „	35 „
Breite der Patella	35 „	30 „	40 „	38 „
Länge der Patella	30 „	30 „	40 „	40 „
Breite des oberen Endes der Tibia .	60 „	66 „	65 „	70 „
Breite der vorderen Fläche der Tibia	18 „	22 „	20 „	22 „

Nach den vorstehenden Mafsen stellt sich eine nach der Streckung wahrnehmbare Abnahme des queren und geraden Durchmessers des Gelenkendes des Femurs heraus, wobei alle jedoch noch um 5^{mm} gröfser waren, als die entsprechenden, in dem gegebenen Zeitraum an Dimension zugenommenen der gesunden Extremität. Auffallend ist es, dafs die Verbreiterung der Patella zunahm. Ebenso ist eine Breitenzunahme der Tibia der kranken Extremität ersichtlich und daher wohl aus diesem Falle schon der Schlufs erlaubt, dafs durch eine zeitige Streckung die relativen Wachsthumsverhältnisse der einzelnen Knochen der Extremität regulirt werden.

Die Weichtheile der kranken Extremität gingen keine bedeutende Veränderung ein, was wohl daraus zu erklären ist, dafs das Kind, so lange ich es behandelte, in der Schiene ging und die Muskeln daher nicht thätig waren, während die Muskulatur der gesunden Extremität bedeutend zunahm und der Umfang des Kniees sich verringerte.

	I		II	
Umfang des Oberschenkels unter	rechts	links	rechts	links
der Inguinalfalte	260^{mm}	290^{mm}	280^{mm}	322^{mm}
in der Mitte	245 „	255 „	245 „	285 „
des Kniees	280 „	240 „	250 „	245 „
des Unterschenkels an der Wade	110 „	195 „	190 „	210 „

2) Margaretha Kefsler, 5 Jahre alt, aus Coblenz, ein wohlgenährtes Kind gesunder Eltern, war bis zu seinem zweiten Jahre von keiner Krankheit befallen, als es ohne nachweisbare Ursache anfing zu hinken. Die vier zu Rathe gezogenen Aerzte und Wundärzte wandten Blutegel und viele andere Mittel an, erklärten indessen den Eltern zuletzt, dafs sie die Sache abwarten müfsten, da es ein Drüsenleiden (eine Bezeichnung der rheinischen Bevölkerung für Scrofeln) sei. Als der Vater des Kindes im Herbste 1852 im Monat November meine Hülfe suchte, war das linke Knie unter einem Winkel von 140° gebeugt und man konnte es ohne bedeutende Gewalt bis zu 125° strecken, worauf es sogleich wieder in seine frühere Stellung mit einer gewissen Elasticität zurückkehrte. Die Beugung des Kniees konnte von dem Kinde fast vollständig ausgeführt werden, bei der ihr nachfolgenden Streckung bemerkte man eine geringe Contraction der MM. vastus ex- und internus, während der untere Theil des M. rectus und cruralis unthätig blieb. Es konnte jedoch nicht gehen, indem es bei der Belastung im Knie stark zusammenknickte und heftige Schmerzen empfand. Rotation und Abduction

des Unterschenkels war kaum bemerkbar. Die Kniescheibe lag an der Uebergangsstelle des senkrechten Theils der Rolle in den horizontalen immobil. — Ein Schmerz war bei Druck auf den Condylus internus des Oberschenkels bemerkbar; bei ruhiger Lage war das Knie vollkommen schmerzlos.

Es wurde mittelst einer Zirkelbinde eine Compression auf die kranke Extremität etablirt und dieselbe alsdann unmittelbar in eine Rinnenschiene gelegt, die Knickehle wurde mittelst eines elastischen Polsters ausgefüllt. Unmittelbar nachher konnte das Bein schmerzlos belastet werden, und schon nach 8 Tagen war das Knie vollkommen gestreckt. Ich sah das Kind erst im Mai 1853 wieder. Die Rinnenschiene war ihm zu kurz geworden, das Beinchen ganz gerade, im Knie steif, die Kniescheibe mit ihrem unteren Rande in die Höhe gehoben und mobil. Der Vater brachte später das Kind nicht wieder.

	I		II	
Messungen	am 10. November 1852		am 30. Mai 1853	
Alter	5 Jahre		5 Jahre 7 Monat	
Allgemeine Körperlänge	923^{mm}		965^{mm}	
	rechts	links	rechts	links
Länge des Femurs . .	220^{mm}	225^{mm}	230^{mm}	226^{mm}
„ der Tibia . . .	178 „	175 „	188 „	189 „
„ des Fufses . . .	130 „	133 „	135 „	142 „

Bei einem allgemeinen Wachsthum von 42^{mm} im Zeitraum von sieben Monaten nach der Streckung nahm der gesunde Femur und die Tibia je um 10^{mm}, der gesunde Fufs um 5^{mm} zu. Der kranke Femur verlängerte sich kaum wahrnehmbar, während die Tibia der kranken Seite um 24^{mm} und der Fufs derselben um 9^{mm} sich verlängerte.

	I rechts	I links	II rechts	II links
Die Breite des unteren Endes des Femurs beträgt	56mm	75mm	59mm	61mm
Der gerade Durchmesser des inneren Condylus	38 „	42 „	40 „	38 „
Der gerade des äufseren	36 „	40 „	38 „	37 „
Breite der Kniescheibe	28 „	28 „	29 „	29 „
Länge der Kniescheibe	29 „	29 „	30 „	30 „
Breite des oberen Endes der Tibia .	54 „	50 „	57 „	55 „
„ der vorderen Fläche	19 „	12 „	20 „	14 „

Die quere Abnahme des Gelenkendes des Femurs beträgt daher 14mm, die der geraden Durchmesser 4 und 3mm. Die Breite der Tibia nahm an ihrem oberen Ende um 5mm, an ihrer vorderen Fläche um 2mm zu. Die Veränderung der Weichtheile des kranken Beines war nicht bedeutend.

	I rechts	I links	II rechts	II links
Der Umfang der Beine an der Inguinalfalte betrug	280mm	269mm	315mm	290mm
in der Mitte des Oberschenkels .	260 „	254 „	360 „	255 „
am Knie	214 „	230 „	220 „	180 „

3) Catharina Eisenach, 7 Jahre alt, aus Coblenz, erlitt in ihrem dritten Jahre eine Entzündung des rechten Hüftgelenks, in Folge dessen sich eine Contractur in diesem Gelenke ausgebildet hat. Der Procefs in diesem Gelenke ist noch nicht beendigt, denn es zeigen sich an der Mitte des Oberschenkels dieser Seite zwei Senkungsabscesse von jedoch nicht bedeutender Gröfse. Der eine derselben befindet sich an der inneren, der andere an der äufseren Seite.

Im August 1852 entwickelte sich eine Krankheit im unteren Theil des linken Oberschenkels. Das Kind, das sich mit Hülfe einer Krücke mühsam fortgeschleppt hatte, konnte anfangs das bis dahin gesunde Knie nicht ohne

Hülfe des anderen Beines vollkommen strecken. Es beugte dasselbe vollkommen, allein wenn dasselbe sich alsdann bis zu einem Winkel von 145° durch seine Schwere gestreckt hatte, so brachte das Kind dadurch die weitere Streckung zu Wege, dafs es den anderen Unterschenkel unter den kranken setzte und ihn weiter fortschob. Bei diesen Bewegungen konnte man keine Contraction der Streckmuskeln wahrnehmen.

Die Gelenkhöhle war offenbar vollkommen frei, allein das untere Ende des Oberschenkels zeigte sich angeschwollen und war bei starkem Druck empfindlich. Diese Volumenzunahme sprang dem Mafse nach in diesem Falle um so mehr in die Augen, da der rechte Oberschenkel in Folge des Hüftgelenkleidens dieser Seite atrophirt war. In der Länge übertraf der linke Oberschenkel den der rechten Seite um 3 C-M., in der Dicke um 1 C-M. und im geraden Durchmesser um 1½ C-M. Diese Mafse sind ein halbes Jahr nach dem Entstehen der Krankheit genommen, als schon die Streckung nur bis zu 120° noch möglich war, und als ich nach Durchschneidung der Sehnen der MM. biceps und semitendinosus die Streckung begann. Diese war in 14 Tagen vollendet. Ich legte hierauf während sechs Wochen Kleisterverbände an und konnte zur allmäligen Streckung der Ankylose im Hüftgelenk übergehen. Das linke Knie des Kindes ist nach einem Jahre vollkommen in integrirtem Zustand, und auch der in der Hüfte in einem rechten Winkel gebeugte Oberschenkel in einem von mir angegebenen Apparate durch den Vater des Kindes allmälig so gestreckt worden, dafs das Kind nur beim Gehen die Hülfe eines Stockes nöthig hat.

Interessant war es, dafs nach der Streckung des Kniees, während ich mit der Streckung der Hüfte beschäftigt war, an beiden Oberschenkeln sich nicht unbedeutende Senkungsabscesse entwickelten, welche mich für das Kind das äufserste befürchten liefsen. Ohne dafs ich jedoch besondere Mittel angewandt hätte und ohne dafs sich dieselben öffneten, verschwanden dieselben, als das Kind anfing, Ortsbewegungen zu unternehmen, und häufig in die freie Luft gebracht wurde.

4) Catharina Schardt, 7½ Jahre alt, von Frikhofen im Amt Hadamar des Herzogthums Nassau, ein blondes, sehr zartgebautes Waisenkind, erkrankte, wie die Grofseltern erzählen, in seinem 3. Lebensjahre, nachdem es früher stets gesund gewesen war. Es fing mit dem rechten Beine an zu hinken, ohne dafs es anfangs über Schmerzen in demselben klagte. Zuletzt konnte es gar nicht mehr auftreten; eine Fortbewegung mittelst Krücken war wegen Schwäche nicht möglich. Eine systematische ärztliche Hülfe war bei dem Kinde nicht angewandt worden, dagegen waren die Grofseltern bei vielen Aerzten und Quacksalbern mit dem Kinde herumgeirrt. Das Knie bildete einen Winkel von 105°, Beugung war um 10° noch weiter möglich, der Unterschenkel war nach aufsen rotirt und bildete einen Winkel nach aufsen von 165°. Die Anschwellung des unteren Endes des Oberschenkels beanspruchte vorzugsweise nur die Epiphyse des Knochens. Am 10. August 1852 wurden die Sehnen der MM. biceps und gracilis durchschnitten. Bei Compression der Stichkanäle heilten dieselben ohne Eiterung. Die Streckung war in 3 Wochen vollständig vollendet. Zur Entfernung des äufseren Winkels wurde sodann eine gerade Schiene von dem grofsen Trochanter bis zu dem äufseren Knöchel des Sprunggelenks gelegt.

Am 3. September ging das Kind in einem Pappverbande und einer gerinnten Schiene nach Haus, und erschien noch dreimal bei mir, in Zwischenräumen von 21, 27 und 34

Tagen. Als ich das Kind zuletzt sah, war die Schwellung des Gelenkendes des Oberschenkels fast vollkommen gewichen. Das Kind lief ohne Stock. Eine Beweglichkeit im Kniegelenk ist bis zu einem Winkel von 140° vorhanden.

5) Veronica Comes, 4 Jahre alt, aus Neuendorf bei Coblenz, wurde mir im Herbst 1851 mit einer Contractur des rechten Kniees gebracht. Der Gelenkkopf des Oberschenkels des kranken Beines war 1″ breiter, der ganze Knochen 4‴ länger, die Tibia 15‴ und der Fufs 6‴ kürzer, als an dem gesunden Bein. Die Krankheit bestand bereits ein Jahr. Das Kind konnte keine Ortsbewegung machen. Während des Winters 1851/52 habe ich das Kind mit fliegenden Vesicatoren, Leberthran und Jodpräparaten behandelt, ohne dafs eine wesentliche Veränderung eintrat. Am 3. Februar durchschnitt ich die Kniekantenmuskeln, und am 21. desselben Monats war das unter einem rechten Winkel gestellte Knie so weit gestreckt, dafs das Kind in der Rinnenschiene anfing zu laufen. Bei einem sehr geringen allgemeinen Wachsthum nahm der Kopf des Oberschenkels im queren Durchmesser so bedeutend ab, dafs derselbe ein Jahr nachher ½″ kleiner war, als der des gesunden Beines.

6) Heinrich Pfaff, 5 Jahre alt, aus Bacharach, war bis zu seinem dritten Jahre sehr gesund. In diesem Jahre zeigte der starke, blonde Knabe zuerst Anschwellungen der Drüsen am Hals, und bald darauf fing er an zu hinken. Die ihn behandelnden Aerzte wandten an das erkrankte rechte Knie wiederholt Blutegel, Salben, Pflaster, Vesicatore und die bekannten Antiscrofulosa innerlich an, ohne dafs eine weitere Besserung verspürt wurde. Im folgenden Jahre badete der Knabe zu Kreuznach. Anfangs soll dort einige Besserung eingetreten sein. Man hat daselbst in der Nacht einen Streckapparat angewandt, während man

den Knaben am Tage herumlaufen liefs. Später verschlimmerte sich das Uebel, und als der Knabe am 12. December 1852 hier nach Coblenz zu mir kam, sollte ein noch nicht früher erreichter Grad der ankylotischen Stellung vorhanden sein. Das Knie war unter einem rechten Winkel gebeugt, der Unterschenkel nach aufsen rotirt. Die noch vorhandene mögliche Beugung betrug 20°. Der kranke Oberschenkel war 5^{mm} länger, sein unteres Ende 6^{mm}, der Condylus internus 4^{mm} und der Condylus externus 4^{mm} gröfser in ihren Durchmessern, als die entsprechenden des gesunden Beines. Die Tibia der kranken Seite war 10^{mm} verkürzt.

Ohne Durchschneidung von Muskeln wurde den 14. December die Streckung begonnen und war am 12. Januar vollendet. Die nächtlichen Schmerzen, das Auffahren und Zucken im Schlaf, welches beim Beginn der Streckung ebenso, wie früher, noch vorhanden war, hörten mit der vollkommenen Streckung auf. Es wurde ein Kleisterverband angelegt und der Knabe entlassen. Er trank während und nach der Extension Leberthran und lief im März schmerzlos ohne Stock. Von dieser Periode an kehrte er nicht wieder.

7) Die nachfolgende Krankengeschichte gebe ich wörtlich nach der Angabe eines Collegen, welcher mich wegen der ankylotischen Stellung im Knie seines Töchterchens consultirte.

Emma Frost, 6½ Jahre alt, klagte im September 1848 über geringen Schmerz im rechten Kniegelenk, und konnte deshalb nur hinkend gehen. An dem leidenden Theile zeigte sich eine geringe Anschwellung, gleichsam als wenn ein geringer Grad von Hydrarthron vorhanden wäre, die jedoch nach Inunctionen von Ungt. Hydrarg. ciner. bei körperlicher Ruhe bald wieder verschwand. Etwa 4 Monate darauf bildete sich ein Hautausschlag (Strofulus) aus, welcher nach circa sechs Wochen wieder abgeheilt war; dagegen fand sich das Knieleiden von Neuem ein und nahm mehr und mehr den inflammatorischen Character an, so dafs wiederholt Blutegel, graue Quecksilbersalbe, so wie erweichende und schmerzstillende Cataplasmen zur Anwendung kommen mufsten, während Monate hindurch Oleum jecor. interne genommen ward. Allmälig jedoch, wiewohl die Schmerzhaftigkeit des Kniegelenks immer mehr abnahm, entstand Krümmung desselben, welche nach und nach bedeutender wurde und bis zu Anfang des Jahres 1852 einen Winkel von ungefähr 35° erreicht hatte. Noch ehe die Curvatur diesen Grad erlangte, nahm man eine geringe Auftreibung der Condylen des Oberschenkels wahr, so wie auch dickflüssiges, subcutanes Exsudat unterhalb und zu beiden Seiten der Patella.

In den Sommermonaten 1849 und 1850 wurden allgemeine Bäder von Kreuznacher Mutterlauge nebenbei, und vor- und nachher örtlich zertheilende Pflaster, Pflastereinwickelungen, Jodkalisalbe, Bepinselungen mit Tinctura jodinae, letztere Monate hindurch fortgesetzt. Durch alle diese Mittel wurde keine wesentliche Besserung erzielt.

Im Februar 1852 wandte man, weil an der äufseren Seite des Kniegelenks sich wieder eine schmerzhafte Stelle zeigte, abermals Application von Blutegeln an; hierauf ein Vesicator über die ganze vordere Seite des Gelenkes, das mittelst Ungt. Sabinae, hie und da mit Ungt. cantharid. vermischt, einen Monat hindurch in Eiterung erhalten wurde. Innerlich Jodkali in steigender Gabe, mindestens 8 Wochen hindurch. — Vom Monat Mai 1852 an wurde die erste Application ihrer Schraubenmaschine und aufserdem im Juli, August und September der Pappverband wiederholt. Vom November ab bis jetzt der Gebrauch der Hohlschiene, nach vorheriger Einwickelung der ganzen Extremität mittelst einer einfachen, späterhin mit Brandwein befeuchteten Zirkelbinde, welche letztere alle 2—3 Tage frisch angelegt wird. Durch diese Behandlung wurde nicht nur die Beseitigung der angeschwollenen Gelenkköpfe und des dickflüssigen Exsudats, sondern auch die der Krümmung erzielt; ebenso hat die sehr abgemagerte Extremität sehr merklich wieder an Volumen und Kraft gewonnen. Das Kind vermag gegenwärtig wieder allein zu gehen; es bleibt nur noch die Herstellung der Beweglichkeit des mehrgedachten Gelenkes übrig. Coblenz im Mai 1853. Dr. Frost.

Die Messungen im Juni 1854 ergaben folgendes Resultat:

Die Länge des kranken Oberschenkels . . .	30 C-M.,	des gesunden	30 C-M.
Die Dicke des kranken an der Inguinalfalte . .	30 „	„ „	30 „
Die Dicke des kranken oberhalb des Kniees .	22½ „	„ „	26 „
Breite des unteren Endes des kranken Oberschenkels	6½ „	„ „	8 „
Umfang des kranken Kniees	24½ „	„ „	26 „
Länge der kranken Tibia	22½ „	„ „	24½ „
Breite der vorderen Fläche	1½ „	„ „	2¾ „
Umfang unter dem Knie	20½ „	„ „	21½ „
Umfang der kranken Wade	19 „	„ „	25 „
Höhe des Fufses . . .	5 „	„ „	5 „
Länge des Fufses . . .	16 „	„ „	16 „

Beweglichkeit zeigt sich jetzt in ziemlich hohem Grade. Der untere Sehnenansatz des rectus an die Kniescheibe war mit dem Knochen noch verwachsen, wodurch die Beweglichkeit noch gehindert wurde, etwas Exsudat vorhanden.

Am 10. Juni 1854: Das Kind geht ohne Krücke mit einer Schiene, die nur kurz über das Knie reicht. Es kann auch ohne Schiene gehen; läfst der Vater dieselbe einen Tag weg, so nimmt die Krümmung, die noch etwas besteht, zu. Die Anschwellung des Gelenkkopfes ist geringer als früher. Die Insertionsstelle der Sehne des Quadriceps ist noch mit dem oberen Theile der Rinne verwachsen; die bewegliche Kniescheibe steht hierdurch tiefer, als es die Streckung fordert. Der Oberschenkelkopf ist durch die Kniescheibe nicht nach hinten bewegt, das Knie erscheint daher spitzer und das Kniescheibenband inserirt mit einem nach vorn offenen spitzern Winkel, als im normalen Zustande.

8) Maria Kohl, 45 Jahre alt, aus Bilkheim im Herzogthum Nassau, war bis zu ihrem 36. Jahre vollkommen gesund. Sie verheirathete sich früh und gebar zwei noch lebende Kinder, von denen das jüngste jetzt 17 Jahre alt ist. Im 36. Jahre traten nach einer Erkältung heftige Schmerzen im rechten Knie auf und der Unterschenkel beugte sich. Vier Jahre konnte sie die kranke Extremität unter den heftigsten Schmerzen noch belasten, die übrige Zeit war dieses nicht möglich. Seit dieser Zeit litt sie bei Tage und noch mehr bei Nacht an den heftigsten bohrenden, klopfenden und reifsenden Schmerzen, die sie sich dadurch zu erleichtern suchte, dafs sie dasselbe an der vorderen Seite mit ihrer Hand umfafste und gegen sich drückte. Sie war wegen dieser heftigen Schmerzen nicht im Stande, eine Ortsbewegung vorzunehmen. Die bedeutende Anschwellung des unteren Endes des Femurs, verbunden mit der bedeutenden Beugung des Unterschenkels, bei Abwesenheit einer jeden Röthe und geringer Schmerzhaftigkeit bei starkem Druck des Knochens liefsen mich ein tiefsitzendes Leiden im Innern des Knochens vermuthen, über

dessen nähere Natur ich bei Abwesenheit eines dyscrasischen Momentes und unmöglicher näherer Anschauung keine Gewifsheit bekommen konnte. Ich vermuthete einen circumscripten Knochenabscefs, da bei einem anderen Afterproduct wohl eine schnellere, weitere Entwickelung eingetreten wäre. Für diese Ansicht sprach die starke Volumenzunahme des unteren Endes des Femurs, während der Unterschenkel dieselbe Stellung eingenommen hatte, wie bei anderen Anchylosen.

Der kranke rechte Oberschenkel war 16″ 5‴, der gesunde nur 16″ lang. Die Breite des unteren Gelenkendes betrug 4″ 4‴ am rechten und nur 3″ 6‴ am gesunden. Der gerade Durchmesser des Condylus internus 2″ 8‴ rechts und nur 2″ links. Im Gegensatz zu dieser Volumenzunahme war die Tibia der kranken Seite nur 12″ lang, während die gesunde 13″ 6‴ mafs. Die vordere innere Fläche war an jener 15‴, an dieser 18‴ breit. Die Länge beider Füfse war sich gleich geblieben und betrug 8″ 10‴.

Die Winkelbeugung des Kniees war eine sehr bedeutende, sie betrug 80°. Die Rotation des Unterschenkels 45°. Eine Abduction des Unterschenkels kam 30° gleich. Eine geringe Excursion der Beugung war möglich. Die Streckmuskeln waren mit der Haut und Fascie, als dünne Membrane, über den angeschwollenen Gelenkkopf gespannt und die Farbe weifs, die Temperatur nicht erhöht. Die inneren und äufseren Kniekehlenmuskeln waren verkürzt. Der Fufs war in Extension und konnte nicht vollkommen gebeugt werden.

Nicht ohne einiges Zaudern ging ich in diesem Falle an die Extension der Anchylose, da eines Theils das Alter der Kranken, die Fortdauer der hier im Knochen vorhandenen Krankheit, die bedeutende Volumenzunahme des

Knochens gewichtige Gegenanzeigen zu sein schienen. Die heftigen Schmerzen jedoch, von denen ich jetzt Zeuge war, die Fruchtlosigkeit der bisher angewandten, fast die ganze Materia medica umfassenden Mittel und die Erfahrung, dafs diese Schmerzen nach der Streckung schwinden, waren die Gründe, welche mich zur Einleitung des Verfahrens bestimmten.

Die Streckung wurde am 26. Juni 1852 begonnen und in ihrem Verlaufe die Sehne des M. biceps dreimal, die der MM. semimembranosus und tendinosus je zweimal durchschnitten. Die Streckung war am 27. October, also nach vier Monaten, so weit gediehen, dafs ich die Frau in die Rinnenschiene legen konnte, in der sie mit Hülfe eines Stockes sogleich gehen konnte. Sie konnte sehr wohl die Schmerzen der Extension von ihren alten Knochenschmerzen unterscheiden, und ertrug diese bewunderungswürdig leicht, da sie wohl fühlte, wie jene mit der Zunahme der Streckung abnahmen. Sie nahm während der Extension Leberthran, den sie auch früher Jahre lang genommen hatte.

Im Mai 1853 hat mich die Frau. besucht. Sie kann zwar noch keine weite Strecken gehen, aber sich doch ohne Hülfe eines Stockes in ihrem Hause bis jetzt fortbewegen. Ihre alten Schmerzen sind vollständig geschwunden. Der Gelenkkopf hat an Länge um 2''', an Breite um 3''' und von vorn nach hinten um 4½''' abgenommen.

Den 17. November 1853 besuchte mich die Frau zum letzten Male. Sie war im Stande, eine halbe Stunde ohne Schmerzen und Ermüdung zu gehen. Die Schiene hatte sie abgelegt. Das Bein war vollkommen gestreckt, das Köpfchen der Fibula stand etwas vor. Die Kniescheibe war noch fest in der Mitte der Rolle verwachsen und eine geringe Beweglichkeit des Unterschenkels im Kniegelenk vorhanden.

9) Gertrude Reichert, 30 Jahre alt, Lehrerin zu Coblenz, beanspruchte am 29. October 1854 meine Hülfe. Sie hatte an der äufseren Seite ihres linken, ankylotisch im Kniegelenk gestellten Beines eine starke, faustgrofse Geschwulst, welche in der Gegend des unteren Endes der M. vastus externus, vor der Sehne des M. biceps, oberhalb des Kniegelenks über der Haut erhaben safs, seit acht Tagen so stark blutete, dafs die Blutung trotz der Anwendung aller styptischen Mittel durch ihren Hausarzt, Herrn Doctor Duhr, nicht stand und dieser sich daher veranlafst fand, mich zuzuziehen. Es war schon eine bedeutende Schwäche und Blutleere der Patientin vorhanden und diese darauf gefafst, das Bein durch die Amputation zu verlieren.

Fräulein Reichert will, Kinderkrankheiten abgerechnet, bis zu ihrem 16. Jahre stets gesund gewesen sein; ihre Menstruation trat mit dem 14. Jahre ohne Störung ein. Im 16. Jahre erlitt sie durch einen Fall eine Knieverletzung, ging bis zum 21. Jahre hinkend mit krummem Knie und mit Hülfe eines Stockes, überstand sodann ein Nervenfieber, und seit der Zeit, dafs sie als Reconvalescentin von dieser Krankheit das Bett verliefs, war sie nicht im Stande, anders zu gehen, als mit Hülfe zweier Krücken, da das kranke Bein jetzt einen rechten Winkel bildete und den Fufsboden nicht berührte.

So weit sie sich erinnert, bemerkte sie die erwähnte Geschwulst zuerst im 14. Jahre als einen haselnufsgrofsen, harten, dem Knochen fest aufsitzenden Körper, der sich bis vor drei Jahren nicht veränderte, dann aber zu wachsen anfing, bis er die jetzige Gröfse erreichte, die 10 C-M. Länge, 8 C-M. Breite und 7 C-M. Höhe beträgt. Das Blut drang nicht allein aus der Oberfläche des schwammig sich anfühlenden Afterproductes, sondern rieselte an zwei Stellen der von der Epidermis entblöfsten Oberfläche offenbar aus verletzten gröfseren Gefäfsen. Da es in der Nacht war, als ich gerufen wurde, so wurde zur provisorischen Blutstillung eine starke Ligatur um die Basis der Geschwulst gelegt und unter Chloroformnarcose dieselbe am folgenden Tage exstirpirt. Die Fasern des äufseren Vastus lagen entblöfst, und durch die Retraction der Haut trat die in ihrer unverletzten Scheide liegende Sehne des M. biceps zu Tage. Die Geschwulst bestand vorzugsweise aus einem Aggregat sinuöser Gefäfse. Es spritzten an 10 Arterien, von denen jedoch nur eine eine Unterbindung nothwendig machte. Ohne weiter über die nähere Natur dieser offenbar von der Fascie ausgehenden cavernösen Geschwulst zu sprechen, gehen wir zur Behandlung der Ankylose über.

Da die in der mit einem Rest der•Fascie in Verbindung befindlichen Scheide liegende Sehne des M. biceps sich sehr spannte, so führte ich ein sehr feines Miotom in dieselbe ein und durchschnitt die Sehne, ohne ihre Scheide zu verletzen, was ich hier, da die Scheide frei vor mir lag, sehr gut konnte.

Die Wunde wurde nun mit Charpie überdeckt, das Glied mit einer Zirkelbinde eingewickelt und sogleich auf meine Schraubenschiene gelegt und befestigt. Die selbstständige Streckung betrug in den ersten 24 Stunden zwei Finger breit. Der unter einem rechten Winkel ankylotisch gestellte Unterschenkel streckte sich in 14 Tagen bis zu 45°, ohne dafs bedeutende Schmerzen vorhanden waren; erst dann, als die Knochenenden mehr gegen einander wirkten, traten mehr Schmerzen und hauptsächlich an der Contactfläche, längs des Schienbeins und am Kopfe des Femurs ein.

Die wesentlichste Erscheinung in diesem Falle ist jedoch die, dafs weder die Heilung der innerhalb ihrer Scheide durchschnittenen Sehne, noch die Vernarbung der

Wunde durch die fortwährende Streckung im mindesten aufgehalten oder gestört worden ist. Sie wurde einfach behandelt : Kälte wurde nicht angewandt, Tag für Tag wurde die Wunde mit Chamillenthee ausgewaschen, mit zarter Charpie überdeckt und durch eine Rollbinde eine gelinde Compression der ganzen Extremität ausgeübt. Der Einstich in die Scheide der Sehne heilte durch Granulationen. Die Vernarbung war vor der vollständigen Streckung im Zeitraum von sechs Wochen beendet.

Die Ankylose selbst bietet noch verschiedene Interessen dar. Die Winkelstellung betrug 90°, Beugung war möglich um 15°. Geringe Rotation des Unterschenkels um 30°. Die Mafse der einzelnen Knochen waren fast bis auf die Länge des Oberschenkels gleich, der gesunde war 465^{mm}, der kranke 475^{mm} lang. Die Breite beider 75^{mm}. Die Höhe des inneren Condylus 40^{mm}, des äufseren 35^{mm}, Breite und Höhe der Kniescheibe 45^{mm}. Die Länge beider Schienbeine 370^{mm}. Die Breite der oberen Enden der Tibia 65^{mm}.

Es scheint in dem vorliegenden Falle die Lage des Beines während des Typhus die Hauptveranlassung der ankylotischen Stellung gewesen zu sein. Möglich ist es ferner, dafs die Verlängerung des kranken Oberschenkels erst nach der Winkelstellung eintrat, da keine Verkürzung des kranken Unterschenkels und Fufses statt fand.

Die Streckung war in 12 Wochen vollendet. In der 16. Woche zeigte sich deutliche Mobilität zwischen Tibia, Femur und Kniescheibe. Die Strecker begannen sich zu spannen. Sie waren früher vollkommen atrophirt. Eine auffallend starke secundäre ankylotische Stellung des Oberschenkels in der Hüfte, zeigte sich nach der Streckung durch eine auffallende Beugung des Rumpfes in der Hüfte, beseitigte sich jedoch bei den fortgesetzten Gehübungen.

Die Patientin ist jetzt im Stande, alle normalen Bewegungen im Knie auszuführen.

10) Joseph Hinkes, 8 Jahre alt, aus Boden im Herzogthum Nassau, ein magerer scrofulöser Knabe mit dicken Lippen, entwickelten Stirnvenen, Anschwellungen der Drüsen des Halses, der Inguinalgegend etc., litt seit seinem vierten Jahre an weifser Kniegeschwulst des rechten Beines, die zum Aufbruche kam und fünf stark eiternde, bis in das Innere des Kopfs des Oberschenkels dringende Fisteln hinterliefs, von denen zwei an der äufseren, eine zweite an der oberen und zwei vorn auf dem Knie nach aufsen von der Kniescheibe sich vorfanden. Das stark angeschwollene Knie war mit Blutegeln, Vesicatoren, Breiumschlägen und vielen anderen Mitteln local behandelt, und innerlich waren alle bekannten Antiscrofulosa gegeben worden, ehe der Knabe in meine Behandlung kam.

Die Krankheit erstreckte sich fast bis zur Mitte des Oberschenkels, und der Knochen war hier sehr bedeutend angeschwollen, was um so mehr auffiel, da, wie es bei anhaltendem localem Knochenleiden häufig der Fall ist, die übrigen Knochen der Extremitäten sich so dünn anfühlten, dafs man sie atrophisch nennen konnte. Die Volumenzunahme des Knochens sprang in allen Dimensionen deutlich hervor. Die Länge des kranken Oberschenkels betrug 11″, des gesunden 10″ 6‴. Der Umfang des Beines an der Inguinalfalte 10″ 6‴, am kranken 11″ 3‴. Der Umfang oberhalb des Kniees 8″ 4‴ wurde am kranken Bein durch die deutlich fühlbare Anschwellung des Oberschenkelknochens bei Atrophie der Muskeln, an dem gesunden durch den integrirten Zustand dieser gegeben. Der Querdurchmesser des unteren Endes des Femurs hatte um 1″ 5‴ zugenommen, an der kranken Extremität betrug derselbe 3″ 11‴, an der gesunden 2″ 6‴. Der gerade Durchmesser des Condylus internus betrug am kranken Bein 3″ und am gesunden 2″.

Der Unterschenkel war unter einem spitzen Winkel gebeugt und stark nach aufsen rotirt. Die Sehnen der MM. gracilis und semitendinosus sprangen stark über das Niveau der Kniekehle hervor und waren wie die des zweibäuchigen Muskels stark gespannt. Der untere Theil der Streckmuskeln des Kniees war so atrophirt, dafs man den angeschwollenen Knochen dicht unter der Haut zu fühlen glaubte. Die Kniescheibe lag der unteren Fläche des Condylus externus in der Fossa intercondyloidea dicht an, so dafs keine Beweglichkeit an derselben bemerkt werden konnte. Der Umfang des Kniees um die Kniescheibe betrug 11″, während der des gesunden nur 8″ mafs. Die mögliche Beugung des Unterschenkels betrug nur 10°. Die Länge der Tibia betrug an der kranken Seite 8″ 3‴, an der gesunden 9″. Die Breite der vorderen inneren Fläche an der kranken Seite 9‴, an der gesunden 10‴. Der Umfang der Unterschenkel unter dem Knie rechts 7″ 8‴, links 8″ 9‴. Der Umfang der Wade rechts 6″, links 8″. Die Höhe des Fufses rechts 2″, links 1¾″. Die Länge rechts 6″ 3‴, links 6″ 5‴.

Ich habe den Knaben, der im Monat Mai 1852 in meine Behandlung kam, zuerst durch Compression ohne Streckung des Kniees während zweier Monate behandelt, ihm eine Zeit lang phosphorsauren Kalk und sodann Jodeisen gegeben, ohne dafs eine Besserung eintrat. Während dieser Zeit entwickelte sich ein Hornhautgeschwür und ein Inguinalabscefs der kranken Seite. Nach Heilung dieser habe ich im Monat August die sich spannenden Muskeln der Kniekehle subcutan durchschnitten und fast ohne Schmerzen in 14 Tagen die Streckung des Kniees bis zu einem Winkel von 165° vollendet, so dafs der Knabe mit einer gerinnten

Schiene im Anfang September gehen konnte. Die durch die subcutane Durchschneidung entstandenen Wunden eiterten nicht, sondern heilten per primam intentionem. Als mich der Knabe im März 1853 wieder besuchte, hatten sich alle Fisteln bis auf eine an der äufseren Seite geschlossen, der Umfang des unteren Endes des Femurs hatte bedeutend abgenommen, die Kniescheibe war gelöst und eine geringe Beweglichkeit im Kniegelenk vorhanden. Der Vater hatte das Kind täglich selbst verbunden. Es ging ohne Stock und war bedeutend kräftiger, so dafs ich es nicht wieder erkannte. Dabei war jedoch noch eine Winkelstellung von 165° vorhanden. Die Volumenzunahme des Kopfes hatte in dem Querdurchmesser um 1″, in dem Dickendurchmesser des inneren Condylus um ½″ abgenommen. Der beim Eintritt in meine Behandlung zum Skelett abgemagerte Knabe verliefs mich in blühender Gesundheit.

11) Jacob Wolters, 20 Jahre alt, aus Kempen, erlitt in seinem dritten Jahre eine Krankheit des linken Kniees, welche ihn zwar nicht hinderte, das Schneiderhandwerk in seinem 15. Jahre zu erlernen, seit drei Jahren jedoch so zugenommen hatte, dafs er einer jeden Ortsbewegung unfähig war. Das Knie war sehr bedeutend angeschwollen und er konnte nur unter den heftigsten Schmerzen den Weg von dem Dampfschiff bis in meine Wohnung mit Hülfe zweier Krücken zurücklegen. Der sehr abgemagerte schwache Mensch hatte eine Körperlänge von 1540^{mm}, der Unterschenkel stand unter einem Winkel von 110° nach hinten und 165° nach aufsen. Die Rotation des Unterschenkels betrug 20°. An dem Knie befanden sich sieben Fisteln, von denen vier seitlich, eine von hinten und eine von vorn in das aufgetriebene Gelenkende des Femurs führten. Dieser war 465^{mm} lang, der gesunde 425^{mm}, die Breite des kranken

Knochenendes betrug 110^{mm}, die des gesunden 88^{mm}. Die Höhe des inneren Condylus betrug an ersterem 99^{mm}, an letzterem 52^{mm}; die des äufseren an ersterem 78^{mm}, an letzterem 42^{mm}; die Breite der Kniescheibe an ersterem 58^{mm}, an letzterem 42^{mm}; die Länge derselben an ersterem 63^{mm}, an letzterem 53^{mm}. Die Länge des Schienbeins an der kranken Seite war 333^{mm}, an der gesunden 346^{mm}; die Breite des oberen Endes 85^{mm}, des gesunden 77^{mm}; die vordere Fläche desselben war 28^{mm} am kranken und 33^{mm} am gesunden breit. Der kranke Fufs war 226^{mm}, der gesunde 234^{mm} lang. Die Muskulatur war, wie die Messungen der Peripherie zeigten, bedeutend geschwunden. Der Umfang des Oberschenkels unter der Inguinalfalte betrug an der kranken Seite 345^{mm}, an der gesunden 352^{mm}; in der Mitte an ersterer 270^{mm}, an letzterer 310^{mm}. Der Umfang des kranken Kniees war 395^{mm}, der des gesunden 315^{mm}; der der kranken Wade 255^{mm}, der der gesunden 270^{mm}. Die Knochenschwellung am unteren Ende des Femurs war so bedeutend, dafs der Unterschenkel gleichsam auf einer Kugel zu ruhen schien. Die Kniescheibe war in der Mitte der Rolle angelöthet. —

Der Kranke traf im Anfange November 1854 bei mir ein. Es wurde ein Mercurialpflaster mit Extract. Conii um das Knie herumgelegt, die Fisteln anfangs täglich durch Baden gereinigt und die Compression mittelst einer Zirkelbinde während der Extension täglich gesteigert. Nach vier Wochen konnte ich ihn in die Rinnenschiene legen, und er fing nun an, anfangs allerdings mit Schmerzen, Ortsbewegungen zu machen. Er nahm während der Extension Leberthran in steigender Gabe. Als er 10 Wochen nach der Ankunft in Coblenz auf das Dampfschiff zurückkehrte, ging er mit dem Schutzapparate und einem Stock schmerzlos von seiner Wohnung zum Dampfschiff, und als er mich im Mai dieses Jahres wieder besuchte, hatte er ohne Stock den Weg von seinem Wohnorte zur nächsten Eisenbahnstation zurückgelegt. Vier der Fisteln hatten sich während seiner Anwesenheit hier in Coblenz und die beiden anderen in seiner Heimath geschlossen. Eine Beweglichkeit zwischen der Tibia und Femur bestand. Der Umfang des letzteren hatte so abgenommen, dafs der Querdurchmesser nur 90^{mm} betrug.

12) Johann Wenger, 10½ Jahre alt, zu Coblenz, rothblond und zarter dünner Haut, blauer Iris und schlaffem Muskel- und zartem Knochenbau, soll der Angabe der Mutter nach früher stets gesund gewesen sein. Im Jahre 1850 anfangs Winter nach einer Erkältung erkrankte sehr bald darauf sein rechter Oberschenkel. Er schwoll zunächst in seinem oberen Dritttheil an und abscedirte hier an der äufseren Seite. Die Krankheit stieg alsdann allmälig bis zum Kniegelenk herab. Dieses verdickte sich sehr bedeutend, brach an verschiedenen Stellen auf und stellte sich unter einem rechten Winkel, so dafs das Gehen selbst mit Hülfe von Krücken unmöglich wurde.

Als mir der Knabe von seiner Mutter im März 1852 auf einem Wagen zugefahren wurde, bot er das Bild dar, welches man gewöhnlich mit dem Namen der floriden Scrofula zu benennen pflegt. Er war dabei sehr abgemagert. Die Hals- und Inguinaldrüsen waren angeschwollen, ohne zu abscediren. Das rechte Bein im Kniegelenk unter einem rechten Winkel gekrümmt, im unteren Viertheil des Oberschenkels waren vier fistulöse runde, mit unterminirten Rändern versehene, äufserst schmerzhafte Geschwüre, die auf ein sehr spongiöses Gewebe des sehr angeschwollenen unteren Endes des Femurs führten. Zwei dieser befanden sich auf der äufseren Seite, eine auf der unteren und eine auf der inneren. Die Beweglichkeit des Unterschenkels gegen den Oberschenkel war insofern nicht aufgehoben, als der Knabe den in einen rechten Winkel gestellten Unterschenkel durch Muskelthätigkeit mehr beugen und durch seine Hände bis zu diesem Punkte wieder strecken konnte. Die Volumenzunahme des unteren Endes des Femurs betrug in der Peripherie $^5/_4$ Zoll. Der Breitendurchmesser war über 1'' 6''' bedeutender, als am gesunden Knie. Ich konnte daher nicht umhin, die Winkelstellung des Kniees von der Volumenzunahme des unteren Endes des Femurs abzuleiten. Die Kniekappe und Kniescheibe war fest über dasselbe gespannt und letztere verbreitert unbeweglich auf der Mitte der Rolle.

Nachdem ich über vier Monate die ganze Reihe der antiscrofulösen Mittel angewandt hatte, ohne gleichzeitig auf die Fixation der Extremität Rücksicht zu nehmen, änderte sich das Bild der Krankheit nicht im geringsten. Auch der phosphorsaure Kalk brachte keine Veränderung in dem Anbildungsprocesse hervor.

Im Monat August fing ich an, das Glied durch meine Streckmaschine zu fixiren und immobil zu machen, ohne gerade auf eine Extension mein Augenmerk zu richten. Allein ohne mein Zuthun streckte sich das unter einem rechten Winkel gekrümmte Knie bis zu 135°, und da wohl durch die Compression und das tägliche Reinigen der Geschwüre eine Besserung im Aussehen herbeigeführt war, so vollendete ich die Streckung im Zeitraume von sechs Wochen.

Von der winkelförmigen und Torsionsverkrümmung blieb eine geringe seitlich winkelförmige zurück, die sich vollständig in der Rinnenschiene ausglich. Im Zeitraum von 10 Wochen waren drei Fisteln bei gleichzeitigem Gebrauch des Leberthrans vollkommen vernarbt, und es bestand nur noch eine äufsere Fistel, die aber allerdings bis zum Knochen führte, ohne einen necrotischen Knochen wahrnehmen zu lassen. Der früher abgemagerte Knabe erholte sich rasch, sobald er anfing, Ortsbewegungen zu machen, ging in seiner gerinnten Schiene ohne Stock täglich zur Schule und blieb weder im Wachsthum, noch in Untugenden gegen seine Kameraden zurück.

Da bei dem vorliegenden Falle die Krankheit von dem oberen Theile des Femurs nach dem Knie hin fortschritt und Verschiedenheiten der Dimensionen der Tibia bei bedeutender Zunahme der Länge des Femurs vorkamen, so folgen hierbei die genauen Mafse, wie sie am Tage vor dem Beginn der Streckung genommen wurden : Alter $10\frac{1}{2}$ Jahre. Körperlänge 1260^{mm}. Länge des kranken Femurs 335^{mm}, des gesunden 320^{mm}. Breitendurchmesser am kranken 85^{mm}, am gesunden 75^{mm}. Gerader Durchmesser des Condylus internus an der kranken Extremität 50^{mm}, an der gesunden 48^{mm}; des Condylus externus an der kranken und gesunden 50^{mm}. Breite der Kniescheibe an der kranken Seite 35^{mm}, an der gesunden 40^{mm}. Die Länge beider gleich 40^{mm}. Die Länge des kranken Schienbeins 260^{mm}, des gesunden 278^{mm}. Die Breite des oberen Endes des ersteren 65^{mm}, des letzteren 75^{mm}; der vorderen Fläche des ersteren 18^{mm}, des letzteren 22^{mm}. Die Länge des kranken Fufses beträgt 170^{mm}, des gesunden 195^{mm}. Der Umfang des Oberschenkels an der Inguinalfalte 290^{mm} rechts, 335^{mm} links; in der Mitte 300^{mm} rechts und 312^{mm} links; an dem Knie 265^{mm} rechts und 255^{mm} links. Der Umfang der Wade war 170^{mm} rechts und 235^{mm} links. Der Beugewinkel betrug 95°, der Rotationswinkel 40°.

13) Johannes Kirchhoefer, ein armer Knabe, 11 Jahre alt, aus Bendorf, war früher stets gesund. Im siebenten Jahre fing er an, mit dem rechten Bein zu hinken, ein Jahr nachher krümmte sich dasselbe so, dafs er

keiner Ortsbewegung mehr fähig war. Er gebrauchte mehrere Wundärzte und zuletzt den praktischen Arzt, Herrn Doctor Brosius in Bendorf, der längere Zeit durch ein groſses Vesicator auf der vorderen Seite des Kniees eine Ableitung etablirte, und da sich Fisteln seitlich vom Knie öffneten und der Kräftezustand des Knaben immer mehr sank, der Mutter desselben die Amputation vorschlug. Als der Knabe mir im November 1854 gebracht wurde, war der Unterschenkel unter einem spitzen Winkel von 70° gebeugt und um 35° nach auſsen rotirt. Die Kniescheibe, 60^{mm} breit und 50^{mm} lang (die gesunde war 40^{mm} breit und 43^{mm} lang), war in den Sulcus intercondyloideus eingesunken und immobil. Zwei Fisteln bestanden auſsen und innen an dem 86^{mm} breiten unteren Ende des kranken Femurs, während dieses Maſs an dem gesunden nur 70^{mm} betrug. Der Condylus internus hatte rechts 75^{mm}, links 60^{mm}; der Condylus externus rechts 57^{mm} und links 45^{mm}. Der Oberschenkel der kranken Seite war 343^{mm}, der der gesunden 335^{mm} lang. Der Unterschenkel rechts 260^{mm}, links 265^{mm}. Das obere Ende des kranken Schienbeins war breiter, als das des gesunden, jenes maſs 75^{mm}, dieses 70^{mm}; der Körper dagegen dünner, denn die vordere Fläche an ersterem Bein hatte nur 20^{mm}, an letzterem 27^{mm} Breite. Die Länge des kranken Fuſses war 190^{mm}, des gesunden 200^{mm}. Der Knabe von einer Totallänge von 1270^{mm} war so schwach und abgemagert, daſs er nicht im Stande war, seinen Körper auf dem gesunden Bein zu tragen. Der Umfang der Oberschenkel unter der Inguinalfalte betrug rechts 270^{mm}, links 290^{mm}; in der Mitte 220^{mm}, links 270^{mm}; des Kniees rechts 315^{mm}, links 270^{mm}; der Wade rechts 180^{mm}, links 220^{mm}. Die Muskeln an der Streckseite des unteren Endes des Oberschenkels waren vollkommen geschwunden. Die verkürzten Kniekantenmuskeln wurden durchschnitten, die Streckung forderte 7 Wochen; mit der fortschreitenden Streckung trat als Folge der gröſseren Schwellung des inneren Condylus ein äuſserer Winkel auf, nach dessen Beseitigung eine kleine seitliche Dislocation blieb. Der Knabe nahm Leberthran in steigender Dose. Später lieſs ich ihn in Flanell kleiden, da Erkältung in seiner ärmlichen kalten und feuchten Wohnung eine beginnende Krankheit am rechten Ellenbogengelenk bewirkt hatte. Jetzt ist derselbe vollkommen wohl und läuft ohne und mit Rinnenschiene, die ich ihn der seitlichen Dislocation halber noch tragen lasse.

II. Kniestreckungen an ankylotisch gestellten Beinen, welche als Anhang des Körpers getragen wurden.

Trägt der Kranke das verkrümmte Bein als Anhang des Rumpfes, so ist die Krankheit in der Regel abgelaufen oder in ein Stadium getreten, in dem ihm die durch die Pendelschwingungen des Beines verursachten Bewegungen in dem Gelenke keine Schmerzen mehr machen. Im ersteren Falle ist die ankylotische Stellung als eine Narbe der früheren Krankheit anzusehen und mit Narben der Haut oder einzelnen Fisteln, bedeutenderen Retractionen der Fascien, Bänder und Muskeln und endlich Verbildungen und Verschiebungen der Gelenkenden und anomalen Verbindungen derselben vergesellschaftet. Die Streckung erfordert mit Ausnahme seltener Fälle die Durchschneidung der sich spannenden Theile, Kniekantenmuskeln, Fascien, Bänder, um die Hemmung durch diese sich der Streckung widersetzenden Theile zu vermindern. In einzelnen Fällen mag hier auch die Zerreiſsung von durch das Messer nicht erreichbaren Theilen durch gewaltsame Beugung und

Streckung an seinem Platze sein, wenn man die von Schuh markirten üblen Ereignisse dieses Verfahrens, Entzündungen, Subluxationen, Rifs des Kniescheibenbandes, der Gefühls- und Bewegungsnerven, der Knieschlagader, der Haut und Knochenbrüche nicht befürchten mufs. Man wird in einzelnen Fällen eine schnellere Streckung erreichen, allein nie die Difformitäten der Knochenenden dadurch beseitigen. Die allmälige Streckung erfordert bei diesen Arten der ankylotischen Stellung die längste Zeit, und besonders mufs man hier vorsichtig sein, dem Knie zu früh eine Beweglichkeit geben zu wollen. Mitunter ist es unmöglich, einen vollkommenen Grad der Streckung zu erreichen.

14) Gertrude Spittmann, 15 Jahre alt, zu Coblenz, gehört einer Familie an, welche an Scrofeln und Tuberkeln leidet. Der Vater derselben starb kurz nach der Behandlung dieses Kindes, sechs Geschwister früher an Phthisis pulmonalis. Ein Bruder litt an freiwilligem Hinken. Die Kranke selbst soll bis zu ihrem fünften Jahre vollkommen gesund gewesen sein. In diesem erkrankte sie am rechten Knie, ohne dafs sie eine mechanische Ursache angeben kann. Sehr bald schwollen ihr Hals-, Achsel- und Inguinaldrüsen an. Bis zu ihrem dreizehnten Jahre will sie fast beständig mit geringer Unterbrechung im Bett gelegen haben. Nicht einmal auf Krücken konnte sie während dieser Zeit gehen. Sie wurde vorzugsweise durch innere Mittel, namentlich Leberthran behandelt. Aeufserlich sollen nur Einreibungen angewandt worden sein. Im 13. Jahre fing sie an, auf zwei Krücken zu gehen, und bediente sich dieser noch, als ich sie in Behandlung bekam. Das Mädchen ist für ihr Alter grofs und kräftig, das subcutane Fettgewebe sehr stark entwickelt. Es sieht blühend aus, ist jedoch noch nicht menstruirt. — Die Bewegungen im

Hüftgelenk der kranken Seite sind vollkommen frei. Eine Verkrümmung der Wirbelsäule und ein bedeutendes Senken der Beckenseite ist nicht wahrzunehmen. Die Muskulatur im oberen Theil des Oberschenkels ist eben so kräftig entwickelt, wie auf der gesunden Seite. — Das Knie ist in einem Winkel von 80° gebeugt, und zwar findet eine Subluxation nach hinten in dem Grade statt, dafs, wenn man die Vorderfläche der Tibia durch den Kopf des Femurs hindurch verlängert denkt, die vordere Fläche dieses 3 C-M. vor jener steht. Abduction ist nicht vorhanden, dagegen eine Rotation des Unterschenkels gegen den Oberschenkel um 35°. Beweglichkeit ist um 10° deutlich vorhanden. Die Beugung im Sprunggelenk ist vollkommen frei.

Die Längenverhältnisse sind folgende:

Allgemeine Länge des Körpers		1530mm		
Länge des Oberschenkels . .	rechts	375mm	links	240mm
„ der Tibia	„	285 „	„	350 „
„ des Fufses	„	200 „	„	235 „

Die Dickenatrophie des kranken Oberschenkels liefs sich schon deutlich an dem grofsen Trochanter nachweisen, der an der rechten kranken Seite fast gar nicht vortrat. Die Dicke oder vielmehr der Querdurchmesser des unteren Endes des Femurs betrug rechts 75mm, links 85mm. Die Kniescheibe war gegen die innere Fläche des äufseren Condylus fest ankylosirt, sie war 1 C-M. schmäler, als an der anderen Seite, und stand vor der Streckung auf dem horizontalen Theil der Rolle. — Die Breite der vorderen Fläche der Tibia beträgt rechts 20mm, links 30mm. — Der vierköpfige Streckmuskel des Unterschenkels war vollkommen atrophirt, ja so geschwunden, dafs die Haut im unteren Dritttheil des Oberschenkels unmittelbar dem Knochen adhärirte. Die Atrophie der Muskeln des Unterschenkels war so bedeutend, dafs der Umfang nur ⅔ des gesunden betrug; die Wade der kranken Seite mafs 260^{mm}, die der gesunden 350^{mm}. — Die Haut ist mit der Kniescheibe und dem Oberschenkelknochen verwachsen. Eine Fistelnarbe ist nicht zu sehen.

Am 20. November wurde die Sehne des zweiköpfigen Muskels, so wie die des Semimembranosus, Gracilis und Semitendinosus durchschnitten und sogleich das Glied auf die Extensionsmaschine gelegt. Bei der Extension wurde die Luxation nach hinten vorzugsweise berücksichtigt und ihr dadurch entgegengewirkt, dafs aufser dem allgemeinen Polster ein kleines viereckiges Kifschen noch unter den oberen Theil des Unterschenkels gelegt, der Kopf des Femurs aber durch eine Kniekappe stark gegen die Schiene angezogen wurde. Die Extension war bis zu einem Winkel von 145° fast ganz unschmerzhaft. Die Schmerzhaftigkeit trat erst ein, als die Köpfe des Gelenkes gegen einander drückten. Erst im Anfange Februar konnte ich sie in eine gerinnte Schiene legen und mit Ende dieses Monats fing das Mädchen an zu gehen.

Die Schmerzhaftigkeit beim Druck der Knochen gegen einander war hier oft so bedeutend, dafs die angewandten Mittel, welche mir sonst die Schmerzen lindern, das Befeuchten des Kniees mit Brandwein, Goulard'schem Wasser, Einreibungen von Bilsenkrautöl, Cataplasmen keinen genügenden Erfolg hatten und ich wiederholt genöthigt war, Opiate zu reichen, um in der Nacht Ruhe zu schaffen. Die Schmerzen waren auch hier hauptsächlich an der inneren Seite des Kniees an der Grenze der Gelenkköpfe, längs der vorderen Kante des Schienbeins und unter der Kniescheibe, die durch den Druck offenbar eine Lageveränderung eingegangen hat, denn sie wurde von der unteren Fläche nach der vorderen fortgeschoben, wie nach der vollendeten Streckung ersichtlich war. Wäre sie ohne Ortsveränderung an ihrer Stelle stehen geblieben, so hätte die Tibia gerade auf ihre vordere, hier untere Fläche rücken müssen. —

Nach der Streckung blieb eine parallele seitliche Dislocation vielleicht um 1 C-M. zurück, so dafs das Köpfchen der Fibula nach aufsen, der innere Gelenkkopf des Femurs nach innen vorstand. Durch Vermehrung des Drucks an diesen beiden Stellen durch Zwischenlegen kleiner viereckiger Kifschen ist auch diese Difformität geschwunden.

Da dieses Mädchen bis jetzt noch immer meinen Verordnungen nachkommt, so gehört diese Streckung zu der vollkommensten, welche ich beobachtet habe, und sie geht mit und ohne Schiene ganz vollkommen mehrere Stunden des Tages. Nach der Profil- und seitlichen Conturzeichnung weicht das Glied auch keinen Grad von der geraden Richtung ab. Die durch die Atrophie der Knochen bedingte Verkürzung und peripherische Volumenabnahme ist zwar durch das Mafs noch nachweisbar, allein abgesehen von einem Hautsack, den der Ueberschufs derselben durch die Streckung an der vorderen Seite des Kniees bildet, ist keine weitere Difformität vorhanden.

	rechts	links	Differ.
Die Länge des Beins vom grofsen Trochanter bis zur Fufssohle beträgt . . .	72 C-M.,	81½ CM.,	8½ C-M.
Von der Spina anter. oss. ilei bis zur Fufssohle . . .	80 „	89 „	9 „
Von dem höchsten Punkte des Darmbeins bis zu dieser Stelle	88½ „	98 „	9½ „

Es geht aus diesen Mafsen eine Verkürzung des Beines um 8½ C-M. hervor; allein auch das Becken scheint an der kranken Seite kleiner zu sein, als an der gesunden, wie aus der weiteren Entfernung vom grofsen Trochanter zur Spina anterior superior und der gröfsten Höhe des Darmbeins ersichtlich ist. Die Verkürzung dieser Extremität ist durch einen Absatz von 4 C-M. vermindert. Durch die mangelnden 6½ Zoll ist eine entsprechende Senkung des Beckens dieser Seite und Verkrümmung der Wirbelsäule in ihrer unteren Parthie vorhanden, allein mit Ausnahme des tieferen Standes der entsprechenden Hüfte sieht man keine Schiefheit. Die Schultern stehen gleich. Das Mädchen geht, ohne zu hinken, kaum, dafs man die Steifheit des Kniees bemerkt. Die Bewegungen im Sprung- und Hüftgelenk sind frei. Es kann das Knie um 10° beugen Die Streckung erfolgt durch die Schwere des Gliedes. Diese Bewegung wird wohl durch die Laxität des Kniescheibenbandes bedingt, da wegen der Ankylose der Kniescheibe an keine Thätigkeit der Streckmuskeln gedacht werden kann und auch nicht nachweisbar ist. Versuche, den sich im Kniegelenk berührenden Knochen eine weitere Excursionsfähigkeit zu geben, würden die Festigkeit des Gelenkes sicherlich in Gefahr bringen.

15) Margaretha Brimme, 8 Jahre alt, aus Vallendar, litt seit ihrem zweiten Jahre an einer Krankheit des rechten Kniees, in Folge dessen sie auf zwei Krücken ging. Das Knie war bis zu 95° gebeugt, der Unterschenkel um 25° gegen den Oberschenkel rotirt, und seine vordere Fläche stand 15^{mm} hinter der vorderen Fläche der Kniescheibe zurück, so dafs also eine Subluxation nach hinten bestand. Der Unterschenkel zeigte eine Beugungsfähigkeit von 10°. Die Streckmuskeln waren in ihrem unteren Drittheil atrophisch und unthätig. — Die Dimensionsverhältnisse der Knochen habe ich hier nicht gemessen. — Die Contactflächen der Knochen waren bei Druck noch etwas schmerzhaft. Spuren von anderem scrofulösem Leiden zeigte das Kind nicht.

Es wurden am 30. October 1851 die Sehnen der MM. biceps, gracilis und semitendinosus durchschnitten. Die Streckung war schon nach drei Wochen so vollständig vollendet, dafs das Kind in einem Kleisterverband in einer Rinnenschiene gehen konnte.

16) Johann Müller, 15 Jahre alt, von Camp, litt vor seinem vierten Jahre an Drüsenanschwellung am Hals. Im vierten Jahre fing er an, ein Jahr hinkend zu gehen, dann krümmte sich das Bein so, dafs er beständig auf Krücken sich fortschleppte. Fast alle Winter lag er wegen Schmerzen zu Bett. Das Bein brach jedoch nicht auf, und als ich den Knaben in meine Behandlung bekam, hatte er eine solche Gewandtheit erlangt, dafs er mit seinen Krücken an Schnelligkeit allen seinen Kameraden zuvorkam. Bei einer Körperlänge von 1380^{mm} war der kranke Oberschenkel 370^{mm}, der gesunde 360^{mm} lang, das untere Ende an Breite und Länge der Condylen der gesunden gleich. Jene betrug 85^{mm}, die Länge der inneren Condylen 60^{mm}, die der äufseren 50^{mm}. Die Breite der kranken Kniescheibe war 45^{mm}, der gesunden 50^{mm}, beide 40^{mm} lang. Das kranke Schienbein war 265^{mm}, das gesunde 310^{mm} lang; oben war ersteres 75^{mm}, letzteres 85^{mm} breit. Die Breite der vorderen Fläche beträgt an ersterem 20^{mm}, an letzterem 30^{mm}. Der Umfang der Oberschenkel an der Inguinalfalte beträgt an ersterem 285^{mm}, an letzterem 345^{mm}; in der Mitte an ersterem 245^{mm}, an letzterem 335^{mm}; der Umfang des Kniees an ersterem 265^{mm}, an letzterem 285^{mm}; der Wade an ersterem 180^{mm}, an letzterem 255^{mm}; der Fufs der kranken Seite war 165^{mm}, der der gesunden 215^{mm} lang. Der Beugewinkel betrug 95°, Abductionswinkel und Rotation war nicht vorhanden, ebenso keine scheinbare Luxation.

Die Sehnen der MM. biceps, gracilis und semitendinosus, die sich stark spannten, wurden im December 1854 durchschnitten. Der Streckapparat mufste 4 Wochen angelegt werden. Alsdann konnte der Knabe in der gerinnten Schiene gehen. Er hat dieselbe ein halbes Jahr getragen und läfst sie jetzt bei Tage weg, während er sie in der Nacht noch anlegt. Die zum Gehen nothwendigen Excursionen der Knochen im Kniegelenk sind vollständig vorhanden.

17) Maria Krupp, 10 Jahre alt, aus Vallendar, ein grofses und stark entwickeltes Kind, wurde am 21. October 1851 meiner Behandlung übergeben. Seit seinem ersten Jahre hatte das Kind am linken Knie gelitten. Von den Eltern waren die verschiedensten Aerzte gebraucht worden und die mannigfaltigsten Mittel, Blutegel, Cataplasmata, Einreibungen, Pflaster, Vesicatore und zuletzt die Bäder zu Kreuznach angewandt worden. Das Knie war jetzt unschmerzhaft und nur bei Druck in der Gegend der Contactflächen der Knochen empfindlich. Die Beugung betrug einen rechten Winkel, der Unterschenkel war nach aufsen rotirt, die Kniescheibe auf die untere Fläche des Femurs immobil befestigt. Unter der gemeinschaftlichen Sehne der Strecker fühlte man eine der Kniescheibe an Umfang gleichkommende circumscripte Knochenerhabenheit. Eine Beugung des Unterschenkels war um 15° möglich. Die Streckung erfolgte durch die Schwere des Gliedes. Die Streckmuskeln waren im unteren Dritttheil so atrophirt, dafs die erwähnte Exostose unmittelbar unter der Haut zu liegen schien. Die Länge des Oberschenkels beträgt links 30½ C-M., rechts 32½ C-M. Der linke Unterschenkel war 26 C-M., der rechte 28 C-M. lang.

Es wurde die Sehne des M. biceps und semitendinosus durchschnitten. Die Streckung dauerte acht Wochen. Nach der. Streckung wurden Kleisterverbände angewandt. Da die Eltern deshalb die Hohlschiene von selbst wegliefsen, so kehrte im Februar ein Recidiv bis zu einem Winkel von 145° wieder, das jedoch im Zeitraum von 14 Tagen durch Anlegen der Rinnenschiene ausgeglichen wurde.

18) Anna Maria Stahl aus Frichofen, im Herzogthum Nassau, ein schlankes, grofses, jedoch sehr schmächtiges Mädchen, fiel im 9. Jahre auf das linke Knie und konnte seit dieser Zeit nur hinkend gehen. Ein zweiter Fall im Jahre 1849 soll eine stärkere Krümmung herbeigeführt haben. Der Winkel beträgt beinahe einen rechten, der Unterschenkel ist nach aufsen rotirt. Der Oberschenkel der kranken Seite ist 15″ 3‴, der gesunden 15″. Die Breite seines unteren Endes ist dort 3″ 1‴, hier 2″ 7‴. Der innere Condylus mifst dort 2″ 4‴, hier 2″. Die Tibia der gesunden Seite hat 12″ 8‴, die der kranken 12″ 4‴, ihre Epiphyse mifst dort 2″ 8‴, hier 2″ 6‴, die vordere Fläche dort 1″ 3‴, hier 1″. — Am 6. September 1852 wurde die Streckung nach Durchschneidung der Kniekantenmuskeln begonnen und war am 10. October vollendet. Am 30. October konnte die Patientin ohne andere Unterstützung, als die Schiene, gehen.

19) Margaretha Jungmann, 7 Jahre alt, aus Coblenz, ein stark entwickeltes Kind, erlitt schon im ersten Lebensjahre eine Gelenkentzündung des linken Kniees, so dafs sie nicht gehen konnte, sondern im vierten Jahre anfing, mit einer Krücke sich fortzuschleppen. Sie soll sodann in der Folge zweimal, zu verschiedenen Zeiten, den Oberschenkel des ankylotisch gestellten Beines gebrochen haben. In der Mitte desselben zeigt sich eine bedeutende Convexität nach vorn. Der Unterschenkel ist unter einem Winkel von 103° gebeugt und um 25° auswärts rotirt. Beugung ist um 18° möglich, Streckung nur durch die

Schwere des Gliedes bis zu dem angegebenen Winkel. Das Knie steht, wenn man die vordere Fläche des Unterschenkels verlängert, 2″ vor derselben vor.

Die Länge des Oberschenkels beträgt	rechts 28	C-M.,	links $29\frac{1}{2}$	C-M.
Umfang des Oberschenkels an der Inguinalfalte	„ 37	„	„ $32\frac{1}{2}$	„
„ oberhalb des Kniees	„ 26	„	„ $21\frac{1}{2}$	„
Die Breite des unteren Endes des Oberschenkels	„ 9	„	„ 7	„
Umfang des Kniees . .	„ 26	„	„ $23\frac{1}{4}$	„
Die Länge der Tibia . .	„ 23	„	„ 21	„
Breite der vorderen Fläche	„ $2\frac{3}{4}$	„	„ $2\frac{1}{2}$	„
Umfang unter dem Knie	„ 23	„	„ 20	„
„ der Wade . .	„ $24\frac{1}{2}$	„	„ 19	„
Höhe des Fufses . . .	„ $4\frac{3}{4}$	„	„ $4\frac{1}{2}$	„
Länge des Fufses . . .	„ 19	„	„ $16\frac{1}{2}$	„

Bei einer Längenzunahme des Oberschenkels um 2 C-M. ist derselbe an seinem unteren Ende 2 C-M. schmäler. Bei beinahe rechtem Winkel des Kniees hat die Tibia um 3 C-M. an Länge und $\frac{1}{4}$ C-M. an Breite, der Fufs um $2\frac{1}{2}$ C-M. an Länge abgenommen.

Es wurden die Sehnen der MM. biceps, gracilis und semitendinosus durchschnitten. Die Streckung wurde am 9. Januar 1852 begonnen und war Mitte Februar 1852 vollendet. Anfangs März lief das Kind ohne Stock in der Rinnenschiene. Ein später durch Unreinlichkeit sich entwickelndes Eczema an dem kranken Knie und eine später im Juni auftretende Entzündung der Fascien mit Abscefs- und Fistelbildungen machte die Behandlung bis zum Ende des Sommers nothwendig. Von da an bis heute ist das Kind vollkommen gesund, die Muskulatur des operirten Beines jedoch im Verhältnifs zu dem gesunden sehr zurückgeblieben. Die Streckung bis auf 5° vollkommen. Seitliche Abweichungen sind nicht vorhanden. — Das Kind litt später an scrofulöser Parotitis und Drüsenanschwellungen am Halse. Das gestreckte Bein zeigte ein Jahr nachher keine Veränderung, die Beweglichkeit im Kniegelenk hatte sich vermehrt.

20) Heinrich Haikenbruch, 10 Jahre alt, aus Coblenz, litt seit seinem 4. Jahre an einer ankylotischen Stellung des linken Unterschenkels im Knie, eine Krankheit, die ihn von Zeit zu Zeit nöthigte, das Bett zu hüten, und mit bedeutender Schwellung des Kopfes des Femurs und Fistelbildungen begleitet war. Der Vater des Knaben hatte aufser seinem Hausarzt, Herrn Doctor Soest, viele Aerzte consultirt, war mit demselben zur Consultation auf der Universität Bonn gewesen, und hieraus ist wohl schon anzunehmen, dafs alle als antiscrofulöse Mittel bekannten Dinge angewandt wurden und nichts verabsäumt wurde, den Knaben herzustellen.

Er konnte sich auf einer Krücke ziemlich leicht bewegen, hatte aber auf der vorderen Seite des um 2 C-M. verbreiterten und 1½ C-M. im Durchmesser des inneren Condylus vergröfserten unteren Gelenkendes des Femurs drei stark eiternde Fisteln. Die Tibia war 1 C-M. kürzer, als die der gesunden Seite, die verbreiterte Kniescheibe auf der Uebergangsstelle des senkrechten Theils in den horizontalen verwachsen. Die mittlere Fistel führte unter dieselbe. Der Unterschenkel stand im rechten Winkel gegen den Oberschenkel und war nach aufsen rotirt.

Den 4. Mai 1852 durchschnitt ich die gespannten inneren und äufseren Kantenmuskeln der Kniekappe und begann die Streckung einzuleiten. Am 3. Juli besuchte mich der Knabe nicht mehr. Schon am 15. Juni war die Streckung vollkommen vollendet und er konnte in der Rinnenschiene laufen. Die Schwellung des Kopfes hatte sich bedeutend vermindert, die beiden seitlichen Fisteln waren geheilt, die unter die Kniescheibe führende war in einen engen, nur wenig Flüssigkeit absondernden Kanal verwandelt. Der Vater glaubte, wie viele andere Eltern, die weitere Behandlung selbst leiten zu können, daher stellte er seine Besuche bei mir ein. Ich bin dem Knaben wiederholt und noch ganz kürzlich begegnet; er geht mit vollkommen gestrecktem Bein und ist im Stande, mit anderen Knaben um die Wette zu laufen.

21) Franz Gerstenkorn, 8 Jahre alt, aus Coblenz, ist von Jugend auf scrofulös. Zwei seiner Geschwister starben in Folge allgemeiner Scrofelsucht. Bei ihm traten im 2. Jahre Knochen- und Hautscrofeln auf. Gegenwärtig leidet er noch an einem kurzen, keuchenden Athem, Husten und purulentem Auswurf. Uebrigens ist der Knabe wohlgenährt.

In seinem zweiten Jahre entwickelte sich die Scrofelsucht in dem unteren Ende des rechten Oberschenkels, in Folge dessen eine ankylotische Stellung des Unterschenkels in diesem Gelenke, Abscefsbildungen, Caries und Fisteln auftraten, die bei Anwendung von Leberthran und Wallnufsblätterthee, sowie durch den Gebrauch von Kreuznacher Salzbädern vor drei Jahren heilten. Seit dieser Zeit bewegt sich der Kranke mit vieler Gewandtheit auf einer Krücke, erklettert Bäume und Mauern. Sein Knie zeigt vier Narben, welche zu beiden Seiten des Oberschenkels liegen; es ist vollkommen unschmerzhaft.

Der Unterschenkel ist unter einem spitzen Winkel von 75° gegen den Oberschenkel gestellt, unter einem Winkel von 30° nach aufsen rotirt. Der gesunde Oberschenkel ist 30 C-M. lang, der kranke nur 28 C-M.; der gesunde Unterschenkel 28 C-M., der kranke 26 C-M. lang. Die Länge der Füfse ist an beiden Seiten gleich.

Das untere Ende des Oberschenkels ist 8 C-M. breit, der gesunde 6½. Der gerade Durchmesser des inneren Gelenkkopfes beträgt an dem kranken Bein 66^{mm}, an dem gesunden 45^{mm}. Die Kniescheibe ist in der Fossa intercondyloidea fest verwachsen. Die Schwellung der Epiphyse trat um so mehr hervor, da durch die Verwachsung der Haut und der atrophischen Streckmuskeln der Oberschenkel über derselben bedeutend dünner war. Die Kniekantenmuskeln spannten sich bei Extensionsversuchen sehr bedeutend.

Die Streckung wurde am 30. März begonnen. Ich durchschnitt an diesem Tage die Sehne des zweiköpfigen Muskels, und da der Junge sehr unbändig um sich schlug und sich bäumte, und mir die nöthige Hülfe fehlte, so wollte ich die Durchschneidung des M. semimembranosus und tendinosus auf eine andere Sitzung verschieben. Ich legte ihn auf meine Extensionsmaschine. In den nächsten Tagen hatte sich das Bein indessen so gestreckt und die früher sich stark spannenden inneren Kniekehlensehnen waren so erschlafft, dafs ich von einer weiteren Durchschneidung abstand. Die Streckung ging auch leicht in 21 Tagen bis zu dem Punkte fort, wo die Tibia auf dem vorderen Theil der Gelenkfläche des Femurs nach vorn gleiten, oder dieser sich vielmehr nach hinten bewegen sollte. Von diesem Momente an, wo der Winkel noch 150° betrug, war die Extension sehr schmerzhaft, und trotz meiner Bemühungen stand der Kopf des Femurs vor der Tibia so weit vor, dafs sie nach hinten subluxirt zu sein schien. Eines Theils glaube ich, dafs in der Nichtdurchschneidung der Kniekantenmuskeln, andern Theils in der Verwachsung der Kniescheibe in der Fossa intercondyloidea die Erfolglosigkeit meiner Bemühung lag. Hierzu kam noch, dafs der Knabe durch unvorsichtige Behandlung von Seiten seiner Angehörigen erkältet wurde, in Folge dessen eine rosenartige Entzündung der ganzen Extremität sich entwickelte. Nach Heilung dieses brachen die alten Fisteln wieder auf und stellten durch profuse Eiterung der weiteren Streckung grofse Hemmnisse in den Weg. Ich habe daher auch von weiteren Streckversuchen abgestanden, namentlich da der Fufs bei der geringen Winkelstellung von 150° den Boden vollkommen erreichte. Allein der Knabe konnte erst nach neun Monaten mit Hülfe eines Stockes gehen. Nach einem Jahre ging derselbe ohne Stock, obgleich noch eine Fistel des Gelenkkopfes des Femurs besteht. Dafs dieser, von allen meinen Streckungen am ungünstigsten verlaufende Fall einer zweckmäfsigen inneren Behandlung einen günstigen Ausgang wohl mit zu verdanken hatte, brauche ich wohl nicht weiter zu bemerken. Für die Anhänger der Crasenlehre kann er ein Beispiel des durch die Streckung wieder angefachten dyscrasischen Leidens des Kniegelenks sein. Für uns lagen mechanische Gründe des unvollkommenen Erfolges vor. Heute, zwei Jahre nach der begonnenen Streckung, geht der Knabe ohne Stock und ohne Schiene, die letzte Fistel ist geheilt, die Schwellung des Gelenkkopfs geringer, die geringe Krümmung besteht fort, es ist eine geringe Beweglichkeit vorhanden.

22) Eleonore Esser, 29 Jahre alt, aus Trarbach, Dienstmagd zu Coblenz, ein kleines, sehr zart gebautes Mädchen, bekam ohne nachweisbare Ursache, wie sie angiebt, durch Ermüdung, in ihrem 19. Lebensjahre wechselnde Schmerzen im rechten Knie, wodurch jedoch das Gehen nicht sonderlich erschwert wurde. In ihrem 24. Jahre fiel dieselbe und zog sich eine vom April bis zum Februar des nächsten Jahres dauernde Kniegelenkentzündung zu. Sie

wurde von Herrn Doctor Bermann hierselbst behandelt und im Monat December das Glüheisen angewandt. Vom Monat Februar an fing sie an, mittelst Krücken zu gehen, und als ich sie am 30. August 1852 in Behandlung bekam, ging sie mit einer Krücke. Die Bewegungen waren ihr schmerzhaft, und obgleich sie mit der Fufsspitze durch Senken des Beckens den Boden erreichen konnte, so war sie doch durchaus nicht im Stande, das krumme Bein im geringsten zu belasten. Die einzelnen Gliederungen waren alle verkürzt, der Oberschenkel um 9^{mm}, die Tibia um 15^{mm}, der Fufs um 10^{mm}. Das untere Ende des Femurs war auch peripherisch kleiner, wie das der gesunden Seite, denn der Querdurchmesser hatte 18^{mm} weniger. Eine eben solche peripherische Atrophie zeigte die Tibia. Dieselbe war nach aufsen und hinten dislocirt, so dafs das Köpfchen der Fibula bedeutend vorstand. Das Rudiment der Kniescheibe war auf der äufseren Kante der Rolle fest verwachsen. Eine kaum bemerkbare Beweglichkeit war zwischen Tibia und Femur dann ersichtlich, wenn man den Oberschenkel fixirte und den Unterschenkel erschütterte, eine Manipulation, die der Kranken sehr schmerzhaft war. Trotzdem waren die Muskeln der Kante der Kniekehle sehr gespannt, eben so wie die Achillessehne. Der Beugewinkel betrug 120°, und nach Durchschneidung der genannten Muskeln gelang es mir nach 10 Wochen, eine Streckung von 35° herbeizuführen, so dafs der Winkel 155° betrug und sie im Stande war, mit erhöhtem Absatz im Kleisterverband und mit Rinnenschiene zu gehen. Beides legte sie im Frühjahr 1853 ab, und ich konnte wegen der Festigkeit, welche zwischen beiden Knochen bestand, nicht zweifeln, dafs eine Synostose zwischen denselben eingetreten sei. Im Herbste desselben Jahres fiel sie auf dem Gute ihres Brodherrn und zerbrach die Tibia nicht an der Verbindungsstelle beider Knochen, sondern unter derselben in der Epiphyse der Tibia. Der Versuch, dem Bein bei dieser Gelegenheit unter Chloroformnarcose eine geradere Stellung zu geben, wurde nicht ertragen. Sogleich nach dem Erwachen jammerte das sonst sehr standhafte Mädchen so, dafs ich die frühere Richtung unter einem Winkel von 155° wieder herstellen mufste. Die Heilung des Bruches dauerte acht Wochen. Jetzt geht das Mädchen so, dafs man ihr durchaus nichts ansieht.

23) Mariane Frensch, 24 Jahre alt, von Bilkheim im Herzogthum Nassau, eine sehr starke und fette Bäuerin, erlitt in ihrem 15. Jahre eine Entzündung des rechten Kniees dadurch, dafs sie während ihrer Menstruation im Wasser badete. Das Bein schwoll sehr auf, allein Schmerzen und Geschwulst schwanden dreiviertel Jahre nachher, als die unterdrückten Regeln wieder in Gang gekommen waren, und sie behielt an dem Bein keine weitere Spur ihres Leidens, als die Winkelstellung, zurück. Der Oberschenkel war 1^{mm} länger, an seinem unteren Ende $2\frac{1}{2}$ C-M. breiter, als der gesunde, die Kniescheibe war in der Fossa intercondyloidea fest verwachsen und bedeutend verbreitert. Tibia und Fufs waren verkürzt, allein bei seiner Winkelstellung zeigte der Unterschenkel eine bedeutende Beweglichkeit, er konnte bis zu einem Winkel von 110° gestreckt und bis zu 80° gebeugt werden. Die Muskulatur des Oberschenkels war bis in die Nähe des Kniegelenks so stark, dafs sie von dem gesunden Bein nicht differirte. Der Unterschenkel war etwas schmächtiger, jedoch war sie im Stande, damit das Rad ihres Spinnrades längere Zeit zu treten. Sie ging mit Hülfe zweier Krücken, was ihr bei der bedeutenden Schwere ihres Körpers sehr mühsam war und sie es daher vorzog, sich sitzend zu beschäftigen.

Es spricht die Behandlung dieses Falles gegen die Ansicht einiger Chirurgen, welche angeben, dafs die Prognose um so günstiger sei, je leichter die Bewegung des Unterschenkels effectuirt werden könnte. Auf dem beschränkten Terrain bewegte sich derselbe so vollkommen, wie in einem normalen Gelenke, indem die Streckung nicht allein durch die Schwere, sondern auch durch deutlich fühlbare Contractionen der äufseren Faserzüge der MM. vasti bewirkt wurde. Ich habe ihr vom Februar bis Monat Mai 1853 die Kniekappenkantenmuskeln und, da sich im Verlaufe der allmäligen Streckung ein bedeutender äufserer Winkel einstellte, das Ligamentum ileotibiale und das äufsere Seitenband durchschnitten. Die Streckung gelangte nur bis zu einem Winkel von 145°, indem die Kniescheibe ein weiteres Fortschreiten hinderte, da sie, fest in dem Sulcus verwachsen, durch ihre gröfsere Breite mehr als im normalen Zustande von den Gehflächen einnahm. Auch die versuchte gewaltsame Streckung unter Chloroformnarcose blieb ganz und gar erfolglos, indem bei der gewaltsamen Beugung die Kniescheibe dem Zuge des Kniescheibenbandes nicht folgen konnte, da sie das hintere Ende ihres Excursionsterrains erreicht hatte. Es wäre hier das Verfahren von Schuh anwendbar gewesen, wenn mich nicht die grofse Ausdehnung der Verwachsung davon abgehalten hätte. — Das Mädchen verliefs im Juni 1853 Coblenz, nachdem ich ihr einen Pappverband angelegt und die Rinnenschiene in der Gegend des Kniees mit Backen hatte versehen lassen, welche eine seitliche Aberration der Gelenkflächen verhüten sollten. Sie konnte damals nur mit Hülfe eines Stockes gehen. Als sie im August desselben Jahres zu mir zurückkehrte, hatte sie einen jeden Apparat weggelassen, sie hatte zwei Stunden Weges zu Fufs ohne Stützmittel zurückgelegt, allein das Knie zeigte eine Abweichung nach innen und bedeutende Beweglichkeit. Ich habe ihr angerathen, die Schiene noch länger zu tragen, glaube aber nicht, dafs sie es gethan hat, da sie vollkommen damit zufrieden war, dafs sie ohne Unterstützung gehen konnte und ihr krummes Bein durch ihre Röcke bedeckt war.

24) Margaretha Schiedner, 29 Jahre alt, aus Saffig bei Coblenz, hat einen starken Knochen- und Muskelbau, jedoch sehr nervöse Constitution, war in früheren Jahren sehr gesund, und aufser hysterischen Krampfanfällen, welche namentlich zur Zeit ihrer regelmäfsig alle 3 Wochen eintretenden Menstruation auftraten, giebt sie keine bedeutende Krankheit an, die sie überstanden hat. In ihrem 19. Jahre trat sie in Coblenz in Dienst und während vier Jahren erlitt sie keinen Unfall. Im 24. Jahre zog sie sich durch Erkältung eine Entzündung des linken Kniees zu, welche sich in den ersten Tagen durch heftige Schmerzen beim Gehen äufserte. Dann aber schwoll das Knie sehr bedeutend an. Es stellte sich eine Winkelstellung des Unterschenkels im Knie ein, und sie mufste in das hiesige Hospital getragen werden. Unter der Behandlung des Herrn Geheimen Medicinalrathes Dr. Ullrich wurde eine starke Antiphlogose, Aderlafs, Blutegel, Einreibungen grauer Salbe, Vesicatore, Arzneien und Pulver angewandt, ohne dafs die heftigen Schmerzen vollkommen schwanden. Diese wichen erst dem Gebrauche der Emser Thermen, wohin sie nach acht Wochen gesandt wurde und wo sie fünf Wochen blieb, allein die Krümmung im Knie veränderte sich nicht. Von da nach ihrer Heimath zurückgekehrt, gebrauchte sie den ihr benachbarten Arzt, Herrn Dr. Moll in Andernach, der ihr Einreibungen und Leberthran verordnete.

Im Jahre 1848 consultirte sie Herrn Geheimen Obermedicinalrath Wutzer zu Bonn, der ihr den dreiwöchentlichen Gebrauch der Bäder von Burtscheid zunächst verordnete und sie sodann in die chirurgische Universitätsklinik aufnahm. Sie blieb dort acht Monate, während welcher nach Durchschneidung der Sehnen der Kniekehle Extensionsversuche durch Maschinen gemacht wurden, die sie jedoch der heftigen Schmerzen halber nicht ertragen konnte, und sie verliefs diese ausgezeichnete Anstalt, mit einem sehr guten Gehapparat versehen, ohne dafs sich jedoch ihre Ankylose verringert hatte.

Dieser Gehapparat bestand aus einer eisernen Schiene, auf welcher das Mädchen mit dem Hinterbecken safs, und der an der hinteren Seite des Beines herablief. Der Fufs ruhte auf einem in seiner Höhe gestellten und an der Schiene horizontal befestigten Fufsbrettchen und mufste bei der Krümmung des Kniees stets in gebeugte Stellung gesetzt werden, so dafs er mit dem Schienbein einen nach vorn offenen spitzen Winkel bildete.

Die Kranke konnte zwar auf dieser Maschine im Zimmer gehen, allein zur gröfseren Sicherheit bediente sie sich eines Stockes oder einer Krücke und machte dabei bedeutende Drehungen mit dem Becken. Der Gebrauch dieser Maschine scheint auf die Kniekantenmuskeln einen lähmenden Einflufs geübt zu haben, und es unterstützt dieser Fall die oben angeführte Ansicht, dafs die Spannung der Kniekehlen- und Wadenmuskeln wohl zum grofsen Theil davon abhängig ist, dafs bei getragenem oder theilweise stützendem ankylotischen Beine dieselbe in beständiger Thätigkeit zur Fixirung des Unterschenkels erhalten werden. Hier war diese Fixirung durch die Zweckmäfsigkeit des Gehapparates nicht nöthig und die Muskeln waren selbst dann noch schlaff, wenn man versuchte, das Bein gewaltsam zu strecken. Hierbei fühlte man nur den ganz in der Tiefe liegenden M. semitendinosus gespannt. Auch die Strecker waren vollkommen gelähmt. Der unter einem Winkel von 79° gebeugte, unter 40° rotirte Unterschenkel konnte durch meine Hand leicht um 10° mehr gebeugt werden.

Der kranke linke Oberschenkel war 405^{mm} lang, der gesunde rechte hatte gleiche Länge. Der erstere war nur 82, der letztere 88^{mm} breit. Die Höhe des inneren Condylus betrug nur 62 an dem kranken und 72^{mm} an dem gesunden Bein. Die äuſseren Condylen des gesunden und kranken Beins hatten beide 62^{mm}. Die Länge der Tibia war an der kranken Seite 332, an der gesunden 344^{mm}. Oben war jene 76, diese 82^{mm} breit, die vordere innere Fläche maſs an beiden Seiten 32^{mm}. Die Breite der Kniescheibe betrug an beiden Seiten 50^{mm}, ebenso die Länge. Die Kniescheibe der kranken Seite lag in der Fossa intercondyloidea fest verwachsen. Die Länge der Füſse war sich gleich und betrug 230^{mm}.

Auch die peripherische Volumenabnahme sprach sich in diesem Falle am bedeutendsten an dem Oberschenkel aus. Der Umfang der Wade betrug an der kranken Seite 300, an der gesunden dagegen 322^{mm}. Die Circumferenz des Oberschenkels über dem Knie betrug an der kranken Seite 325, an der gesunden 350; unter der Inguinalgegend an der kranken 435 und an der gesunden 505^{mm}.

Ueberblicken wir den vorstehenden Fall, so ist in demselben eine winkelförmige Stellung des Unterschenkels im Knie vorhanden, welche sich in Folge eines Rheumatismus entwickelte. Es gehört dieser Fall zu den wenigen, bei denen eine Verkleinerung des Gelenkendes des Femurs vorhanden war, und daher ist es wahrscheinlich, daſs der früher voluminöse Kopf (wie aus der Angabe einer Schwellung des Kniees zu entnehmen ist) mit dem Ablauf des acuten Processes atrophirte. — Da in dem gegebenen Falle bereits allmälige Streckversuche erfolglos gemacht waren, so entschlofs ich mich zur plötzlichen Streckung, welche jedoch ohne allen Erfolg blieb. Nachdem ich am 6. Oct. 1853 die Patientin durch Chloroform vollständig betäubt hatte, wurde der Unterschenkel gegen den Oberschenkel unter einem spitzen Winkel gebeugt und sodann gestreckt. Obgleich ich denselben fast bis zur geraden Linie streckte, so bemerkte ich doch nur ein sehr schwaches Geräusch, welches auf Zerreifsung eines Bandes bezogen werden konnte, und obgleich ich die Beugungen und Streckungen wohl an achtmal wiederholte, so behielt der Unterschenkel doch noch während des Chloroformschlafes die Neigung, sich wieder unter einen rechten Winkel zu stellen. Nachdem ich daher diese Streckungen möglichst ausgedehnt hatte, legte ich das Bein gestreckt auf meine Streckmaschine. Noch während ich hiermit beschäftigt war, erwachte die Kranke mit einem heftig gellenden Schrei, und verfiel alsbald in heftige allgemeine Krämpfe, die erst dann nachliefsen, als ich das Bein auf der Schraube so weit zurückgestellt hatte, dafs dasselbe seine frühere Stellung wieder einnehmen konnte. Ein heftiger nervöser Kopfschmerz, heftige Magenkrämpfe, Zuckungen in den Extremitäten wechselten nun während vier Wochen ab und waren erst dann bei innerlichem Gebrauch von Eisenmitteln mit Assa foetida so weit beseitigt, dafs ich es wagen konnte, die allmälige Extension zu unternehmen.

Da an der hinteren Seite der inneren Kniekantenmuskeln die Sehne des M. semimembranosus sich sehr stark spannend fühlen liefs und ich wohl annehmen konnte, dafs die Erfolglosigkeit der gewaltsamen Streckung von der Contractur dieses Muskels und Verwachsung seiner starken Sehne mit dem oberen Ende des inneren M. gastrocnemius, respective durch eine Obliteration des beide Sehnenenden verbindenden Schleimbeutels bedingt sei, so durchschnitt ich am 15. November die Sehne dieses Muskels, indem ich an der inneren Seite der inneren Kniekantenmuskeln ein langes Miotom bis zur inneren Seite der Sehne einführte und dieselbe unter deutlich krachendem Geräusche trennte. Der Effect dieser Durchschneidung war ein sehr bedeutender, denn obgleich ich, nachdem ich die Wunde comprimirt und das Bein auf die Streckmaschine gelegt hatte, keine Extension machte, so streckte es sich doch bis zum nächsten Tage durch die eigene Schwere 20°. Die Streckung schritt nun in dem weiteren Verlauf bis zu einem Winkel von 170° fort. Von hier an war keine weitere Streckung in diesem Moment mehr möglich, da ein weiteres Fortschreiten des Unterschenkels auf dem Oberschenkel durch die fest in der Fossa intercondyloidea verwachsene Kniescheibe verhindert wurde. Die rinnenförmige Schiene wurde im Knie mit einem Kissen unterpolstert und die Seiten derselben in der Gegend des Kniees erhöht.

Die Patientin ging anfangs schwer mit Hülfe eines Stockes, indessen besserte sich ihr Gang so, dafs sie bald im Zimmer denselben weglassen konnte. Ende Januar 1854 verliefs dieselbe Coblenz, nachdem ich das kranke Bein zur gröfseren Sicherung mit einem mit Baumwollenwatte unterlegten Kleisterverband umgeben hatte.

Sie hat mich nachher wiederholt besucht. Ihr Allgemeinbefinden, das durch die Behandlung mehr als bei allen übrigen gelitten hatte, besserte sich bedeutend durch den systematischen Gebrauch von Leberthran. Ihr Gang war auch später ohne allen Schutzapparat oder Hülfsmittel möglich.

25) Nanette Kohl, 20 Jahre alt, aus Hachenburg, Nähterin, ein kleines blondes, blühendes und dickes Mädchen, hatte in ihrem dritten Jahre eine Entzündung des

linken Kniees erlitten, welche eine solche Zerstörung desselben herbeigeführt hatte, dafs ich nicht weniger als elf verschieden ausgedehnte Narben an demselben zählen konnte, und nicht allein die Richtung, sondern auch die Form der Knochen vollkommen verloren gegangen war. Erst in ihrem 10. Jahre lernte sie sich mittelst Krücken fortbewegen und in ihrem 17. war die Vernarbung eingetreten. Die ankylotische Stellung bestand daher sechszehn Jahre.

Als sie meine Hülfe am 21. März 1853 in Anspruch nahm, konnte sie sich nur mit grofser Anstrengung mit Hülfe einer Krücke fortbewegen. Das linke Bein hing als ein passiver schlotternder Anhang ihr an und streifte mit der grofsen Zehe den Fufsboden. Sie sank dabei bedeutend in die Krücke zusammen, so dafs namentlich die senkrechten Schwankungen ihres Körpers bedeutender waren, als bei anderen Patienten. Das rechte gesunde Bein war sehr stark entwickelt und bildete bei seiner vollständigen Belastung eine Curve an der vorderen Seite.

Bei einer bedeutenden Fettablagerung im subcutanen Zellstoff war die kranke Extremität peripherisch bedeutend schmächtiger, als die gesunde rechte. Der Umfang des Oberschenkels an der Inguinalfalte betrug links $43\frac{1}{2}$, rechts 53 C-M. Der Umfang des Kniees beträgt links 30, rechts 33 C-M. Der Umfang der Wade war am kranken Bein 24, am gesunden 33 C-M. Auch die Länge der einzelnen Gliederungen der Extremität war bedeutend kürzer, als die der gesunden. Bei der allgemeinen Körperlänge von 1520^{mm} betrug die Länge des Oberschenkels an der linken Seite 35 C-M., während der rechte 38 C-M. lang war. — Dabei war an jenem der äufsere Theil des unteren Gelenkendes so bedeutend geschwunden, dafs, wenn man diese untere Grenze an dem Ende desselben annahm, die

Länge des Oberschenkels nur $32\frac{1}{2}$ C-M. betragen hätte. Der Condylus externus war fast geschwunden, der internus, um so bedeutender entwickelt, bedingte durch seine Gröfse den sich dem gesunden Knie mehr annähernden gröfseren Umfang des kranken Kniees und sprang bedeutend vor. Seine Höhe oder sein Durchmesser von vorn nach hinten betrug $7\frac{1}{2}$ C-M., während die des gesunden nur 5 C-M. war. Die Breite des unteren Endes des Femurs betrug links 9, rechts 8 C-M. — Die Tibia ist an der kranken Seite um 7 C-M. kürzer, als an der gesunden. Hier mifst sie 32, dort 25 C-M. Ihr Kopf ist links $5\frac{1}{2}$, rechts $8\frac{1}{2}$ C-M., ihre vordere Fläche links 2, rechts 3 C-M. breit. — Der linke Fufs hat 18, der rechte $21\frac{1}{2}$ C-M. Länge. Der auf den abgeriebenen äufseren Condylus des Oberschenkels subluxirte Unterschenkel bildet mit dem Oberschenkel einen Winkel von 120° nach hinten und aufsen. Eine Excursion um 10° ist möglich. Die Streckung wird nicht allein durch die Schwere des Unterschenkels, sondern durch wahrnehmbare Contractionen des M. vastus externus und internus bewirkt.

Die Kniescheibe ist auf das Rudiment des Condylus externus femoris hingezogen, mit ihr fest verwachsen, sehr verbreitert. (Ihre Breite beträgt $5\frac{1}{2}$ C-M., die der gesunden nur 3 C-M.). Das Kniescheibenband verläuft fast quer von innen nach aufsen. Der M. rectus ist in seinem oberen Theil als scharfer Strang zu fühlen. Unten ist er, wie der M. cruralis und der gröfste Theil der MM. vasti, innig mit dem Oberschenkel verwachsen. Die Beugemuskeln sind wenig gespannt. Die Sehne des M. biceps ist nicht wahrnehmbar, an seiner Stelle befindet sich eine breite, sich bei Extension stark spannende Längsnarbe, die vom unteren Viertheil des Oberschenkels bis zum oberen des Unterschenkels verläuft. Die Bewegungen im Hüftgelenk sind bis auf geringe Beschränkung der Abduction und Extension vollkommen vorhanden. Der Fufs ist vollkommen gestreckt und adducirt, so dafs er den ersten Grad eines Pes equinus varus darstellt. Willkürlich kann er nur noch etwas mehr adducirt werden; auch passiv kann man ihm die normale Stellung nicht geben. Diese Stellung ist von einer sehr bedeutenden Contractur der Wadenmuskeln und einer vollständigen Lähmung der MM. peronei (wahrscheinlich bedingt durch eine Zerstörung des N. peroneus in der Kniekehle) verursacht.

Patientin giebt an, dafs der Unterschenkel früher unter einem rechten Winkel gebogen gewesen wäre, dafs er sich allmälig gestreckt und diese Form des Winkels nach aufsen und hinten erst dann angenommen habe, als sie mit der Fufsspitze den Boden beim Gehen berührte.

Es wurden die Achillessehne, das Ligamentum ileotibiale, das äufserc Seitenband und Stränge der an der äufseren und hinteren Seite der Kniekehle liegenden Narbe subcutan durchschnitten und sodann die Extensionsmaschine an diese Seite angelegt, nachdem das ganze Bein hier besonders sorgfältig, wegen der Difformität des Fufses, mittelst einer Zirkelbinde eingewickelt worden war. Indem der Druck auf den Condylus internus verstärkt wurde, gelang es schon nach 14 Tagen, eine solche Verschiebung des Unterschenkels gegen den Oberschenkel hervorzubringen, dafs jener theilweise auf diesem einen Stützpunkt fand und die Streckung so weit vollendet war, dafs das Bein in die gespaltene Rinnenschiene gelegt werden konnte.

Sechs Wochen nach dem Beginn dieser Behandlung wurde ein Kleisterverband angelegt. Ein sehr erhöhter Schuh glich die bedeutende Verkürzung des Beines aus. Die Patientin konnte anfangs das Bein als Stütze sehr wenig gebrauchen, jedoch drei Monate nach Beginn der

Kur konnte sie schon ohne Stock einige Schritte gehen. Bei Abnahme und Erneuerung des Kleisterverbandes hatte das Bein Neigung, seinen früheren Winkel zu bilden, jedoch war die Dicke des Condylus internus um drei Millimeter verringert. Ich zweifle daher nicht, dafs sie nach einiger Zeit vollkommen gut gehen wird, trotzdem, dafs die Kürze des kranken Beines für sie ein besonderes Hindernifs ist. Die Länge der gesunden Extremität vom grofsen Trochanter bis zur Fufssohle beträgt 780^{mm}, die der kranken 675^{mm}, Differenz $105^{mm} = 4''$. Zwei und einen halben Zoll habe ich durch einen Absatz ausgeglichen, der Rest von $1\frac{1}{2}''$ wird durch das Senken der kranken Beckenseite aufgehoben.

III. Kniestreckungen von ankylotisch gestellten Beinen, welche noch belastet werden konnten.

Der mögliche Grad der Belastung eines ankylotisch gestellten Beines ist ein sehr verschiedener, und es giebt hierbei Fälle, wo es schwer zu entscheiden ist, ob die Extremität wirklich einen Theil des Körpers trägt, oder nur auf den Boden aufgesetzt wird, ohne eine andere Belastung als die eigene zu übernehmen. In anderen Fällen differirt die Belastung nur in der Länge der Zeit beim Gehen. Zuweilen ist sie ganz schmerzlos, zuweilen mit heftigen Schmerzen verbunden, die daher rühren, dafs einzelne Theile der Kniekappe übermäfsig gespannt und gedehnt werden. Die Krankheit in der Nähe des Kniegelenks kann im Beginne sein, sie kann einen chronischen Verlauf haben oder bereits abgelaufen sein. Die Gröfse der Winkel, oder vielmehr die geringere Abweichung von der geraden Linie macht in einzelnen Fällen die Durchschneidung einzelner Sehnen, Bänder und Fascientheile nothwendig, welche durch gewaltsame Beugung und Streckung nicht wohl zerrissen werden können, da in der Mehrzahl der Fälle die vorhandene Winkelstellung keiner in der normalen Excursionssphäre liegenden entspricht und gewöhnlich auch die vorhandene Bewegung dieser fremd ist. Diesem gemäfs sind Ungleichheiten der Gelenkenden bei längerem Bestehen stets vorhanden, und die Behandlung besteht daher nicht allein darin, die normale Richtung der Gliederungen herbeizuführen, sondern auch durch Druck die Ungleichheiten zu beseitigen und dem Gelenke die nöthige Festigkeit in der normalen geraden Richtung zu geben. Man mufs sich daher in diesen Fällen vorzugsweise lange enthalten, Bewegungen vorzunehmen und nach der gewöhnlich nicht lange dauernden Streckung längere Zeit Schutzapparate tragen lassen.

26) Heinrich Feils, 15 Jahre alt, aus Münstermaifeld, ein sehr grofser Knabe, litt seit $6\frac{1}{2}$ Jahren an einer durch Fall veranlafsten Ankylose im linken Kniegelenk. Er ging mit Hülfe eines Stockes unsicher und wurde leicht müde. Das kranke Bein bildete im Kniegelenk einen Winkel nach hinten und aufsen und der Unterschenkel war nach aufsen rotirt. Beim Gehen schwankte das Bein nach innen, da er nur den Ballen der grofsen Zehe als Stützpunkt gebrauchen konnte. Die Kniescheibe war auf den äufseren Condylus seitlich dislocirt und hier fest verwachsen, eine Beweglichkeit im Kniegelenk war nicht vorhanden, so dafs man an eine Synostose der Knochen hätte denken können, wenn nicht bei der Belastung des Kniees eine Beweglichkeit nach innen bemerkbar gewesen wäre. Der Condylus internus des Oberschenkels stand

bedeutend vor. Der kranke Oberschenkel hatte 40, der gesunde 39 C-M. Länge. Der kranke Unterschenkel mafs 30, der gesunde 32 C-M. Länge.

Am 9. August wurde die Sehne des M. biceps durchschnitten und durch eine Schraubenmaschine und äufsere gerade Schiene die Streckung bis zum 5. September so weit vollendet, dafs die klappenartige Muldenschiene angelegt werden konnte. Als der Patient am 7. October in seine Heimath zurückkehrte, konnte er vollkommen ohne Stock gehen. Es war ein geringes Vortreten des Köpfchens der Fibula bemerkbar; durch Zwischenlegen kleiner Kifschen auf die äufsere und innere Seite wurde auch diese gehoben. Der Kranke erschien nach einem halben Jahre wieder und war mit seinem Zustande vollkommen zufrieden, da er ohne Schiene vollkommen gut gehen konnte. Eine zum Gehen hinreichende Bewegung war im Knie vorhanden, jedoch bildete das Bein, wenn der Patient safs, eine gerade Linie, und er konnte es nur wenig beugen. Ich rieth ihm an, die Schiene noch längere Zeit fort zu gebrauchen, habe ihn indessen seit dieser Zeit nicht wieder gesehen.

27) Wilhelm Steinhäuser, 17 Jahre alt, aus Lahr im Amt Hadamar des Herzogthums Nassau, litt seit 5 Jahren an einer angeblich durch Fall entstandenen Krankheit des rechten Kniegelenks. Die Gelenkkapsel ist durch eine Flüssigkeit so ausgedehnt, dafs über der Patella eine besonders an der inneren Seite vortretende fluctuirende Geschwulst sichtbar ist. Gleichzeitig bildet das Knie nach hinten und aufsen einen Winkel und der Unterschenkel ist nach aufsen rotirt. Der äufsere Condylus des unteren Endes des Femurs ist geschwunden, die Patella fest verwachsen, die Streckmuskeln sind vollständig atrophirt, die Sehnen der zweiköpfigen Muskeln spannen sich stark. Der Kranke bewegt sich mit Hülfe einer Krücke. Am 16. Oct.

1852 wurde das Knie mit Heftpflasterstreifen eingewickelt und in einen Extensionsapparat gelegt. Die Geraderichtung des Beines war am 17. November vollendet, das Hydrarthron verschwunden, die Kniescheibe hatte sich mit ihrem äufseren Rande gehoben. Als der Knabe Coblenz verliefs, ging er noch sehr unsicher und zwar mit Hülfe eines Stockes, wie ich es in allen den Fällen beobachtet habe, bei denen ein Condylus abgerieben war.

Als er mich im Monat Juni 1853 besuchte, ging er vollkommen leicht und ohne Stock. Ich habe ihm angerathen, die Rinnenschiene noch ein ganzes Jahr zu tragen. Im Monat Juni 1855 erschien er wieder. Er war, wie er behauptete, anderthalb Jahre so gegangen, dafs ihm Niemand etwas ansah, allein in diesem Frühjahr suchte er durch gewaltsame Beugung sich gröfsere Beweglichkeit in dem Kniegelenk zu verschaffen, und diese Manipulationen veranlafsten nicht allein ein geringes Recidiv der Winkelstellung, sondern auch eine abermalige Exsudation in der Kapsel. Eine vier Wochen lang fortgesetzte Compression und das Tragen der Rinnenschiene genügte jedoch, den früheren günstigen Zustand wieder herbeizuführen.

28) Maria Catharine Reusch, 17 Jahre alt, von Arnshöfen im Amt Walmerode des Herzogthums Nassau, Schullehrerstochter, von kleiner Statur, 1530^{mm} hoch, sehr fett, mit einer starken rechtseitigen Scoliose, soll durch Erkältung im achten Jahre eine Entzündung des linken Kniees erlitten haben, die sie jedoch nicht hinderte, ein Jahr noch herumzuhinken. Ein Fall soll später eine Fractur des Oberschenkels des kranken Beins bewirkt und veranlafst haben, dafs sie seit dieser Zeit nicht mehr gehen konnte. Seit der Heilung dieses Bruches bewegte sie sich nur im Zimmer mit Hülfe von Krücken. Ihre Menstruation trat in ihrem 14. Jahre ein, und zu derselben Zeit bildete

sich die Verkrümmung der Wirbelsäule aus. Gegen das Knieleiden wurden wiederholt grofse Quantitäten Blutegel, Vesicatore und Fontanellen angewandt. Im Verlaufe der Krankheit bildete sich jedoch keine Fistel. Den 21. Nov. 1852 trat sie in meine Behandlung. Sie pflegte sich im Zimmer mit einem Stocke ein paar Schritte zu bewegen, beugte jedoch beim Gehen ihr gesundes Knie, um mit den Fufsspitzen des kranken den Erdboden erreichen zu können. Mehr wie zwei, drei Schritte konnte sie auf diese Weise nicht machen, da sie dabei im kranken Knie zusammen sank und ihr Gehen daher mehr eine Art Springen zu nennen war. Ihr Knie bildete einen Winkel nach hinten und aufsen, jeder von 65°, und der innere Condylus trat nach vorn und innen sehr bedeutend vor. Die Muskeln waren an keiner Stelle stark gespannt, der Unterschenkel schlotterte gleichsam am Oberschenkel, und durch eine leicht ausführbare Verkleinerung seines nach aufsen und hinten gerichteten Winkels fühlte man, wie der äufsere Theil des unteren Endes des Femurs geschwunden war und der innere Condylus wohl um 1″ vorstand. Die Beuge- und Streckmuskeln waren gelähmt und eine active Bewegung daher nicht ausführbar. Der Fufs war gestreckt, das Becken an der kranken Seite gesenkt. Die Kniescheibe war nicht fühlbar, man fühlte deutlich die vordere Rinne zwischen beiden Condylen. Die Kniescheibe des gesunden Beines war sehr klein. Ich mufste daher an eine Verwachsung der Kniescheibe denken, konnte aber die Stelle nirgends nachweisen. Ob dieselbe geschwunden war, mufs ich dahingestellt sein lassen.

Der Oberschenkel zeigt an der Grenze des unteren mit dem mittleren Dritttheil eine Convexität nach vorn, wahrscheinlich die Stelle des Bruchs. Seine Länge beträgt 37, die des gesunden 39 C-M.; Umfang an der Inguinalfalte links 41½, rechts 47 C-M.; oberhalb des Kniees links 29, rechts 32 C-M.; Umfang des Kniees links 28, rechts 30½ C-M.; die Breite des unteren Endes des kranken Femurs 7½, des gesunden 9 C-M.; Umfang des linken Unterschenkels dicht unter dem Gelenk 26½, des rechten 28 C-M.; die Länge der kranken Tibia 30½, der gesunden 32½ C-M.; Breite der vorderen Fläche der Tibia 2¾ C-M. an der kranken und 3½ C-M. an der gesunden; Umfang der Wade links 23, rechts 29 C-M.; Höhe des kranken Fufses 19, des gesunden 20 C-M. Die Atrophie der kranken Extremität spricht sich mehr im Muskelsystem, als in den Knochen aus.

Die Streckmaschine wurde ihr mehr an der äufseren und hinteren Seite angelegt, und der Druck auf den Condylus internus durch ein untergelegtes Kissen vermehrt. Muskeln wurden nicht durchschnitten. Das Aufeinandersetzen der Gelenkenden gelang in drei Wochen vollständig. Die Schmerzen waren sehr gering und in dem den gröfsten Druck erleidenden Condylus internus. Nach Anlegen der gerinnten Schiene war das Gehen anfangs sehr schmerzhaft, allein sie konnte am 12. Januar mit Hülfe eines Stockes und am 18. Februar ohne denselben sehr gut und weit gehen. Es gehört dieses Bein zu den geradesten, die ich gestreckt habe.

Bei ihrer Entlassung versah ich sie mit einem Apparat, welcher ihrer scoliotischen Verkrümmung entgegenwirkte. Das Mädchen ging am 18. August ohne Stock und Schiene zwei Stunden Weges. Der Umfang des Condylus internus hatte von vorn nach hinten um 1 C-M. abgenommen.

29) Christine Blum, 16 Jahre alt, aus Coblenz, ein für ihr Alter sehr kleines, jedoch breit und muskulös gebautes Mädchen, soll der Erzählung ihres Vaters nach von einer an Krätze leidenden Amme gesäugt worden sein.

In Folge dessen war sie in den ersten Lebensjahren sehr elend, litt an Ausschlägen und subcutanen Abscessen, namentlich am Halse und an den Geschlechtstheilen. Sie wurde damals von dem Herrn Geheimen Medicinalrath Dr. Ulrich behandelt und hergestellt. Jedoch kränkelte sie von neuem vom dritten bis zum siebenten Jahre, ohne dafs eine bestimmte Form ihres Krankseins dem Vater im Gedächtnisse geblieben ist. In diesem Jahre spürte sie plötzlich eines Morgens Schmerz im rechten Knie, so dafs sie nicht ohne zu hinken gehen konnte. Ihr übriges Uebelbefinden datirte von diesem Moment. Sie war durch dieses Uebel nie genöthigt, das Bett längere Zeit zu hüten, sondern schleppte sich stets auf dem Beine fort. Blutentziehungen sind derselben nicht gemacht worden. Einreibungen, Pflaster, Vesicatore, Breiumschläge, Wergpasten sind die Mittel, welche angewandt wurden. Im 9. Jahre bildete sich an der äufseren Seite eine Fistel, welche jedoch nach einem Jahre wieder heilte. Ein Jahr vor dieser Oeffnung des Kniees soll sie eine bedeutende Contusion desselben durch einen Fall über eine Schwelle erlitten haben. Das Knie sei damals schon sehr angeschwollen gewesen und wurde durch einen Wundarzt Pies geheilt.

Die Eltern und vorhandenen vier Geschwister sind alle gesund und eine nachweisbare Dyscrasie ist in der Familie nicht vorhanden.

Als ich das Kind am 19. November 1851 in meine Behandlung bekam, konnte es nur mit Hülfe eines Stockes unter Schmerzen einige Schritte sich fortbewegen. Es berührte dabei nur mit der grofsen Zehe der kranken Extremität den Fufsboden und senkte die entsprechende Seite des Beckens sehr bedeutend, indem der Oberschenkel etwas gebeugt und adducirt war. Der Unterschenkel hatte eine dreifache abnorme Stellung gegen den Oberschenkel eingenommen. Er war unter 120° gebeugt; nach aufsen bildete er einen Winkel von 140° und unter 45° rotirt. Diese Stellung war eine feste, so dafs man kaum eine Beweglichkeit zwischen beiden Knochen wahrnehmen konnte. Die Kniescheibe war auf den Condylus externus dislocirt und mit demselben fest verschmolzen. Der seitliche Winkel von 140° war durch einen Substanzverlust des äufseren Condylus bedingt, der innere stand bedeutend vor. Die Streckmuskeln des Unterschenkels waren atrophirt. Die inneren Kniekehlenmuskeln sprangen nicht vor. Die Sehne des zweiköpfigen Muskels war mit einer Hautnarbe innig verwachsen, stark gespannt und vorspringend. Die Bewegungen des Hüftgelenks sind vollkommen frei. Bei übermäfsiger Streckung des Oberschenkels neigt sich das Becken nach vorn. Der Fufs stellt einen Pferdefufs des höchsten Grades dar. Die Thätigkeit der Wadenmuskeln ist vollständig annullirt, der Fufs kann nicht gebeugt werden. Die Action der Schienbein-Wadenbeinmuskeln und der Strecker und Beuger der Zehen ist nicht alienirt.

Die Extremität ist der Länge und Breite nach atrophirt.

	rechts	links
Länge des Oberschenkels	12″ 11‴	15″
Länge des Unterschenkels bis zur Fufssohle	14″ 3‴	15″ 7‴
Totallänge der Extremität	27″ 2‴	30″ 7‴
Differenz 3″ 5‴.		
Länge des Fufses	8″ 3‴	8″ 6‴
Länge der Tibia	13″	13″ 6‴
Breite der Tibia in der Mitte der vorderen Fläche	9‴	1″ 2‴
Umfang der Oberschenkel unter dem Hüftgelenk auf beiden Seiten gleich.		
Umfang des Kniees	9″ 6‴	11″ 4‴
Umfang der Wade	8″ 5‴	10″

Beim Auftreten fiel der Schwerpunkt in den Condylus internus des Oberschenkels hinein, sie fand daher keinen festen Punkt, um sich auf dieses Bein stützen zu können. An der Stelle dieses Druckes findet auch der Hauptschmerz beim Gehen statt. Das Gelenk ist überall bei Druck schmerzhaft. An der Wirbelsäule befindet sich eine entsprechende Verkrümmung.

Den 20. November 1851 durchschnitt ich die Sehne des M. biceps in der Kniekehle. Ich mufste dabei sehr genau den dicht an derselben gelagerten und fühlbaren Nervus peroneus vermeiden, sodann eine narbenartige Brücke, wahrscheinlich der Sehnenscheide dieses Muskels, und endlich die Achillessehne. Die Streckung wurde nach den oben im Allgemeinen angeführten Regeln gemacht. Sie war langdauernd und schmerzhaft, da es hier Aufgabe war, den der geraden Streckung des Beines im Wege stehenden inneren Gelenkkopf durch Druck zum Schwund zu bringen. Die Schmerzen hatten bei der Extension auch stets an demselben ihren Hauptsitz. Den 12. Januar wurde sie in die gerinnte Schiene gelegt und konnte Ende Januar schon eine halbe Stunde von ihrem Vater geführt gehen. — Nach einem Jahre war sie im Stande, einen Weg von drei Stunden ohne Unterstützung zurückzulegen. Doch hat sie sich während dieser Zeit oft länger, als ich es wünschte, meiner Beaufsichtigung entzogen. Günstig wirkte auf sie die während der orthopädischen Kur eintretende Menstruation. — Am 27. April 1853 habe ich sie nach einem Vierteljahre wieder gesehen. Ihr Zustand ist folgender. Sie hatte aus Eitelkeit den hohen Absatz weggelassen und ging daher mit sehr schief gestelltem Becken. Auch trug sie seit vier Wochen keine Holzschiene mehr. Das Knie war vollkommen steif, die Muskulatur des Oberschenkels fast vollkommen mit der anderen Seite gleich, der Unterschenkel an der Wade um 1″ geringer, die Wadenmuskeln aufser Thätigkeit, gelähmt, im Sprunggelenk Ab- und Adduction durch die MM. tibiales und peronaei möglich, eine Beugung und Streckung des Fufses unmöglich, das Kniegelenk vollkommen steif. Vollkommene Streckung war nicht erreicht. Es war unter dem geringen Winkel von 12° noch gebeugt. Der äufsere Winkel betrug nur noch 8°.

Sie war mit ihrem Zustande sehr wohl zufrieden, und es kostete grofse Ueberredung von meiner Seite, dafs sie sich einer ferneren Behandlung zur Vollendung der Streckung unterzog.

30) Johannes Eich, 10 Jahre alt, aus Goddenheim bei Mayen, litt seit 1½ Jahren, ohne nachweisbare mechanische Ursache, an einer Knieverkrümmung der rechten Seite. Er hatte nie das Gehen vollständig unterlassen und hinkte stets ebenso, wie er zu mir kam, am 15. September 1853, mit Hülfe eines Stockes, auf den er sich mit beiden Händen stützte. Obgleich der kleine Kranke keine Spur einer scrofulösen Dyscrasie an sich trug, so hatte man ihm doch die ganze Reihe der sogenannten antiscrofulösen Mittel gegeben, welche jedoch nicht die mindeste Veränderung in dem Zustande seines Beines hervorgebracht hatten.

Sein Knie bildete einen Winkel von 120° nach hinten und 160° nach aufsen. Der Unterschenkel war nach aufsen rotirt und der Condylus internus des Oberschenkels trat nach innen stark hervor. Beim Gehen knickte der Unterschenkel nach innen ein. Der äufsere Condylus des Oberschenkels war bedeutend geschwunden. Die Länge des Femurs bis zum Ende des äufseren Condylus betrug 305, bis zum inneren dagegen 312^{mm}, während die Länge des gesunden bis zu diesen beiden Punkten 311^{mm} mafs. Es fand also hier ein bedeutender Schwund des äufseren Gelenkkopfes bei Vergröfserung des inneren statt, die sich auch in den Durchmessern von vorn nach hinten und in der Quere zeigte. Der Querdurchmesser mafs an der kranken Extremität 80^{mm}, an der gesunden 75. Der gerade Durchmesser des inneren Gelenkkopfes 56, des gesunden 47^{mm}; des äufseren 45, des gesunden 40^{mm}. Die Kniescheibe war an der kranken Seite 42, an der gesunden 45^{mm} breit. Der Kopf der Tibia war am gesunden Bein 75, am kranken 71^{mm}, die vordere Fläche an beiden 25^{mm} breit. Die Tibia der kranken Seite war 251, die der gesunden 261^{mm} lang. An den Füfsen fand sich eine unbedeutende Längendifferenz von 1^{mm}.

Bei Druck war nur der innere Condylus schmerzhaft. Beugung war um 10° durch die Thätigkeit der Beugemuskeln, die Streckung nur durch die Schwere des Gliedes möglich. Der vierköpfige Streckmuskel war vollkommen gelähmt. Der zweiköpfige Beugemuskel spannte sich bei Extensionsversuchen stark und wurde subcutan durchschnitten. Die Extensionsmaschine wurde an die äufsere und hintere Seite des Beines angelegt und am sechsten Tage schon mit der gerinnten Schiene vertauscht. Das Resultat der Streckung war am 14. Tage so vollkommen, dafs ich einen mit Watte unterlegten Kleisterverband anlegen konnte und der Knabe am 16. Tage ohne Stock einige Schritte gehen konnte. Er hatte zwar in der ersten Zeit, dafs er sein Bein gebrauchte, beim Auftreten noch Schmerzen, allein diese schwanden nach und nach. Ein halbes Jahr nach der Streckung war das Bein vollkommen gerade. Auch hier stand das Köpfchen der Fibula etwas vor und eine geringe Beweglichkeit des Kniegelenks war beim Gehen deutlich wahrzunehmen.

31) Barbara Nürnberger, 24 Jahre alt, aus Mayen, ein florides, jedoch nicht schmächtig gebautes Mädchen, hat ihre Mutter und eine jüngere Schwester an Lungen-

phthise verloren. Sie selbst hüstelt etwas, ohne dafs sich jedoch beginnende Tuberkelentwickelung in ihren Lungen durch das Stethoscop nachweisen läfst. In ihrem achten Jahre bildete sich an ihrem linken Knie, ohne traumatische Ursache und ohne dafs ihr früher an anderen Stellen die subcutanen Drüsen angeschwollen waren, eine Krankheit aus, welche die sie behandelnden Aerzte mit dem Namen Tumor albus benannten und demgemäfs durch antiscrofulöse Mittel, Vesicatore, Blutegel etc. behandelten. Bis zum 12. Jahre konnte sie hinkend mit Hülfe eines Stockes gehen. Nach einem Fall jedoch nahm die Krümmung in dem Grade zu, dafs sie zwei Krücken gebrauchen mufste. Im 18. Jahre wurde sie menstruirt und entwickelte sich hiernach erst vollständig. Seit vier Jahren ist allmälig eine Vergröfserung des Winkels ihres Kniegelenkes entstanden, so dafs sie mit Hülfe einer Krücke so geht, dafs sie mit der Fufsspitze den Boden berührt, ohne dafs der Fufs eine bedeutende Belastung erleidet. Im Zimmer bewegt sie sich zuweilen einige Schritte mit Stock. Die bedeutende Anschwellung des Kopfes des Femurs, seine Härte und Unschmerzhaftigkeit deuten darauf hin, dafs die hier statt gefundene Entzündung zu Sclerosirung des Knochens führte, ohne dafs ein necrotischer oder cariöser Procefs statt gefunden hat. Die Berührungsflächen der Knochen sind bei Druck sehr schmerzhaft, die Exsudation in der Kapsel ist etwas vermehrt, denn es zeigt sich etwas Fluctuation zu beiden Seiten der Sehne der Kniescheibe.

Die Länge des Oberschenkels beträgt an der linken kranken Seite 41½ C-M., der äufsere Condylus ist um 4^{mm} kürzer. Der innere prominirt sehr bedeutend in der Gegend der Insertion des inneren seitlichen Bandes. Der gesunde rechte ist nur 37½ C-M. lang. Die Breite des kranken Kopfes beträgt 105, die des gesunden 95^{mm}. Die

Höhe des inneren Condylus an der kranken Seite 75, an der gesunden 60^{mm}; des äufseren links 65, rechts 50^{mm}. Das so bedeutend angeschwollene untere Ende des Femurs ist von einer elastisch-hypertrophisch anzufühlenden Haut bedeckt, die bei Bewegungen des Kniees keine Spur von Muskelcontraction unter sich entdecken läfst. Die sehr verbreiterte Kniescheibe ist auf die Kante des äufseren Condylus nach aufsen gerückt, und das nicht deutlich zu fühlende Kniescheibenband verläuft von oben und innen nach unten und aufsen. Die Kniescheibe der kranken Extremität ist 55^{mm} lang und 65 breit, die der gesunden 50^{mm} lang und 50 breit. Die kranke Tibia ist nur um 13^{mm} kürzer, als die gesunde; jene mifst 315^{mm} Länge, diese 328. Beide sind an ihrem Kopfe 85^{mm} breit, ihre vordere Fläche 25. Der Umfang des kranken Beines ist jedoch überall geringer, als der des gesunden, mit Ausnahme des Kniees. Der Umfang in der Inguinalfalte beträgt links 490, rechts 580^{mm}; in der Mitte des Oberschenkels links 345, rechts 346^{mm}; des Kniees links 370, rechts 355^{mm}; der Wadengegend links 315, rechts 325^{mm}; die Länge des Fufses links 215, rechts 214^{mm}. Bis auf die Sehne des zweiköpfigen Muskels spannen sich die Beuger des Unterschenkels nur wenig. Dieser fühlt sich besonders beim Auftreten sehr stark und gespannt an. Die Strecker sind, wie erwähnt, im unteren Theil des Oberschenkels fast gar nicht wahrnehmbar, im oberen fühlt sich der Rectus femoris als schlaffer, sich nicht contrahirender Strang. Die Kniescheibe ist immobil. Der Unterschenkel zeigt eine Winkelstellung nach hinten und aufsen. Jener Winkel beträgt 110°, dieser 150°; die Rotation 20°. Beugung kann bis zu 90°, also um 20° vollführt werden. Die Streckung findet nur durch die Schwere des Gliedes statt. Das Köpfchen der Fibula springt nur sehr wenig nach aufsen vor, und die stattfindende Subluxation ist daher sehr unbedeutend.

In dem gegebenen Falle war es die Aufgabe, aufser der Dehnung der verkürzten Weichtheile die Belastung des äufseren hinteren Theils der Berührungsflächen zu verringern und auf dem inneren und vorderen Theil zu vermehren.

Um die erste Aufgabe zu erfüllen, bedurfte es nur des zehntägigen Gebrauchs der Schraubenschiene, sodann konnte das Bein in die Klappenschiene gelegt werden. Im Verlauf von sechs Wochen war die Streckung vollendet, die Kniescheibe war mobil geworden. Eine Durchschneidung des zweiköpfigen Muskels wurde nicht ausgeführt, da schon mit Aufhören der Fixation des Unterschenkels durch dieselbe die Spannung aufhörte. Ebenso verminderte sich mit der Streckung die Schmerzhaftigkeit der Contactflächen, obgleich nicht in Abrede zu stellen ist, dafs dieselben beim Abgang der Patientin durch seitlichen Druck noch sehr empfindlich waren.

Gegenwärtig (ein Jahr nach der Behandlung) geht das Mädchen ohne Schiene; eine Beugung ist um 20° möglich, die Kniescheibe haftet jedoch auf ihrer alten Stelle.

32) Philipp Eisenach, 10 Jahre alt, zu Coblenz, litt seit seinem 4. Jahre an einer Krankheit im rechten Kniegelenk. Der Kranke ist kräftig gebaut und hat aufser der vorstehenden Krankheit nie an etwas anderem gelitten. Auch seine übrigen Geschwister sind bis auf die oben erwähnte Schwester vollkommen gesund.

Die Krankheit entwickelte sich ohne mechanische Verletzung mit nächtlichen reifsenden Schmerzen in der kranken Extremität. Das Knie schwoll an und der Unterschenkel krümmte sich. Es sind die verschiedensten Aerzte der Stadt Coblenz und Umgegend, so wie alle nur bekannten

Mittel, unter denen namentlich Blutegel, Vesicatore, Fontanellen, verschiedene Umschläge, Pflaster und Salben, auch Sympathie und dergleichen erwähnt werden, gebraucht worden. Das Resultat dieser Bemühungen war folgendes: Der Knabe konnte seit einem halben Jahre mit Hülfe eines Stockes und unter beständigen Schmerzen im Kniegelenk gehen. Er trat dabei nur mit den Zehen und vorzugsweise mit dem Ballen der grofsen Zehe auf. Um sich auf dieser Seite einen festen Stützpunkt zu verschaffen, mufste er häufig beide Hände zur Fixirung des Stockes gebrauchen. Der Druck auf das Knie war auf der vorderen inneren Seite desselben noch äufserst schmerzhaft. Das untere Ende des Oberschenkels und der Kopf des Schienbeins waren bedeutend angeschwollen. Die Kniescheibe immobil und auf der inneren Seite oberhalb derselben eine deutliche fluctuirende Vortreibung. Der Beugungswinkel des Kniees betrug 125°. Das Knie bildete nach aufsen einen Winkel von 155° und der Unterschenkel war unter 45° nach aufsen gegen den Oberschenkel rotirt. Die Haut zeigte keine Narbe, die Kniekehlenmuskeln waren bedeutend gespannt, besonders die Sehne des M. biceps. Die Strecker des Unterschenkels waren an den unteren zwei Drittheilen des Oberschenkels schlaff und mit dem Knochen so innig verwachsen, dafs die Haut auf dem Knochen selbst aufzuliegen schien. Dagegen sprang der obere Theil des M. rectus bei Streckung und Beugung des Oberschenkels gegen das Becken über der Haut deutlich hervor und gab dem untersuchenden Finger bei Beugung des Oberschenkels das Gefühl der Contraction. Die Muskeln des Unterschenkels waren nicht gelähmt, der Fufs konnte vollkommen gebeugt werden. Die genommenen Mafse sind folgende:

	rechts	links
Die Länge des Oberschenkels . .	33½ C-M.	32¾ C-M.
Der Umfang unter der Inguinalfalte	36 „	37 „
„ „ oberhalb des Kniees .	25 „	28 „
Breitendurchmesser des unteren Endes des Femurs	8¾ „	8 „
Dickendurchmesser des inneren Condylus	7 „	6 „
„ des äufseren Condylus	6 „	6 „
Umfang des Kniees	27 „	29½ „
„ des Unterschenkels dicht unter der Kniescheibe . .	25 „	25 „
Länge der Tibia	23½ „	28 „
Breite der vorderen inneren Seite der Tibia	2 „	3 „
Höhe des Fufses	5 „	4 „
Länge des Fufses	18½ „	20 „
Umfang der Wade	21½ „	26 „

Am 20. März wurden die Sehnen des zweiköpfigen Muskels und des Semitendinosus durchschnitten, und die Streckung war am 25. April 1852 so weit vollendet, dafs der Knabe mit Hülfe der gerinnten Schiene anfangen konnte, zu gehen, und acht Wochen nach dem Beginn der Kur die Schule wieder besuchte. Die Schmerzen in der Kapsel verloren sich und die in derselben ergossene Flüssigkeit schwand ohne alles Zuthun. Die Schmerzen während der Extension waren an der Reibungsstelle zwischen Tibia und Femur, im Kopfe des letzteren und an der vorderen Kante der Tibia.

Der Vater hatte ohne mein Zuthun die Schiene im Frühjahr 1853 vier Wochen weggelassen, und es hatte sich in Folge dessen eine geringe Abweichung des Oberschenkelkopfes nach innen von neuem gebildet. Eine aufmerksame Behandlung während 14 Tagen reichte hin, diese wieder auszugleichen. Hierbei war es ersichtlich, dafs die Breite des unteren Endes des Femurs um 5^{mm} abgenommen hatte. Die Schmerzhaftigkeit des Kniees hatte sich vollständig verloren. Geringe Beugung war möglich, aber eine Thätigkeit der Streckmuskeln dabei nicht ersichtlich.

Nach einem halben Jahre konnte der Knabe das Knie bis zu einem Winkel von 145° beugen und gebrauchte sein Bein ungenirt.

33) Johannes Noll, 32 Jahre alt, aus Meudt im Herzogthum Nassau, erlitt vor fünf Jahren einen Fall auf das rechte Knie, dem eine Schwellung desselben und Winkelstellung folgte. Vor drei Jahren besuchte derselbe mich zuerst. Damals war nur eine Winkelstellung nach hinten vorhanden und der Kranke ging mit Hülfe eines Stockes auf dem vorderen Theil des Fufses. Er verweigerte damals, eine Streckung zu unternehmen, und kehrte in seine Heimath zurück. Am 26. April dieses Jahres (1855) kehrte er wieder. Zu dem Winkel nach hinten war ein äufserer hinzugekommen, er schleppte sich unter den heftigsten Schmerzen beim Auftreten mit dem Ballen der grofsen Zehe an dem inneren Condylus fort. Dieser war bedeutend geschwollen, sein gerader Durchmesser übertraf den der gesunden Seite um 18^{mm}. Der äufsere war geschwunden. Aus dem inneren und vorderen Rande der Tibia gewahrte man eine wohl 5^{mm} breite, schalenartig an den Condylus internus sich anlegende Knochenleiste. Der äufsere hintere Winkel betrug 145°.

Das verkrümmte Bein wurde sogleich in den Streckapparat gelegt, die Streckung ging so rasch von Statten, dafs der Patient schon am zehnten Tage in die Rinnenschiene gelegt werden konnte. Am sechsten Tage will derselbe Nachts plötzlich ein krachendes Geräusch in dem

Gelenke empfunden und gehört haben, worauf die Streckung bedeutend zunahm. Ich hatte in diesem Falle das Glied ohne Compression auf den Streckapparat gelegt. Sobald ich dasselbe von demselben abnahm, entstanden heftige Zuckungen in allen Muskeln, welche dem Patienten sehr schmerzhaft waren. Durch untergelegte Kissen vorn und innen auf den Femur, hinten und aufsen an den Unterschenkel, wurde der seitlichen Abweichung entgegengearbeitet. Anfangs ging der Patient mit Schmerzen an der Contactstelle der Knochen. Jetzt (vier Wochen nachher) ist das Knie vollkommen schmerzlos.

34) Anton Salzig, 18½ Jahre alt, Tagelöhnerssohn aus Osterspay am Rhein, hatte vor 1½ Jahren durch einen Sturz von einer Leiter eine Verletzung des rechten Oberschenkels erlitten, in Folge dessen derselbe anschwoll und sich in der Mitte der äufseren Seite und oberhalb des inneren Condylus öffnete. Nach ¾ Jahren schlossen sich die zurückgebliebenen Fisteln, allein eine Verkrümmung im Knie war die Ursache, dafs er nur mit Hülfe einer Krücke sich fortbewegen konnte.

Am 27. April 1853 trat er in die Anstalt der barmherzigen Brüder zu Coblenz ein. Er war im Stande, nur eine geringe Strecke mit Hülfe einer Krücke zu gehen, und trat dabei nur mit der Zehe des kranken Beines auf. Die ganze Extremität schien durch bedeutende Senkung des Beckens dieser Seite auf den ersten Blick länger, als die gesunde; eine genaue Messung erwies die Verkürzung der einzelnen Theile der Extremität. Die Länge des kranken Oberschenkels betrug 17″ 3‴, des gesunden 17″ 9‴, des kranken Unterschenkels (Tibia) 14″ 1‴, des gesunden 15″, des kranken Fufses 10″ 1‴, des gesunden 10″ 11‴. Die Haut zeigte an den früheren Stellen der Fisteln entsprechende Narben, an denen jedoch keine Sehnen Theil nahmen. Der Fufs war ödematös angeschwollen, die Muskeln schlaff, atrophirt, besonders die Streckmuskeln für den Unterschenkel, die Beugemuskeln zeigten keine Spannung. Um so deutlicher trat eine peripherische Volumenzunahme der Enden der Knochen des Ober- und Unterschenkels hervor. Die Peripheriezunahme des unteren Endes des Oberschenkels betrug trotz der Atrophie der Muskeln 1" mehr, als die des gesunden. Der Querdurchmesser dort 4¼", hier 3½". Die Dicke des inneren Condylus von vorn nach hinten am kranken 3" 7"', am gesunden 2" 11"'. Auch die Anschwellung des grofsen Trochanters war deutlich durch eine von einem Decubitus resultirende Narbe fühlbar.

Die Bewegung im Hüft- und Sprunggelenk war frei, im ersteren war gebeugte, im zweiten gestreckte Lage. Die Bewegung im Kniegelenk war vollkommen aufgehoben. Die Kniescheibe ist immobil; in der Form nicht verändert, ruht sie auf der Uebergangsstelle des senkrechten Theils der Rolle in den horizontalen. Der Beugewinkel des Kniees betrug 120°, der Winkel nach aufsen 140° und der Unterschenkel war unter 50° gegen den Oberschenkel rotirt.

Am 28. April wurde er in die Streckmaschine gelegt. Er schraubte selbst die Maschine täglich fort. Nach 14 Tagen war die Streckung vollendet. Sie war ihm besonders im unteren Ende des Femurs und an der vorderen Kante schmerzhaft. Muskeln waren nicht durchschnitten. Nach vollendeter Streckung war auch die Rotation des Unterschenkels gewichen, dagegen ein geringes seitliches Vortreten der Köpfchen der Fibula bemerkbar. Er wurde nun in die gespaltene Rinnenschiene gelegt und der seitlichen Dislocation so entgegengewirkt, dafs man an die äufsere und hintere Seite des Unterschenkels, an die Stelle des Köpfchens der Fibula, und nach vorn und innen auf die innere Fläche des inneren Condylus ein viereckiges Polster legte, um den Druck in diesem schrägen Durchmesser des Gelenkes zu vermehren.

Als er den ersten Gehversuch machte, was am folgenden Tage statt fand, glaubte er, dafs sein Bein zu lang geworden sei, und er mufste, da die Senkung des Beckens an dieser Seite noch bestand, um auftreten zu können, das ganze Bein abduciren. Jedoch erlangte er schon am dritten Tage die Geschicklichkeit, dafs er nur mit Hülfe eines Stockes bis zu dem Rheine gehen konnte, um auf dem Dampfschiff nach seiner Heimath zurückzukehren.

Der Kranke ist später ¼ Jahr in meinem Hause als Bursche gewesen; als er mich im Herbste 1853 verliefs, war nur geringe Beweglichkeit in dem vollkommen gestreckten Knie vorhanden. Auch ging er von allen von mir operirten Patienten am unbehülflichsten. Erst um diese Zeit legte er seine Schiene ab.

35) Melchior Mandt, 20 Jahre alt, der Sohn eines Schmieds aus Salz im Amt Meudt des Herzogthums Nassau, suchte am 1. Juli 1852 meine Hülfe. Er ist ein muskulöser, grofser Bursche, der in seinem 10. Jahre einen Fall auf gleicher Erde erlitt und dabei das linke Knie contundirte. Seit dieser Zeit konnte er nie ohne Hinken gehen, jedoch war sein Zustand bis zum 16. Jahre der Art, dafs er stets noch umherging, auch seinem Vater in der Schmiede Handdienste verrichtete. Im 16. Jahre nahm die Verkrümmung so zu, dafs er nun nicht mehr ohne Hülfe eines Stockes gehen und endlich das Bett hüten mufste. Das Knie brach an der äufseren Seite auf, und diese Stelle war bis zum Eintritt in meine Behandlung nicht geheilt. An der äufseren Seite des oberen Drittheils des Unterschenkels bis über das Kniegelenk waren fistulöse, die Haut unterminirende Geschwüre, welche jedoch die Fascie nur an

einer Seite durchbohrt hatten und nicht bis zum Knochen eindrangen. Die Heilung dieser Geschwüre widerstand während zwei Monaten der Behandlung, und erst mit der Einleitung der Streckung und der dabei stattfindenden Compression schlossen sich dieselben vollständig.

Die Krümmung des Kniees war eine des geringsten Grades, sie betrug nur 145°. Die Länge des kranken Oberschenkelknochens betrug 49 C-M., des gesunden rechten 46 C-M. Der Unterschenkel war an der kranken Tibia 38½, an der gesunden 39 C-M. lang. Die Länge des Fufses war links 24, rechts 26 C-M. Der Umfang des Oberschenkels betrug im unteren Drittheil links 38½, rechts 39½ C-M.; die Breite des Gelenkkopfs des Femurs links 10½, rechts 9½ C-M.; der Dickendurchmesser des inneren Condylus links 8½, rechts 7½ C-M. Ebenso verhalten sich die Mafse des äufseren Condylus. Der Umfang des Kniees betrug links 37½, rechts 35½ C-M.; die Breite der Tibia links 3, rechts 3¾ C-M.; der Umfang des oberen Endes des Unterschenkels links 31½, rechts 32½ C-M.; die Höhe des Fufses 7 C-M. an beiden Seiten gleich.

Bei einer geringen Winkelbeugung findet sich daher hier eine Längenzunahme des ganzen Oberschenkels mit Dickenzunahme seines unteren Endes, eine Verkürzung der Tibia um ½ C-M. und Verschmälerung derselben, eine Verkürzung des Fufses um 2 C-M. Die Kniescheibe ist an der vorderen Gelenkfläche des Femurs fest verwachsen. Eine Beugung und Streckung des Unterschenkels um 30° ist möglich. Die Sehne des M. biceps ist gespannt, geringe Rotation des Fufses nach aufsen vorhanden. Die Streckung wird durch sichtbare Thätigkeit der MM. vasti bewirkt. Der M. rectus ist im unteren Drittheil strangartig gespannt, im oberen contrahirt er sich. Die Streckung wurde ohne Durchschneidung der Muskeln vorgenommen und war in neun Wochen vollendet. Der Kranke, der nur mit einem Stock hinkend gehen konnte, verliefs ohne denselben meine Behandlung.

Als er mich im Mai 1853 wieder besuchte, hatte er die gerinnte Schiene weggelassen. Er arbeitete jetzt beständig als Schmied, und eine durch die oben angegebene Muskelthätigkeit bedingte Bewegung des Kniees um 25° war vorhanden. Dabei bestand jedoch eine solche Schwellung des Gelenkkopfes fort, dafs eine Subluxation des Unterschenkels zu bestehen schien, indem die vordere Fläche der Kniescheibe um 1½ C-M. vor der vorderen Kante der Tibia vorstand.

Am 26. April 1853 hatte er den Weg in seine Heimath von 7 Stunden zu Fufs zurückgelegt. Es war eine Beugung im Knie um 30° vorhanden. Die Schwellung des Kopfes hatte sich um 2^{mm} in der Breite verringert.

36) Peter Link, 10 Jahre alt, von Mauk an der Mosel, litt an einem necrotischen Procefs des unteren Endes des Femurs, linker Seite. Der Gelenkkopf des Oberschenkels war 1" breiter, als der gesunde; die Winkelstellung betrug 135°. Nach der Operation der Necrose am 21. Januar 1854 wurde das Bein auf den Streckapparat gelegt, und nach Heilung der Wunde am 1. März desselben Jahres war nicht allein die Streckung vollkommen, sondern auch die Bewegungen in dem Gelenke vollkommen hergestellt.

37) Valentin Kauth aus Kamp am Rhein, 13 Jahre alt, ein für sein Alter kräftiger und grofser Knabe, denn sein Längenmafs beträgt 1490^{mm}, hinkt seit drei Jahren mit dem linken Beine und ist nicht im Stande, es weiter als bis zu 130° zu strecken. Auch die Beugung ist beschränkt. Die Krankheit scheint ihren Ausgangspunkt in der Epiphyse der Tibia gehabt zu haben, denn diese ist seitlich aufgetrieben und bei Druck schmerzhaft. Beide Oberschenkel

messen 360^{mm}, die kranke Tibia 320, die gesunde 342^{mm}, der Fuſs der kranken Seite 210, der gesunden 230^{mm} an Länge. Das untere Ende des kranken Femurs ist 95, des gesunden 82^{mm} breit. Der Durchmesser der inneren Condylen beträgt links 95, rechts 50^{mm}; der äuſsere links 68, rechts 55^{mm}. Die Epiphysen der Tibia gaben links 90, rechts 75^{mm}; die vordere Fläche links 25, rechts 30^{mm}. Die kranke Kniescheibe war 50^{mm} breit und 52^{mm} hoch, die gesunde 45^{mm} breit und hoch. Der Umfang des Kniees betrug links 310, rechts 300^{mm}.

Der Knabe wurde sogleich ohne Muskeldurchschneidung in die gerinnte Schiene gelegt und die Kniekehle unterpolstert. Die Streckung war in acht Tagen vollendet. Am 15. November 1854, drei Wochen nach seinem Eintritt in meine Behandlung, ging der Knabe nach Hause und es schien, wie wenn durch den Druck bei der Belastung des Beines der krankhafte Proceſs zum Stillstande gebracht worden wäre. Trotzdem, daſs er in seiner Heimath beständig Leberthran trank, stellten sich doch im Mai 1855 von neuem Schmerzen in der Epiphyse der Tibia ein. Ein vier Wochen lang offen gehaltenes Vesicator hat dieselben beseitigt, jedoch wage ich es noch nicht, ihn freiere Bewegungen in seinem Kniegelenk vornehmen zu lassen.

Erklärung der Abbildungen.

Fig. I. Ein gesundes entblöfstes Bein auf dem Streckapparat liegend. Die durch die Schiene oder Riemen gedeckten Theile der Contur des Beines sind durch Punkte, die durch die Riemen gedeckten Theile der Schiene durch Striche bezeichnet. **a-b** Oberschenkel-, **b-c** Unterschenkel-Schienen, beide durch ein Charnier bei **b** verbunden; **d** Oberschenkelriemen; **e** Kniekappe; **f** Unterschenkelriemen; **g-h** der Streckstab, oben durch ein Charnier bei **g** an der oberen Hälfte der Oberschenkelschiene befestigt, in seinem unteren Theile mit Schraubengängen versehen und durch den Ring **i** auf der Fersenvertiefung laufend; **k** die geflügelte Schraubenmutter, welche den Ring **i** auf dem Streckstabe vorwärts treibt.

Fig. II. Die an ein entblöfstes Bein gelegte Rinnenschiene, seitlich gesehen. **a-b** der Fufs, durch einen Schuh bekleidet; **c** Oberschenkelriemen; **d** Kniekappe; **e** Unterschenkelriemen; **f** ein auf dem Knie, **g** ein hinter den oberen Theil des Unterschenkels untergelegtes Kifschen, um die Bewegung der Tibia nach vorn zu begünstigen.

Fig. III. Ein Bein in der Rinnenschiene liegend, von vorn gesehen, ohne dafs dieselbe durch Riemen geschlossen ist. **a** ein auf dem Condylus internus des Oberschenkels nach vorn und innen liegendes Kifschen; **b** ein gleiches, das auf das Köpfchen der Fibula drückt. Beide bezwecken eine Verschiebung der Knochen in der Diagonale.

Fig. IV. Horizontaler Durchschnitt der Rinnenschiene, um den Mechanismus derselben zu erläutern. Die äufsere Contur stellt dieselbe möglichst geöffnet dar. Die innere zeigt, wie dieselbe einen seitlichen Druck effectuiren kann, indem die beiden Schienen **a-b** und **c-b** durch einen Lederstreifen auf der inneren Seite vereinigt sind und sich daher zusammenklappen können.

Druck von Wilh. Keller in Giefsen.

Fig. 1.

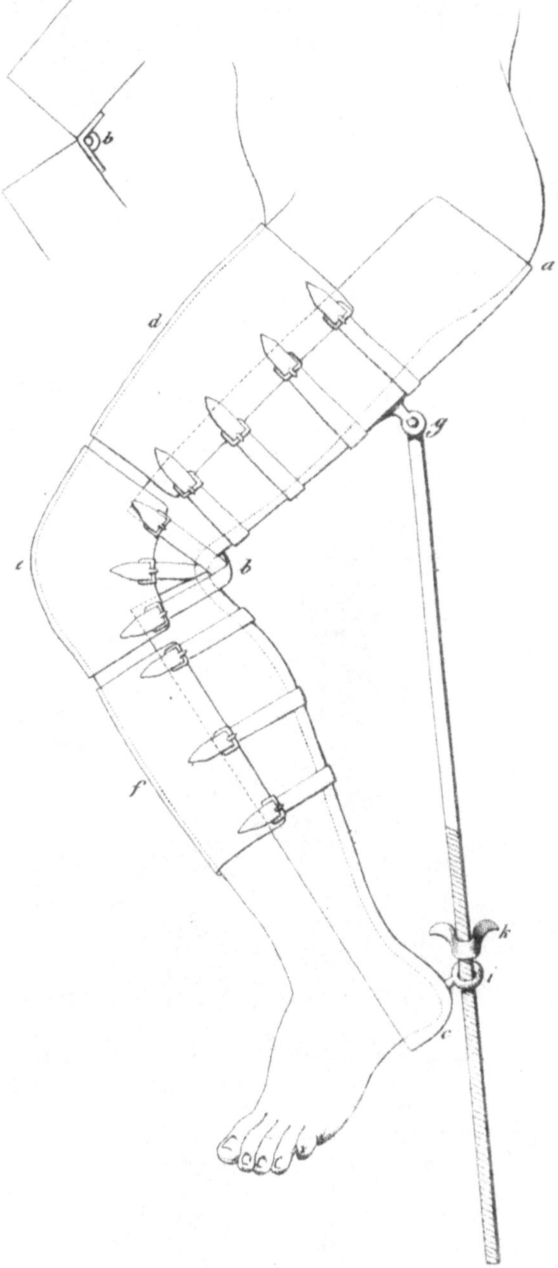

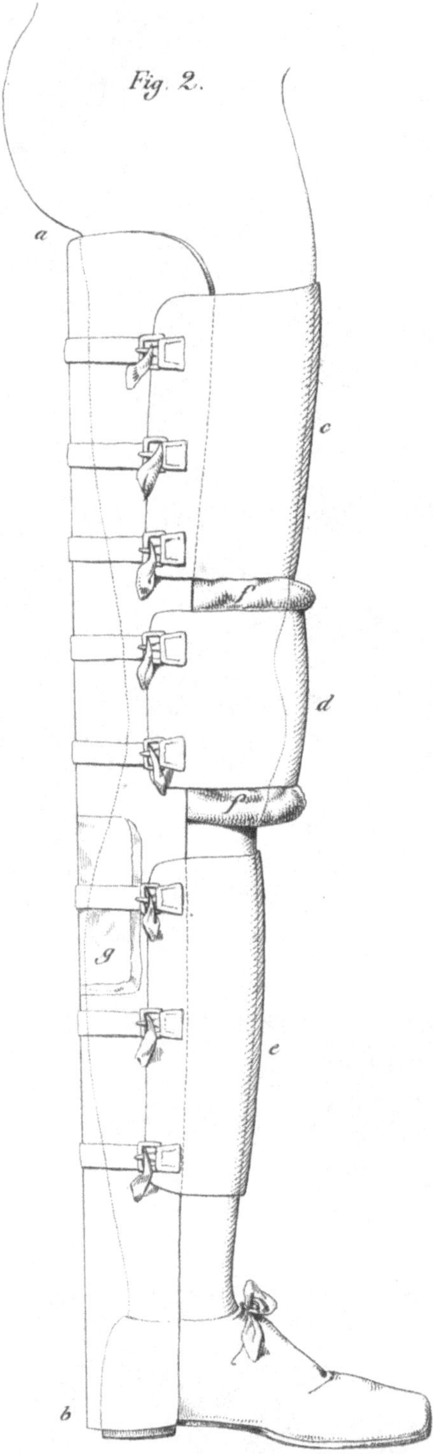

Fig. 2.

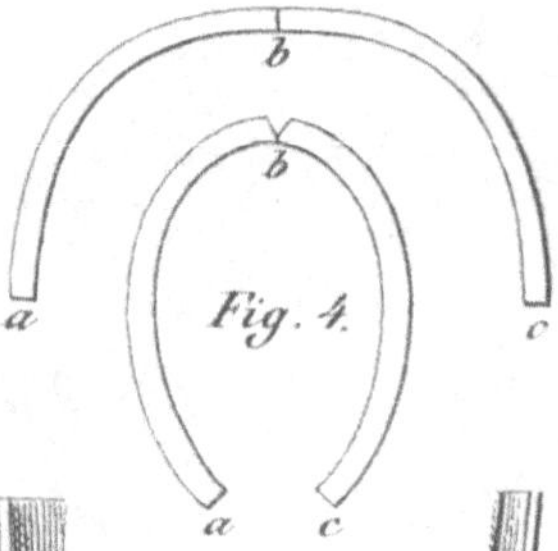

Fig. 4.

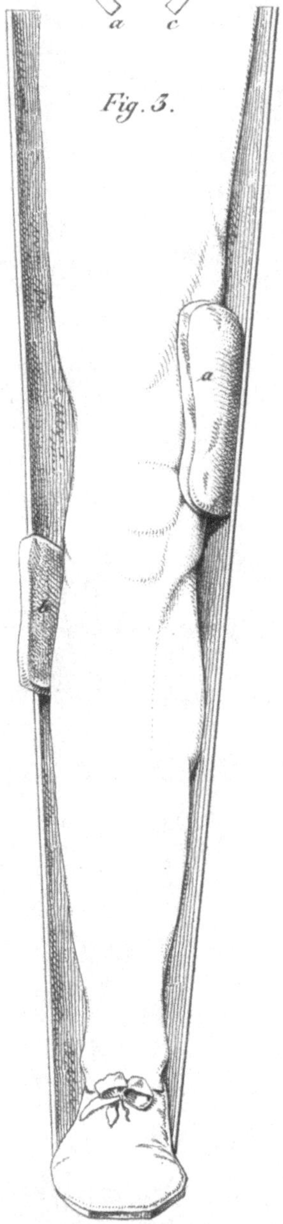

Fig. 3.